V&R

Udo Benzenhöfer

Der gute Tod?

Geschichte der Euthanasie und Sterbehilfe

Vandenhoeck & Ruprecht

Bibliografische Information der Deutschen Nationalbibliothek

Die Deutsche Nationalbibliothek verzeichnet diese Publikation in der Deutschen Nationalbibliografie; detaillierte bibliografische Daten sind im Internet über http://dnb.d-nb.de abrufbar.

ISBN 978-3-525-30162-3

Umschlagabbildung: © Gerhard Veer

© 2009, Vandenhoeck & Ruprecht GmbH & Co. KG,
Göttingen
www.v-r.de

Alle Rechte vorbehalten. Das Werk und seine Teile sind urheberrechtlich geschützt. Jede Verwertung in anderen als den gesetzlich zugelassenen Fällen bedarf der vorherigen schriftlichen Einwilligung des Verlages. Hinweis zu § 52a UrhG: Weder das Werk noch seine Teile dürfen ohne vorherige schriftliche Einwilligung des Verlages öffentlich zugänglich gemacht werden. Dies gilt auch bei einer entsprechenden Nutzung für Lehr- und Unterrichtszwecke. Printed in Germany.

Satz: Daniela Weiland, Göttingen

Druck und Bindung: CPI buchbücher.de, Birkach

Gedruckt auf alterungsbeständigem Papier.

Inhalt

Vorwort 8

I. Einleitung 9

II. »Euthanasie« und verwandte Themen im antiken
Griechenland und Rom 11
  1. Fakten 11
  2. Geschichte des »Euthanasie«-Begriffs 13
  3. Recht 19
  4. Philosophie 21
    a) Pythagoras und die Pythagoreer 21
    b) Platon 23
    c) Aristoteles 28
    d) Seneca und die späten Stoiker 30
  5. Medizin 31
    a) Zur Frage der Nichtbehandlung unheilbar Kranker
       im »Corpus Hippocraticum« 31
    b) Exkurs: Palliativmedizin in der Antike 33
    c) Der sogenannte »Hippokratische Eid« 34

III. »Euthanasie« und verwandte Themen im Judentum und Christentum 37
  1. Judentum 37
  2. Christentum 44

IV. Beiträge zum Thema »Euthanasie« und Sterbehilfe
vom 16. Jahrhundert bis zur ersten Hälfte des 19. Jahrhunderts 54
  1. Thomas Morus 54
  2. Francis Bacon 58
  3. Weitere Beiträge (18. Jahrhundert und erste Hälfte 19. Jahrhundert) . . 62

V. Der Diskurs über die »Ausscheidung der Schwachen« in der zweiten
Hälfte des 19. Jahrhunderts: Sozialdarwinismus, Rassenhygiene, Eugenik 69
  1. Charles Darwin 70
  2. Sozialdarwinismus: Ernst Haeckel und Alexander Tille . . . 72
  3. Rassenhygiene/Eugenik: Alfred Ploetz 75
  4. Friedrich Nietzsche 78

VI. Tötung auf Verlangen, Sterbehilfe und »Vernichtung lebensunwerten Lebens« in der deutschsprachigen Diskussion (ca. 1895–1933) 81
1. Adolf Jost: »Das Recht auf den Tod« (1895) 82
2. Ernst Haeckel: »Die Lebenswunder« (1904) 85
3. Die Monisten und die »Euthanasie« 86
4. Karl Binding und Alfred Hoche: »Die Freigabe der Vernichtung lebensunwerten Lebens« (1920) 89

VII. »Euthanasie« im Nationalsozialismus 97
1. Die Entwicklung bis 1939 97
2. Die »Kinder- und Jugendlicheneuthanasie« 100
3. Die »Erwachseneneuthanasie« 106

VIII. Zur Diskussion um »Euthanasie« und Sterbehilfe im deutschsprachigen Raum (1945 bis ca. 1980) 118
1. Zur »Aufarbeitung« der »NS-Euthanasie« 118
2. Exkurs: Die neuen Möglichkeiten der Medizin 122
3. »Enttabuisierung« 125
4. »Ärztliche Richtlinien« 129

IX. Zur Diskussion um »Euthanasie« und Sterbehilfe in anderen Ländern 133
1. Großbritannien 134
2. USA 138
3. Australien 154
   a) Überblick 154
   b) Exkurs: Peter Singer 158
4. Niederlande 164

X. »Fälle und Probleme«: Zur Diskussion um »Euthanasie« und Sterbehilfe in Deutschland (seit 1980) 174
1. Der Arzt und der bewusstlose Suizident: Zum Wittig-Fall 174
2. Kein Sterbehilfegesetz: Zur Diskussion 1984 bis 1986 177
3. Straflose ärztliche Beihilfe zum Suizid: Zum Hackethal-Fall 179
4. Abbruch der Sondenernährung bei einer Patientin im apallischen Syndrom: Der Kemptener Fall 182
5. Betreuung, Vormundschaftsgericht und Therapiebegrenzung: Der Frankfurter Fall 187
6. Patientenverfügung, Betreuung, Vormundschaftsgericht und Therapiebegrenzung: Der Lübeck-Fall 190
7. Die Diskussion um ein Patientenverfügungsgesetz 193

XI. Schlussbemerkung 199

XII. Anhang 201
1. Der sogenannte »Hippokratische Eid« 201
2. Richtlinien der Bundesärztekammer für die Sterbehilfe (1979) 201
3. Richtlinien der Bundesärztekammer für die ärztliche
   Sterbebegleitung (1993) 205
4. Grundsätze der Bundesärztekammer zur ärztlichen
   Sterbebegleitung (2004) 206

Quellen- und Literaturverzeichnis 210

Personenregister 222

Vorwort

Das vorliegende Buch erschien 1999 in erster Auflage beim Verlag C.H. Beck unter dem Titel »Der gute Tod? Euthanasie und Sterbehilfe in Geschichte und Gegenwart«. Ich danke dem Verlag Vandenhoeck & Ruprecht, namentlich Herrn Martin Rethmeier, für die Bereitschaft, das Werk in überarbeiteter und aktualisierter Form erneut zugänglich zu machen.

Für Hilfen und Hinweise danke ich ganz herzlich meiner Frau, Prof. Dr. Karin Finsterbusch, ferner Herrn Thomas Oelschläger, Herrn PD Dr. Torsten Passie und Herrn Richter Herbert Schneider (†), schließlich Frau Monika Birkenfeld, Frau Michaela Edelmann und Frau Christa Eid vom Senckenbergischen Institut für Geschichte und Ethik der Medizin in Frankfurt am Main.

I. Einleitung

Euthanasie und Sterbehilfe sind hochaktuelle Themen. Das Problemfeld ist komplex. Dies zeigt schon ein Blick auf die Begrifflichkeit: »Euthanatos« (griechisch) heißt wörtlich übersetzt »guter Tod«. Bei der »Euthanasie« geht es also um den »guten Tod«. Dieser Begriff ist aber ambivalent, denn er kann sowohl das Eintreten als auch die Herbeiführung des »guten Todes« bezeichnen. Ambivalent ist auch der Begriff Sterbehilfe. Damit kann Hilfe beim Sterben oder Hilfe zum Sterben gemeint sein.

Ein kurzer Blick auf die Themen, die unter den Stichworten Euthanasie und Sterbehilfe behandelt werden, bestätigt, dass es sich um ein vielschichtiges Problemfeld handelt. Zu nennen sind vor allem:

– Tötung Schwerkranker (auch als »aktive Sterbehilfe« oder »aktive Euthanasie« bezeichnet, wobei »aktive Sterbehilfe« auf Verlangen und ohne Verlangen zu unterscheiden sind),
– Tötung behinderter oder schwerkranker Säuglinge (auch als »Früheuthanasie« bezeichnet),
– ärztlich assistierter Suizid (Beihilfe zum Suizid durch einen Arzt; hier liegt im Gegensatz zur »aktiven Sterbehilfe auf Verlangen« die »Tatherrschaft« beim Patienten),
– Abbruch bzw. Nichtaufnahme einer lebensverlängernden Behandlung bei nichteinwilligungsfähigen Kranken bzw. Sterbenden (manchmal auch als »passive Sterbehilfe« oder »passive Euthanasie« bezeichnet),
– Beschleunigung des Todeseintritts als »unbeabsichtigte Nebenfolge« bei Schwerkranken durch die Gabe von schmerzlindernden oder beruhigenden Medikamenten (auch als »indirekte Sterbehilfe« bezeichnet),
– »Sterbehilfe« als Begleitung Sterbender (»Hilfe beim Sterben« im Sinne der Palliativmedizin).

Zwar gibt es zahlreiche Untersuchungen zum Thema Geschichte der Euthanasie und Sterbehilfe, doch sie alle konzentrieren sich auf bestimmte Epochen oder auf bestimmte Länder. Im vorliegenden Buch sollen demgegenüber wichtige Stellungnahmen von philosophischer, medizinischer, juristischer und theologischer Seite und auch wichtige »Ereignisse« von der Antike bis in die Gegenwart dargestellt werden.

Wegen der Fülle des Materials war eine Auswahl unumgänglich. Zunächst ist die Diskussion um »Euthanasie« und verwandte Themen in griechischer und römischer Zeit nachzuzeichnen. Dabei ist besonders auf die philosophische (Pythagoras und die Pythagoreer, Platon, Aristoteles sowie Seneca und die späten

Stoiker) und die medizinische Literatur (z. B. der sogenannte »hippokratische Eid« mit seinem berühmten »Euthanasie«-Verbot) einzugehen. In Kapitel III werden jüdische und christliche Aussagen zu den in Frage stehenden Themen untersucht, wobei die Darstellung bis in die Gegenwart reicht. Über ausgewählte Beiträge aus dem 16. bis 19. Jahrhundert informiert das Kapitel IV. Aus dieser Zeit verdient vor allem Thomas Morus nähere Beachtung, der immer wieder (wohl zu Unrecht) als »erster christlicher Apologet« der »aktiven Euthanasie« bezeichnet wird. In Kapitel V wird beleuchtet, wie im ausgehenden 19. und beginnenden 20. Jahrhundert im Kontext von Sozialdarwinismus, Rassenhygiene und Eugenik die »Ausscheidung der Schwachen« tendenziell positiv bewertet wurde, was mittelfristig Auswirkungen auch auf die »Euthanasie«-Diskussion haben sollte. In diesem Zusammenhang wird auch Friedrich Nietzsche zu behandeln sein. Wie Kapitel VI belegt, veränderte sich der »Euthanasie«-Diskurs in Deutschland in den Jahren 1895 bis 1933 dahingehend, dass – wenn auch bis zum Ende der Weimarer Republik ohne Erfolg – zum einen die Legalisierung der Tötung auf Verlangen, zum anderen die »Freigabe der Vernichtung lebensunwerten Lebens« gefordert wurde. Kapitel VII beschreibt die Vorgeschichte und die »tödliche Praxis« der »NS-Euthanasie«, wobei vor allem zur Planungsphase neue Forschungsergebnisse präsentiert werden. In Kapitel VIII wird dann im Überblick die – bislang wenig untersuchte – Zeit zwischen 1945 und ca. 1980 dargestellt, die für den deutschsprachigen Raum grob durch die Stichworte »Aufarbeitung« (bzw. »Nichtaufarbeitung«) der »NS-Euthanasie«, »Enttabuisierung« und »Ärztliche Richtlinien zur Sterbehilfe« zu charakterisieren ist. Um die Entwicklung des »Euthanasie«-Diskurses in Deutschland besser einordnen zu können, werden in Kapitel IX ausgewählte andere Länder behandelt (Großbritannien, USA, Australien, Niederlande). Es sind dies Länder, in denen das Problemfeld »Euthanasie« sehr intensiv und kontrovers diskutiert wurde und noch diskutiert wird. Auf die Entwicklung in der Schweiz (Beihilfe zum Suizid durch verschiedene Suizidgesellschaften), in Belgien (Euthanasie-Gesetz, in Kraft getreten am 23.9.2002) und in Luxemburg (Gesetz über die Euthanasie und die Beihilfe zum Suizid, in Kraft getreten am 17.3.2009) kann zu Beginn von Kapitel X nur en passant eingegangen werden. In Kapitel X wird die Entwicklung im deutschsprachigen Raum von 1980 bis in die Gegenwart vorwiegend anhand ausgewählter Gerichtsentscheidungen aufgezeigt. Kurz kann noch die Debatte um ein Patientenverfügungsgesetz behandelt werden, die am 18.6.2009 mit der Annahme des Stünker-Entwurfs im Bundestag ihren Abschluss fand.

II. »Euthanasie« und verwandte Themen im antiken Griechenland und Rom

Im Folgenden soll – nach einer kurzen Darlegung der Geschichte des Begriffs »Euthanasie« – die Problemgeschichte der Euthanasie (im weitesten Sinn) in der Antike dargestellt werden. Vorzugsweise werden die Themen ärztlicher Umgang mit unheilbar Kranken, Beihilfe zur Selbsttötung, Tötung auf Verlangen und Infantizid behandelt.[1] Dabei werden die Bereiche Recht, Philosophie und Medizin getrennt dargestellt. Das, was sich zur Realgeschichte der »Euthanasie« in der Antike mit einer gewissen Sicherheit sagen lässt, sei zur besseren Übersicht vorab kurz zusammengefasst.

1. Fakten

Es gab in der Antike zweifellos Fälle, in denen Ärzte unheilbar kranke Patienten »aufgaben«, d. h. nicht oder nicht mehr behandelten. Wie häufig dies geschah, ist nicht bekannt.[2] Doch es gab andererseits auch Fälle, in denen Ärzte – aus welchen Gründen auch immer – unheilbar Kranke behandelten (vgl. dazu Kapitel II.5.a.).

Es gab in der Antike sicherlich auch Fälle, in denen Ärzte Kranke auf Verlangen töteten bzw. Beihilfe zum Suizid leisteten.[3] Allein die Tatsache, dass sich der Schwörende im sogenannten »hippokratischen Eid« (vgl. dazu Kapitel II.5.c.) verpflichtete, keine Tötung auf Verlangen bzw. keine Beihilfe zur Selbsttötung durchzuführen, ist ein hinreichender Beweis dafür, dass es entsprechende Anfragen an Ärzte tatsächlich gab und dass manche Ärzte solche Handlungen auch durchführten. Allerdings sind verlässliche Berichte, die eine solche Praxis genau beschreiben, nicht überliefert.[4] Lediglich einige »belletristische« oder quasi-fiktive

---

1 Das »verwandte« Thema Abtreibung in der Antike kann nur gestreift werden; vgl. dazu Carrick 1985, S. 99–125 und Jütte 1993, S. 27–43.

2 Vgl. Amundsen 1978, S. 23. Der Arzt konnte einen Patienten problemlos »aufgeben«, denn es existierte keine Behandlungspflicht (es gab auch keine staatliche Lizensierung bzw. Kontrolle von Ärzten). Entschied sich der Arzt für eine Behandlung, war er nur sich selbst und seinem Patienten bzw. dessen Angehörigen verpflichtet.

3 Vgl. Gourevitch 1969, S. 505–509.

4 Dagegen könnte man anführen, dass die Beteiligung des Arztes Statius Annaeus beim Suizid Senecas von Tacitus detailliert geschildert wird (vgl. Tacitus [1982], S. 773–775). Doch dieser Arzt, ein von Seneca freigelassener Sklave, wurde von Tacitus explizit als Freund seines ehemaligen Herrn bezeichnet. Es ist also unklar, ob er die Suizidbeihilfe als Arzt oder als Freund leistete. Somit darf der Fall nicht vorschnell generalisiert werden; vgl. dazu auch Gourevitch 1969, S. 506f., Kudlien 1976, S. 75 und Potthoff 1982, S. 127–129.

Quellen lassen sich mit aller Vorsicht als weitere Belege für die Auffassung anführen, dass es in der Antike durchaus möglich war, von einem Arzt ein Mittel für die Selbsttötung zu erhalten.[5]

Es gab in der Antike durchaus Fälle von Infantizid. Dabei ist vor allem an die verbreitete Praxis der Aussetzung von behinderten bzw. unerwünschten Kindern durch die Eltern zu denken.[6] Diese Kinder wurden von den Eltern oft in der Nähe eines Tempels zurückgelassen. Es bestand zwar die Möglichkeit, dass das Kind von Vorbeikommenden »adoptiert« wurde, doch sicher kamen dabei Kinder auch zu Tode. Dadurch, dass die Kinder ausgesetzt und nicht direkt getötet wurden, konnten die Eltern ihr Gewissen beruhigen, denn sie legten die Entscheidung über das Fortleben der Kinder quasi »in die Hände der Götter«. Einen Sonderfall der Aussetzungspraxis stellte die Aussetzung »von Staats wegen« in Sparta dar.[7] Wegen ihrer Bedeutung für die spätere Geschichte der »Kinder-Euthanasie« sei die einschlägige Schilderung des römischen Schriftstellers Plutarch (46 – ca. 120 n. Chr.) wiedergegeben: »Bei dem Kinde entschied keineswegs der Wille des Vaters über dessen Aufziehung. Der Vater nahm es nur und brachte es an einen gewissen Ort, der Lesche hieß. Dort saßen die Ältesten seines Stammes und untersuchten das Kind. Wenn es festgebaut und recht kräftig war, so befahlen sie die Aufziehung und teilten ihm eins von den 9.000 ›Losteilen‹ (an Güterbesitz) zu. War es dagegen schwach und mißgestaltet, so schickten sie es in die sogenannten ›Apothetä‹, einen abgegrenzten Ort am Taygetus. Nach ihrer Meinung war es für ein Wesen selbst, das nicht gleich anfangs eine gesunde, kräftige Organisation besaß, ebensowenig als für den Staat von Nutzen, wenn es am Leben blieb.«[8] Warum ließen nun die Spartiaten nicht den Vater entscheiden, ob er seine Kinder großziehen wollte? Das Interesse des Staates an »starken« und »wehrfähigen« Bürgern allein erklärt den staatlich kontrollierten Selektionsmodus nicht, denn diesbezüglich hätte man sich darauf verlassen können, dass die auf körperliche Ertüchtigung ausgerichtete Erziehung mit dem harten Lagerleben schon dafür sorgen würde, dass Behinderte und Schwache aus der Bürgerschaft ausgeschlossen blieben. Nach der These von Link dürften die Gründe für die staatliche Kontrolle der Selektion eher darin zu suchen sein, dass man fürchtete, gesunde und starke Kinder könnten »verloren« gehen, wenn die Väter, die ihr Erbteil zusammenhalten wollten, mit Rücksicht auf schon vorhandene Söhne sich für die

---

5 Man denke z. B. an eine Stelle in dem Roman »Der goldene Esel« des Apuleius (entstanden ca. 170 n.Chr.). Ein Arzt berichtet wie folgt von einer Bitte an ihn (im Hintergrund stand diesfalls ein Giftmordkomplott): »Dieser Schurke da war vor nicht allzu langer Zeit zu mir gekommen, um ein schnell wirkendes Gift zu beschaffen, und bot mir als Preis hundert Goldstücke; er sagte, ein Kranker brauche es dringend, der an einer alten, unheilbaren Krankheit furchtbar leide und sich der Qual dieses Lebens entziehen wolle«; vgl. (Apuleius [1989], S. 414f.). Zu weiteren Stellen vgl. Gourevitch 1969, S. 501 und Potthoff 1982, S. 140.
6 Vgl. dazu Carrick 1985, S. 107f. und Link 1993, S. 28–30.
7 Vgl. Link 1994, S. 28–30 und S. 109f.
8 Plutarch [o. J.], S. 34.

Aussetzung »überzähliger« Söhne entschieden.[9] Vielleicht, so meine Überlegung, wollte man durch den »offiziellen« Selektionsmodus auch nur sicherstellen, dass die durch Erfahrung gewonnene »diagnostische Kompetenz« der Ältesten »Fehldiagnosen« durch den Vater und damit »Fehlaussetzungen« verhinderte.

2. Geschichte des »Euthanasie«-Begriffs

Der Begriff »Euthanasie« wurde in der Antike geprägt.[10] Der früheste Beleg für den Begriff, und zwar in Gestalt des Adverbs »euthanatos« (εὐθανάτως), findet sich bei dem griechischen Dichter Kratinos (um 500 – um 420 v. Chr.), der neben Aristophanes als einer der Hauptvertreter der sogenannten alten attischen Komödie gilt. In einer seiner Komödien (der Titel ist nicht bekannt), aus welcher der griechische Grammatiker Pollux (2. Jahrhundert n.Chr.) kurz zitierte,[11] heißt es: »Es aber möchte wohl diesen geschehen, auch todkrank zu sein, so wie Herodot schwer starb, wohingegen Kratinos von einem guten Tod spricht.«[12] Der Kontext ist unklar. Es wird jedoch soviel deutlich, dass Kratinos mit dem »guten Tod« das Gegenteil von dem bezeichnete, was »todkrank« Gestorbene (wie z. B. der »schwer gestorbene« Herodot) erlitten hatten. Hier wird also zu Beginn der Begriffsgeschichte der »gute Tod« als »leichter Tod«, als Tod ohne vorhergehende lange Krankheit, wohl auch als relativ schnell eintretender Tod charakterisiert.

Auch der Dichter Menandros (342/341–293/292 v. Chr.) gebrauchte das Adverb »euthanatos«, und zwar in der Bildung euthanatos aperchesthai (εὐθανάτως ἀπέρχεσθαι), was soviel bedeutet wie »durch einen guten Tod scheiden«. Menandros war der berühmteste Vertreter der neuen attischen Komödie. In seinem Werk finden sich einige Stellen, die zeigen, dass er das Altwerden und das Alter äußerst kritisch beurteilte. So stammt von ihm beispielsweise das geflügelte Wort »Wen die Götter lieben, der stirbt jung.«[13] Menandros nun ließ eine seiner Figuren in der nur in Bruchstücken erhaltenen Komödie »Der Wechselbalg oder der Bauer« den »guten Tod« wie folgt beschreiben:

»Den nenne ich den Glücklichsten, o Parmeno,
der diese heil'gen Dinge ohne Leid geschaut

---

9 Laut Link 1993, S. 109 ging es bei der Entscheidung »von Staats wegen« nur um Söhne, denn die von Plutarch erwähnten »Landlose« standen nur Söhnen zu.

10 Das folgende ist eine erweiterte Fassung von Benzenhöfer 1997b, S. 760–763. In Bezug auf die behandelten Stellen folgt die Darstellung Potthoff 1982. Meine Deutung der Stellen weicht aber gelegentlich ab.

11 Zu korrigieren ist hier Potthoff 1982, S. 12, der angab, dass das Zitat aus einer Komödie des Kratinos mit dem Titel »Pollux« [!] stamme.

12 Zitiert nach Potthoff 1982, S. 12 (Übersetzung von Potthoff). Im griechischen Original heißt es: εἴη δ' ἂν τούτοις καὶ ἐπιθανάτως ἔχειν καὶ ὡς Ἡρόδοτος ἐδυσθανάτει, οὗ τὸ ἐναντίον εὐθανάτως Κρατίνος λέγει (zitiert nach Meineke 1839, S. 210).

13 Menander [1949], S. 133.

> und wieder wegging, schnell, woher er kam – es sind:
> Die Sonne, die gemeinsame, die Sterne und
> das Wasser, Wolken, Feuer – diese, ob du nun
> noch hundert Jahre lebst, ob deines Lebens Frist
> dir kurz bemessen ist, sie wirst du immerdar
> doch gegenwärtig sehn und niemals wirst du schau'n
> noch heiligere Dinge, als es diese sind.
> So halte du die Zeit, von der ich redete,
> für eine Volksversammlung oder Wanderschaft,
> auf der ein Haufe Volks, der Markt, auch Diebe dir
> begegnen, Würfelspiel, Geschwätz und Zeitvertreib.
> Sobald bei Zeiten du die Herberge verläßt,
> gehst du hinweg mit bessrem Reisegeld, indem
> du niemandem verfeindet bist. Wer aber dort
> verweilt und sich in das Getümmel stürzt, der geht
> zugrunde: endet als ein jammervoller Greis!
> Und unversehens wird ihm nachgestellt: Du siehst –
> der stirbt nicht selig [wörtlich: gut; U. B.], der zu Jahren kam!«[14]

Das Leben ist nach dieser Stelle nur lebenswert als »junges« Leben. Die Jugend wird als Zeit der Feste und der Vergnügungen gepriesen, das Alter wird als Zeit des Überdrusses und des Verfalls abgewertet. Der »gute Tod« ist folgerichtig ein rechtzeitiger Tod, genauer: ein frühzeitiger Tod. Soll man nun, so könnte man fragen, diesen Tod nur passiv »erhoffen«? Die von Menandros suggerierte Antwort ist wohl: Nein! In dem zitierten Abschnitt ist auch eine indirekte Aufforderung zum aktiven »frühzeitigen« Verlassen des Lebens enthalten. Der »gute Tod« kann demnach auch als selbstgewählter frühzeitiger Tod, als »Freitod« interpretiert werden.

Menandros ist es auch, bei dem erstmals das Adjektiv »euthanatos« (εὐθάνατος) nachweisbar ist. In seiner Komödie »Die Fischer« spricht ein gewisser Tyrann Dionysios die folgenden Worte: »Als persönlich begehrenswert scheint mir einzig dieser Tod ein guter Tod zu sein, mit dickem Bauch feist auf dem Rücken zu liegen, mit Mühe lallend und kurzatmig, essend und sprechend: ›Ich faule vor Lust‹.«[15] Aus der Perspektive des kurz zuvor als »fettes Schwein« im Text bezeichneten Tyrannen wird hier der »gute Tod« ironisch als Tod im übervollen Lebensgenuss dargestellt.[16] Es ist nicht anzunehmen, dass dies der Idealvorstellung des Dichters Menandros entsprach, offenkundig sollte die Figur durch diese Äußerung dem Spott der Zuschauer preisgegeben werden.

---

14 Menander [1949], S. 131.
15 Zitiert nach Potthoff 1982, S. 15 (Übersetzung von Potthoff).
16 Potthoff 1982, S. 21 sieht hier einen »Tod aus vollem individuellen Lebensgenuß heraus« bezeichnet. Hier ist wohl jedoch mehr als »voller Lebensgenuß« gemeint; der Tyrann wird von Menander als Karikatur dargestellt.

Ein weiterer griechischer Dichter ist an dieser Stelle zu erwähnen, der nach derzeitigem Kenntnisstand zum ersten Mal das Substantiv »Euthanasia« (εὐθανασία) gebrauchte. In der Komödie »Myrmex« des Poseidippos (ca. 300 v. Chr.) heißt es: »Von dem, was von den Göttern ein Mensch zu erlangen fleht, wünscht er nichts Besseres als den guten Tod.«[17] Da der Kontext fehlt, ist nicht genauer zu klären, was Poseidippos unter dem »guten Tod« verstand, wahrscheinlich war aber auch ein leichter Tod – wie bei Kratinos etwa – gemeint.

Dass die Wortbildung vom »guten Tod« – wie es scheint – anfangs vorzugsweise von Dichtern gebraucht wurde, ist meines Erachtens kein Zufall, denn die Vorstellung vom »guten Tod« wich doch deutlich von der »common sense«-Auffassung ab. Sicherlich wurde in der Antike der Tod – zumindest nach der großen Mehrheit der überlieferten Texte – nicht als »gut« im Sinne von »begrüßenswert« angesehen. Er galt zumeist als beklagenswertes Ende des Menschenlebens. Die Seelenwanderungslehre, ohnehin nur in bestimmten Kreisen vertreten, rechnete zwar mit Unsterblichkeit, aber eben nur der Seele.[18] Es bedurfte von daher wohl dichterischer Sprach- und Denkgewalt, einen solchen (zunächst fast paradox anmutenden) Begriff zu prägen. Doch offensichtlich gewöhnte man sich an ihn, denn schon bald gebrauchten nicht nur Dichter, sondern auch Philosophen und andere schriftstellerisch Tätige den Begriff – und zwar durchweg mit positiver Konnotation.

Im Vorgriff sei hier zunächst auf den jüdisch-hellenistischen Schriftsteller Philo von Alexandria (um 20 v. Chr. – um 50 n. Chr.) hingewiesen. Philo beantwortete in seinem Werk »Über die Geburt Abels und die Opfer, die er und sein Bruder Kain darbringen« die Frage nach den höchsten menschlichen Gütern wie folgt: »Wer weiss nun nicht, dass ein glückliches Alter und ein guter Tod die höchsten menschlichen Güter sind.«[19] Näheres wurde nicht ausgeführt. Es lässt sich nur erschließen, dass Philo den »Euthanasie«-Begriff so verwandte, wie es vor ihm schon Kratinos und Poseidippos getan hatten, dass er also einen leichten bzw. schnellen Tod meinte.

Doch der Begriff »Euthanasia« konnte in der griechischen und römischen Antike noch in einem weiteren Sinn gebraucht werden und einen würdigen bzw. »rechten« Tod im weiten Sinn bezeichnen.

Für die Stoiker stellte sich einem anonymen und undatierten Fragment – wohl aus dem 3. Jahrhundert v. Chr. – zufolge die »Euthanasie« so dar: »Ein gutes Alter als auch einen guten Tod habe einzig der Weise: Ein gutes Alter zu haben nämlich bedeute, mit einem irgendwie beschaffenen Alter nach der rechten Art zu Neige zu leben, eines guten Todes zu sterben aber heiße, mit einem irgendwie beschaffenen Tod nach der rechten Art zu enden.«[20] Der Weise, der die stoische »Ataraxia«,

---

17 Zitiert nach Potthoff, 1982, S. 19 (Übersetzung von Potthoff).
18 Vgl. Kudlien 1976, S. 68.
19 Philo [1962], S. 252. Im Original heißt es: τίς οὖν ἀγνοεῖ ὅτι εὐγηρία καὶ εὐθανασία μέγιστα τῶν ἀνθρωπείων ἀγαθῶν ἐστιν (Philo [1896], S. 243).
20 Zitiert nach Potthoff 1982, S. 15 (Übersetzung von Potthoff). Zum griechischen Text vgl. von Arnim 1964, S. 156.

die »Unbewegtheit« des Gemüts, besitzt, muss das Sterben bzw. den Tod nicht fürchten. Jedes Sterben, wenn es »nach der rechten Art« gestorben wird, ist ein »gutes Sterben«. Primäres Ziel ist demnach nicht, einen bestimmten »guten Tod« zu haben, sondern: ein Weiser zu werden.[21]

Ein weiterer Beleg für die Verwendung des »Euthanasie«-Begriffs im Sinne eines »rechten«, eines »würdigen« Todes findet sich im Werk des hellenistischen Historikers Polybios (um 200 – um 115 v. Chr.). In seiner »Geschichte« heißt es über das Schicksal des ehemaligen Spartanerkönigs Kleomenes, dass dieser im Exil in Alexandria nach einem Komplott gegen ihn verhaftet wird: »In dieser Lage und voll schlimmster Erwartungen für das, was ihm bevorstand, entschloß er sich, das Äußerste zu wagen, nicht als ob er auf ein Gelingen gehofft hätte – denn die Aussichten waren in der Tat gering –, vielmehr *wünschte er, einen ehrenvollen Tod zu finden* [Hervorhebung U. B.] und nichts erdulden zu müssen, was seiner und seiner tapferen Taten unwürdig wäre, wohl auch, so scheint mir, weil ihm, wie es bei Männern hohen Sinnes der Fall ist, jene Verse als Wahlspruch vor Augen standen [Ilias 22, 304]: Doch nicht kampflos will ich noch ruhmlos finden mein Ende, sondern nach mutiger Tat, von der einst die Enkel noch künden.«[22] Der »gute Tod« ist also in der Darstellung des Polybios für Kleomenes der »ehrenvolle Tod« im Kampf. Der Ausgang der Geschichte ist ebenfalls für das Thema »Euthanasie« von Interesse: Der Ausbruch aus dem nicht sehr gut bewachten Haus, in dem Kleomenes und seine Freunde festgehalten werden, gelingt. Das »Äußerste«, der nachfolgend angezettelte Aufstand, misslingt jedoch. Kleomenes und seine Getreuen legen »Hand an sich selbst, als tapfere Männer, lakonischer Art getreu«. Der – so könnte man interpolieren – »gute« Tod (ohne dass der Euthanasie-Begriff an dieser Stelle verwendet wird) war für die Spartaner in dieser Situation, in der sie befürchten mussten, in die Hände ihrer Feinde zu fallen und nach schmählicher Verurteilung hingerichtet zu werden, die ehrenvolle Selbsttötung.

Im Sinne eines würdigen und ehrenvollen Todes verwandte den Begriff »Euthanasie« auch Atticus, ein Freund Ciceros. Um diese Verwendung verstehen zu können, muss man die komplizierte Vorgeschichte kennen: Cicero, wie Atticus ein Gegner des Antonius (der die Nachfolge des ermordeten Caesars einnehmen will), fühlt sich bedroht und beschließt im Sommer des Jahres 44 v. Chr., für eine gewisse Zeit das »Vaterland« zu verlassen. Das Schiff, das ihn von der Küstenstadt Leukopetra aus nach Griechenland bringen soll, wird jedoch durch ungünstigen Wind wieder zurückgetrieben. In Leukopetra revidiert Cicero seinen Entschluss, er will nun doch im »Vaterland« bleiben. Als dieser Entschluss gerade gefallen ist, trifft ein Brief von Atticus ein. Atticus hatte ursprünglich seinen Entschluss

---

21 In diese Richtung ist wohl auch ein Fragment des Astrologen Paulus Alexandrinus zu interpretieren, der in der 2. Hälfte des 4. Jahrhunderts n. Chr. in unbekanntem Zusammenhang von einem »mühelosen und einem guten Tod entgegengehenden Greisenalter« sprach; vgl. Potthoff 1982, S. 14.

22 Polybios [1961], S. 452. Im griechischen Original lautet die mit »wünschte er einen ehrenvollen Tod zu finden« übersetzte Stelle εὐθανατῆσαι σπουδάζων (Polybios [1889], S. 153).

zum zeitlich begrenzten Weggang gebilligt. In seinem Brief (der Brief ist nicht erhalten) schreibt Atticus (dies wird im Antwortbrief Ciceros vom 19. August des Jahres 44 v. Chr. zitiert): »Großartig! Da redest Du immer von ehrenvollem Tod! Großartig! Verlaß Dein Vaterland!«[23] Im Original heißt es: »[...] bene igitur tu, qui euthanasian [im Original: εὐθανασίαν], bene! relinque patriam.«[24] Atticus bezieht sich meines Erachtens mit dem Wort »Euthanasie« direkt auf einen Brief Ciceros vom Juni des Jahres 44 an ihn, in dem Cicero erklärt hatte, dass er das Vaterland verlassen wolle, »nicht um zu fliehen, sondern in der Hoffnung auf einen anständigeren Tod.«[25] Cicero dachte seinerzeit wohl an einen möglichen »anständigeren Tod« im Verlauf eines Aufstandes gegen Antonius. Atticus wirft Cicero nun aber vor, dass er sich feige den Nachstellungen des Antonius habe entziehen wollen. Er rede zwar »immer« von »Euthanasie«, doch der wirklich »ehrenvolle Tod« – so Atticus – sei außerhalb des Vaterlands nicht zu erlangen.

Es bleiben noch zwei Stellen darzulegen, an denen der »Euthanasie«-Begriff einen »schnellen Tod« bezeichnete. Zunächst ist eine Stelle aus den »Jüdischen Altertümern« des jüdischen Historikers Flavius Josephus (37/38 – ca. 100 n. Chr.) anzuführen. Josephus beschreibt die Belagerung der Stadt Samaria, in welcher der israelitische König Joram eingeschlossen ist, durch die Syrer. Von dieser Belagerung sind auch vier »aussätzige« Männer betroffen, die außerhalb der Stadtmauer leben: »Damals wohnten nun [...] vier Männer vor den Thoren, die, da ihnen bei der herrschenden Hungersnot niemand Speise brachte und sie auch die Stadt nicht betreten durften, der Meinung waren, es sei besser, wenn sie sich den Feinden preisgäben, als an dem Orte, wo sie sich aufhielten, vor Hunger umzukommen. Sie dachten, die siegreichen Feinde würden ihrer schonen; müßten sie aber dennoch ihr Leben lassen, so würden sie wenigstens *schnell* [Hervorhebung U. B.] sterben.«[26] Offensichtlich ist der von den Aussätzigen gegenüber dem Hungertod favorisierte »gute Tod« ein »schneller« Tod durch Feindeshand. Übrigens kommt es nicht zu diesem »schnellen Tod«. Die Aussätzigen finden das Lager von den Syrern verlassen vor. Die Belagerung ist aufgehoben.

Die vielleicht wichtigste Stelle zur Begriffsgeschichte der Euthanasie bleibt noch zu erwähnen. Es ist der »gute Tod« des Kaisers Augustus im Jahre 14 n. Chr., von dem der Historiker Sueton in seinem Werk »Cäsarenleben« (um 120 n. Chr.) berichtet. Auf einer Schiffsreise vor der Kampanischen Küste zieht sich der »göttliche Kaiser« ein »Darmleiden« mit Durchfall zu. Der Gesundheitszustand des 75-jährigen verschlechtert sich, so dass er sich auf der Rückreise von Benevent

---

23 Cicero [1959], S. 1069.
24 Cicero [1959], S. 1068.
25 Cicero [1959], S. 1014/15 (lateinisch: »ad spem mortis melioris«).
26 Flavius Josephus [1993], S. 557f. Im griechischen Original lautet der letzte Teilsatz: εἰ δ' ἀναιρεθεῖεν, εὐθανατήσοντες; vgl. Flavius Josephus [1951], S. 41. Clementz hatte *euthanatesontes* mit »ehrenvoll sterben« übersetzt. Potthoff 1982, S. 18 hatte dafür »einen leichten Tod [sterben]« eingesetzt. Beides trifft die Alternative zum langsamen Tod durch Verhungern jedoch nicht optimal, so dass die hier gewählte Übersetzung »schnell sterben« vorzuziehen ist.

nach Rom in Nola »niederlegen« muss. Seinen Tod beschreibt Sueton dann in einer stilisierten Passage wie folgt: »An dem letzten Tag seines Lebens erkundigte er sich wiederholt danach, ob das Volk auf der Straße über seinen Zustand schon beunruhigt sei, ließ sich einen Spiegel reichen, sein Haar kämmen und die herabsinkenden Kinnladen heraufziehen. An die Freunde, die er vorgelassen hatte, richtete er die Frage, ob sie nicht dächten, dass er seine Rolle in der Komödie des Lebens ganz artig gespielt hätte, und fügte dann die auf der Bühne übliche Schlußformel auf griechisch hinzu: ›Hat das Ganze euch gefallen, nun so klatschet Beifall unserm Spiel, und entlaßt uns freudig alle insgesamt mit Beifallsruf.‹ Darauf verabschiedete er alle Anwesenden. Während er sich bei den eben aus Rom Eingetroffenen nach dem Befinden der kranken Tochter des Drusus erkundigte, verschied er plötzlich in den Armen seiner Gattin Livia mit den Worten: ›Livia, gedenke unserer glücklichen Ehe und lebe wohl!‹ leicht und schmerzlos, wie er es sich immer gewünscht hatte. Denn fast stets, wenn er früher vernommen hatte, dass jemand schnell und ohne Qualen gestorben sei, bat er die Götter für sich und die Seinen um die gleiche ›Euthanasie‹, denn dies griechische Wort pflegte er zu gebrauchen.«[27] Der Kaiser stirbt einen kaiserlichen Tod. Eitel wie er ist, lässt er sich für den Tod, den er kommen sieht, äußerlich herrichten. Seine Einstellung zum Tod ist stoisch. Und während er sich nach Alltäglichkeiten erkundigt, stirbt er laut Sueton plötzlich den von ihm zeitlebens gewünschten »guten«, d. h. leichten und schmerzlosen Tod.

Der begriffsgeschichtliche Befund lässt sich nun grob schematisch zusammenfassen. Mit »Euthanasie« konnte in der Antike Folgendes bezeichnet werden (die einzelnen Bedeutungsschichten sind z. T. nicht strikt voneinander zu trennen):

1. Der leichte Tod ohne vorhergehende Krankheit (so haben Kratinos, Poseidippos und Philo den Begriff gebraucht).
2. Der schnelle Tod mit zwei unterscheidbaren Untergruppen:
    a) der leichte und schmerzlose schnelle Tod (so der Wortgebrauch von Augustus laut Sueton);
    b) der schnelle Tod durch Feindeshand (so Josephus).
3. Der rechtzeitige Tod im Sinne eines frühzeitigen Todes, eines Todes in der Jugend (so der Wunsch eines Unbekannten in der Komödie »Der Wechselbalg« des Menandros).
4. Der Tod im übervollen Lebensgenuss (ironisch gemeint; der »Wunsch« eines fetten Tyrannen in der Komödie »Die Fischer« des Menandros).
5. Der würdige Tod mit zwei unterscheidbaren Untergruppen:
    a) der Tod »nach tugendhafter Art« (so das stoische Idealkonzept des Todes eines Weisen);

---

27 Sueton [1986], S. 156/157. Im Original lautet der zuletzt zitierte Satz: »Nam fere quotiens audisset cito ac nullo cruciatu defunctum quempiam, sibi et suis εὐθανασίαν similem – hoc enim verbo uti solebat – precabatur« (Sueton [1978], S. 107).

b) der ehrenvolle Tod im Kampf bzw. bewaffneten Aufstand (das Ziel des Königs Kleomenes laut Polybios; auch das »Ziel« Ciceros laut Atticus – von Atticus allerdings ironisch gemeint).

Festzuhalten ist auf jeden Fall, dass mit dem Begriff »Euthanasie« (lässt man die »ironischen« Verwendungen einmal außer acht) ein Ideal, ein Wunschbild ausgedrückt wurde. Festzuhalten ist auch, dass »Euthanasie« nicht im medizinischen Kontext – etwa in Bezug auf die Handlung eines Arztes – gebraucht wurde. Festzuhalten ist ferner, dass (obwohl sich bei Menandros und Polybios Andeutungen fanden, dass der »gute Tod« mehr als nur »erwartet« werden könnte) Beihilfe zur Selbsttötung oder Tötung auf Verlangen in der Antike nicht mit dem Begriff »Euthanasie« bezeichnet wurden.

3. Recht

Einen Tatbestand »Euthanasie« bzw. »Sterbehilfe« gab es im antiken Recht nicht. Aus der rechtlichen Regelung der Tötungsdelikte und des Suizids lassen sich jedoch Schlüsse auf die in Frage stehenden Themen ziehen.

Im klassischen Athen wurde zwischen zwei Arten von Gerichtsverhandlungen unterschieden: Zum einen gab es die »graphe« (bei Verbrechen »gegen die Polis«), zum anderen die »dike« (bei Verbrechen »gegen ein Individuum«).[28] Auf die Unterschiede dieser Verfahren kann hier nicht eingegangen werden, wichtig ist an dieser Stelle nur die Feststellung, dass die Tötung eines Menschen immer in einer »dike« behandelt wurde, denn man ging davon aus, dass es sich um eine Angelegenheit ausschließlich zwischen der Familie des Opfers und dem Täter handle. Die Wurzeln dieser Auffassung reichen bis in die homerische Zeit zurück. Schon damals wurde der Mord nicht als Verbrechen gegen das Gemeinwohl angesehen. Doch dies bedeutet nicht, dass die Polis kein Interesse an der Ahndung von Tötungsdelikten gehabt hätte. Schon vor der klassischen Zeit lässt sich z. B. in Athen die Auffassung nachweisen, dass der Mörder bzw. Totschläger mit seiner Blutschuld das Gemeinwesen »verunreinige«, auch dann, wenn er den Tod des Opfers nicht absichtlich verschuldet hatte. Exil war die zwangsläufige Strafe für ein solches Vergehen. Dieser Ansatz ist auch im klassischen Athen nachzuweisen: Man unterschied nun aber nicht nur die »absichtliche Tötung« (die mit der Todesstrafe belegt wurde, es sei denn, der Beschuldigte gab seine Schuld zu und ging dauerhaft ins Exil) und die »unabsichtliche Tötung« (die normalerweise mit einem Jahr Exil bestraft wurde), sondern man kannte auch die »gerechtfertigte Tötung«, die ohne Bestrafung blieb.[29] Es gibt keinen Hinweis darauf, dass die Tötung eines Patienten durch einen Arzt auf dessen Verlangen als »gerechtfertigt« angesehen

---

28 Vgl. zum Folgenden Amundsen 1977, S. 178–180.
29 Eine solche lag z. B. vor, wenn ein Dieb oder ein Ehebrecher in flagrante delicto getötet wurde.

worden wäre. Demnach konnte also ein Arzt, der so etwas tat, bestraft werden, da er den Patienten absichtlich getötet hatte. Doch, wie oben schon erwähnt, ist kein einziger Fall überliefert, wonach ein Arzt wegen der absichtlichen Tötung eines Patienten (aus welchen Gründen auch immer) angeklagt und verurteilt wurde. Ob dieses Ergebnis nur auf die schlechte Quellenlage zurückzuführen ist oder ob tatsächlich keine solche Anklage erhoben wurde, muss offenbleiben.

Die rechtliche Wertung der Selbsttötung im antiken Griechenland knapp darzustellen, ist nicht einfach.[30] Es scheint so gewesen zu sein, dass der Suizidversuch nicht strafbewehrt war. In bestimmten Fällen wurde er jedoch sanktioniert, z. B. wenn er von Soldaten bzw. von Männern im wehrfähigen Alter ausgeübt wurde. War der Versuch erfolgreich, wurde er in Athen oder Sparta dadurch »geahndet«, dass kein ehrenvolles Begräbnis erfolgte.

Sicherlich nicht die Regel waren die Verhältnisse auf der Insel Keos, über die z. B. Strabo berichtete.[31] Hier soll – »wie es scheint«, so Strabo – der »Brauch« geherrscht haben, dass sich die über sechzig Jahre alten Bewohner durch den »Schierlingsbecher« selbst töteten, damit den übrigen Bewohnern ausreichend Nahrung bliebe. Ob es hier tatsächlich ein Gesetz gegeben hat, das den Alten bzw. Kranken den Suizid vorschrieb, ist ungewiss. Ähnlich unklar sind auch die Berichte über die griechische Kolonie Massilia (das heutige Marseilles) in Gallien.[32] Hier soll laut Valerius Maximus eine »Vorschrift« bestanden haben, wonach Suizidenten die Freigabe der Selbsttötung bei der Obrigkeit zu erbitten hatten. Näheres hierüber ist nicht bekannt.

Für das römische Recht gilt im Prinzip dasselbe wie für das griechische. So war z. B. nach der »Lex Corneliae de sicariis et veneficis« aus dem 1. Jahrhundert v. Chr. jeder, der einen anderen Menschen vergiftete oder dazu Hilfestellung leistete, des Mordes schuldig.[33] Demnach konnte also ein Arzt verurteilt werden, wenn er einem Patienten bei der Selbsttötung half. Doch auch im Bereich des römischen Rechts gibt es offensichtlich kein sicheres Zeugnis dafür, dass ein Arzt jemals wegen Beihilfe zur Selbsttötung verurteilt wurde.

Wie für das griechische Recht gilt wohl auch für das altrömische Recht, dass der Suizid bzw. der Suizidversuch nicht generell als strafwürdig betrachtet wurde.[34] Einen Sonderbereich bildete aber der Bereich des religiösen Rechts. So verordneten die Pontifikalbücher, dass derjenige, der sich erhängt hatte, nicht bestattet werden sollte. Doch spätestens zur Zeit der Republik wurden wohl auch von der Priesterschaft dem Suizidenten die Bestattungsriten nicht mehr verweigert, nicht zuletzt aus Rücksicht auf dessen Familie. Geahndet wurde von staatlicher Seite jedoch der Suizid bzw. der Suizidversuch bei Soldaten. Die Strafe nach

---

30 Vgl. dazu Potthoff 1982, S. 65–71.
31 Vgl. Strabo [1831], S. 348.
32 Vgl. Potthoff 1982, S. 69.
33 Vgl. dazu Amundsen 1973, S. 21.
34 Vgl. dazu Potthoff 1982, S. 71–83.

einem Suizidversuch erfolgte abgestuft: Waren etwa Krankheit, Schmerzen oder Lebensüberdruß der Grund, wurde der Soldat mit unehrenhafter Entlassung bestraft. War das Ziel, sich dem Dienst zu entziehen, wurde die Todesstrafe verhängt. Bemerkenswert ist, dass zur Zeit des Rechtsgelehrten Ulpian die Sklaven nach römischem Recht verpflichtet waren, einen möglichen Suizidversuch ihres Herrn zu verhindern. Dadurch kamen natürlich Sklavenärzte, die ihrem Herrn ein tödliches Mittel geben sollten, in ein Dilemma, da sie einerseits ihrem Herrn zum Gehorsam verpflichtet waren, andererseits der besagten gesetzlichen Bestimmung unterlagen.[35]

4. Philosophie

Vom Recht zur Philosophie. Im Folgenden können natürlich nicht alle einschlägigen Äußerungen vorgestellt werden. Wegen ihrer geistesgeschichtlichen Bedeutung wurden vier Philosophen bzw. philosophische Richtungen ausgewählt, die eingehender zu betrachten sind: 1. Pythagoras und die Pythagoreer, 2. Platon, 3. Aristoteles und 4. Seneca und die späten Stoiker.

a) Pythagoras und die Pythagoreer

Pythagoras, geboren ca. 580/570 v. Chr. auf der Insel Samos, ließ sich etwa um 530 v. Chr. in der Stadt Kroton (Süditalien) nieder und wurde hier zum Begründer einer Gemeinschaft, die rasch politischen Einfluss gewann und auch in anderen griechischen Städten Süditaliens Anhänger fand.[36] Etwa um 500 v. Chr. wurde Pythagoras, wohl durch einen Aufruhr, der sich gegen ihn und seine Anhänger richtete, gezwungen, Kroton zu verlassen und in das etwas nördlicher liegende Metapont überzusiedeln, wo er wenig später verstarb. »Pythagoreer« waren weiter in einflussreichen Positionen tätig, bis kurz vor 450 v. Chr. in vielen Städten Aufstände gegen sie stattfanden, wohl wegen ihrer konservativ-aristokratischen Herrschaftsauffassung. Nur kleine Gruppen konnten sich in Unteritalien halten, einige Pythagoreer flohen ins griechische Mutterland. Ende des 4. Jahrhunderts scheint die Bewegung (mit gewissen Ausnahmen in Unteritalien) weitgehend erloschen zu sein. Pythagoras und seine älteren Schüler hinterließen keine schriftlichen Aufzeichnungen, so dass ihre Lehren aus Texten späterer Autoren rekonstruiert werden müssen.

---

35 Vielleicht war dies der Grund, warum der Sklavenarzt in dem von Sueton (»Caesarenleben«) berichteten Fall des Lucius Domitius Ahenobarbus das zur Selbsttötung erbetene Gift in zu geringer Dosis verabreichte, so dass der Versuch scheiterte; vgl. Sueton [1986], S. 328.
36 Vgl. zu Pythagoras und den Pythagoreern die Darstellungen von Röd 1988, S. 53–80 und Mansfeld 1988, S. 98–121.

Nach allem, was man weiß, vertraten die Pythagoreer nicht die z. B. in den homerischen Epen obwaltende Auffassung von der Existenz der Toten als seelenlose Schattenwesen, sie gingen vielmehr von der Fortexistenz der Seele nach dem Tod des Einzelwesens aus.[37] Sie glauben, dass die Seele göttlichen Ursprungs und unsterblich sei. Porphyrios überlieferte diese Auffassung in seinem »Leben des Pythagoras« wie folgt: »[Pythagoras] behauptete [erstens], die Seele sei unsterblich; zweitens, dass sie sich ändere, indem sie in andere Lebewesen eingehe; außerdem, dass das Entstehende nach gewissen Perioden erneut entstehe und dass es überhaupt nichts Neues gebe; schließlich, dass man alles Entstehende, das beseelt sei, als verwandt betrachten solle.«[38] Die Pythagoreer glaubten also, wie auch die Orphiker und verwandte »Sekten«, an die Seelenwanderung. Über das Schicksal der Seele entschied ihrer Auffassung nach die Art der Lebensführung. Nur die »reine«, d. h. die »rein gewordene« (z. B. durch Askese oder durch wissenschaftliche Bemühungen) Seele könne in die Region des Göttlichen zurückkehren. Reinheit hieß bei den Pythagoreern nun aber auch, dass man nicht töten dürfe.[39] Wie jede Form der Fremdtötung waren demnach auch Abtreibung und Infantizid untersagt. Abzuleiten ist ferner, dass die Selbsttötung als Verstoß gegen das Gebot der »Reinheit« für die Pythagoreer ausgeschlossen war.

In diese Richtung lässt sich auch eine Aussage interpretieren, die dem Philolaos, einem allerdings etwas »jüngeren« Pythagoreer, der um 425 v. Chr. lehrte, zugesprochen wurde. Demnach sei der Körper das »Grab der Seele«, die Seele sei von den Göttern »zur Strafe« an den Leib gebunden.[40] Deshalb dürfe auch der Leib nicht »eigenmächtig« verlassen werden. Dass Philolaos gegen den Suizid argumentierte, geht im Übrigen auch aus einer Stelle im »Phaidon« Platons hervor, auf die im nächsten Unterkapitel näher einzugehen ist. Jedenfalls wurden zu Platons Zeiten die Pythagoreer als entschiedene Gegner der Zulässigkeit der Selbsttötung angesehen.

Zusammenfassend kann man sagen, dass Pythagoras und die älteren Pythagoreer wohl nicht nur die Tötung anderer Lebewesen, sondern auch die Selbsttötung (auch die Beihilfe hierzu) aus religiösen Gründen ablehnten. Hinzuweisen ist an dieser Stelle schon darauf, dass eine ähnliche Auffassung auch im sogenannten »Hippokratischen Eid« (siehe dazu Kapitel II.5.c.) vertreten wurde.

---

37 Vgl. zu »Euthanasie« und zu verwandten Themen bei Pythagoras und den älteren Pythagoreern auch Carrick 1985, S. 40–43, S. 110 f. und S. 134–136.

38 Zitiert nach Mansfeld 1988, S. 173.

39 Da sie davon ausgingen, dass auch Tiere (und eventuell sogar Pflanzen) menschliche Inkarnationen enthalten können, erstreckte sich das Tötungsverbot bei den Pythagoreern nicht nur auf Menschen. In den »Lehrsprüchen« der Pythagoreer hieß es: »Enthalte dich der beseelten Lebewesen!« (Mansfeld 1988, S. 194 f.).

40 Vgl. Röd 1988, S. 78.

b) Platon

Platon (428/27–348/47 v. Chr.),[41] über dessen Leben hier nichts weiter ausgeführt werden muss, hielt – so kann man z. B. bestimmte Aussagen im »Phaidon« deuten – ebenso wie die Pythagoreer die Seele des Menschen für unsterblich. Im Augenblick des Todes befreie sie sich aus ihrem körperlichen Gefängnis. Zumindest die durch Philosophie geläuterte Seele könne nach diversen Reinkarnationszyklen zu den Sternen »emporwachsen« und einen Platz am Himmel einnehmen. Doch trotz der offensichtlichen Nähe in Bezug auf die Seelenlehre sind die Ansichten Platons zu Tötung und Suizid sehr verschieden von denen der Pythagoreer. Dabei ist schon vorab festzuhalten, dass Platons diesbezügliche Aussagen vor allem in den drei Schriften »Phaidon«, »Politeia« und »Nomoi« nicht ganz einheitlich sind.[42]

Zunächst zum »Phaidon«, einer Schrift, die zu den sogenannten »Übergangsdialogen« gerechnet wird (nach 387 v. Chr. entstanden).[43] Im »Phaidon« ging Platon an einer Stelle ausführlich auf die Frage der Legitimität der Selbsttötung ein.[44] Der verurteilte Sokrates, der im Gefängnis auf den Tod wartet, stellt die These auf, dass der Philosoph zwar zu sterben wünsche (um in die Region des Göttlichen zu kommen), dass es aber unrecht sei, sich selbst etwas anzutun.[45] Er erläutert dies in einem (von Platon sicher bewusst so konzipierten) nicht ganz klar gefassten Abschnitt wie folgt: Zunächst zitiert er die (orphischen) »Geheimnisse«, wonach »wir Menschen wie in einer Feste sind und man sich aus dieser nicht selbst losmachen und davongehen dürfe« (Platon [1974], S. 17 = 62b). Dann führt er aus, dass es richtig gesprochen sei, »dass die Götter unsere Hüter und wir Menschen eine von den Herden der Götter sind« (Platon [1974], S. 17 = 62b). Demnach dürfte man sich also nicht selbst töten, wollte man nicht vom »Hüter« (sozusagen posthum) bestraft werden. Eine klare Position, wie es scheint! Doch Sokrates fügt noch hinzu, dass »man nicht eher sich selbst töten dürfe, bis der Gott irgendeine Notwendigkeit dazu verfügt hat, wie die jetzt uns gewordene« (Platon [1974], S. 19 = 62c). An dieser Stelle sagt Sokrates also unmissverständlich, dass es in bestimmten Situationen doch zulässig sei, sich zu töten. War dies nur die Auffassung des Sokrates? Oder sprach hier Platon selbst? Diese Frage wird

---

41 Vgl. zu Platon die Überblicksdarstellungen von Graeser 1983, S. 124–191 und Görgemanns 1994.
42 Vgl. zu »Euthanasie« und zu verwandten Themen bei Platon auch Carrick 1985, S. 49–52, S. 112–115 und S. 136–141.
43 Vgl. Görgemanns 1994, S. 44.
44 Vgl. zum Folgenden Platon [1974], S. 16–19 (beim Zitatnachweis im laufenden Text werden auch – wie international üblich – die Seiten der Stephanus-Ausgabe von 1578 angegeben, hier also 61d–62c).
45 Sokrates erwähnt in diesem Zusammenhang auch den Pythagoreer Philolaos, bei dem Kebes sich einmal aufgehalten hat. Kebes hat zwar nichts »Genaues« von Philolaos über diese Frage gehört, er weiß aber, dass dieser lehrte, dass man sich nicht töten dürfe.

sich wohl nicht klären lassen. Jedenfalls: Platon verwies im »Phaidon« auf gängige Aussagen, nach denen die Selbsttötung verboten sei, doch begründete Ausnahmen waren – zumindest in der Sicht des platonischen Sokrates – zugelassen.

Die wichtigste Schrift Platons zum Thema »Euthanasie« im weitesten Sinne ist sicher die »Politeia«.[46] Sie entstand wahrscheinlich nach dem »Phaidon« und wird zu den »mittleren Dialogen« gezählt.[47] Um die Abschnitte zum Thema »Euthanasie« im weitesten Sinne, die im Zentrum der Analyse stehen sollen, verstehen zu können, ist ein gewisser Anlauf nötig. Zunächst ist daran zu erinnern, dass Platon in der »Politeia« seinen Protagonisten Sokrates einen »idealen« Staat skizzieren lässt, von dem er – wie aus Äußerungen im Text eindeutig hervorgeht – aber durchaus annahm, dass er Wirklichkeit werden könne. Die entwickelten Gedanken sind also nicht nur »reine Phantasie«. Wie sollte dieses ideale Staatswesen gestaltet sein? Sokrates entwirft in den Büchern II bis VII der »Politeia« das Modell eines Ständestaates mit drei unterschiedlichen Bevölkerungsschichten: den Arbeitenden, d. h. Bauern, Handwerkern usw. (»Demiurgoi«), den Wächtern (»Phylakes«) sowie den Herrschern (»Archontes«). In den Büchern II bis IV wird das Problem der rechten Erziehung des Wächterstandes entfaltet.[48] Die Wächter müssen demnach nicht nur körperliche Vorzüge und charakterliche Anlagen wie Tapferkeit und Wachsamkeit mitbringen, sie müssen auch eine ihrem Amt entsprechende Erziehung durchlaufen haben, um als qualifiziert zu gelten. Die wichtigsten Elemente dieser Erziehung sind die musische und die – mehr als nur das rein Körperliche umfassende – »gymnastische« Ausbildung.[49] Die Erwähnung der gymnastischen Bildung der Wächter gibt Platon im dritten Buch Gelegenheit zu einem Exkurs über die Medizin und über die Rechtspflege, der nun genauer zu betrachten ist.[50]

Einleitend erwähnt Sokrates (der seine Gedanken im Zwiegespräch mit seinem Bruder Glaukon entfaltet) bezüglich der gymnastischen Erziehung, dass ein tüchtiger Körper sich niemals durch seine Tüchtigkeit eine gute Seele verschaffe, sondern im Gegenteil vervollkomme sich eine tüchtige Seele durch ihre Kraft im Körper. Die Ausbildung des Geistes der Wächter hat also vor der Ausbildung des Körpers zu erfolgen. An dieser Stelle kommt die Medizin ins Spiel. Für Sokrates steht fest, dass eine verfehlte Lebensführung zum Resultat habe, dass sich die ärztliche Kunst »wichtig« mache (dies gilt analog auch bei Überhandnehmen der Zügellosigkeit für die richterliche Kunst), »zumal wenn sich Freie eifrig ihrer annehmen«. Es sei ein Beweis für eine schlechte und schmähliche Erziehung in einem Staat, wenn nicht nur die geringen Leute und Handwerker nach bedeutenden

---

46 Vgl. Platon [1991]. Verglichen wurde die zweisprachige Ausgabe Platon [1971].
47 In der Forschung datiert man sie meist auf die Zeit um 375 v. Chr.; vgl. Görgemanns 1994, S. 44 und 46.
48 Der untere Stand wird nicht ausführlich besprochen.
49 Die Erziehung der Herrscher wird später (Ende Buch V bis Buch VII) dargestellt. Sie müssen zusätzlich zu der musischen und gymnastischen Bildung auch »philosophisch« geschult werden.
50 Vgl. zum Folgenden Platon [1991], S. 234–253 (Stephanus-Zählung: 403d–410a).

Ärzten (und auch Richtern) rufen würden, sondern auch jene Männer, die vorgeben, in freier Haltung erzogen zu sein. Die solcherart schlecht erzogenen Bürger würden die Ärzte dann nicht etwa nur wegen Wunden oder wegen einiger jahreszeitlicher Krankheiten konsultieren, also wegen unvermeidlicher Zufälle, sondern auch deshalb, weil sie »infolge von Faulheit und verfehlter Lebensweise« den Leib »mit Säften und mit Winden vollfüllen wie einen Sumpf«.

In diesem Zusammenhang wird die zeitgenössische Heilkunst getadelt, welche »die Krankheiten geradezu aufpäppelt«. Eine solche Heilkunst habe es vor der Zeit des Herodikos nicht gegeben. Dieser, ein noch nicht lange verstorbener Arzt und Turnlehrer, habe laut Sokrates, als er kränklicher wurde, die Gymnastik mit der Heilkunst verbunden und damit vor allem sich selbst, aber auch andere gequält. Auf die erstaunte Frage Glaukons, wieso er dies getan habe, führt Sokrates aus: »In dem er sich das Sterben lange machte. Denn er beobachtete ganz genau seine Krankheit, die tödlich war, ohne sie heilen zu können, wie ich glaube; ohne sich für anderes Zeit zu nehmen, versuchte er sich sein Leben lang mit der Heilkunst und quälte sich ab, sobald er nur ein wenig von seiner gewohnten Lebensweise abgewichen war: in einem schweren Kampf mit dem Tod erreichte er durch sein Wissen ein hohes Alter« (Platon [1991], S. 189 = 406b). Sokrates argumentiert also gegen eine Lebensverlängerung um jeden Preis. Welche Gründe lagen seinen Ausführungen zugrunde?

Er betont im Folgenden, dass der mythische Arzt Asklepios, der Sohn des Gottes Apollon,[51] diese Art der Lebensverlängerungsmedizin seinen Nachfahren nicht aus Unkenntnis vorenthalten habe, sondern deshalb, weil in einem »wohlgeordneten Staat jeder Einzelne seine Aufgabe zugewiesen und daher keiner die Zeit [habe], ein Leben lang mit Kuren dahinzusiechen« (Platon [1991], S. 190 = 406c). Deshalb habe Asklepios nur für solche Kranke, deren Leib von Natur und Lebensweise her eigentlich gesund sei, die Heilkunst gelehrt: »Mit Heilmitteln und Operationen vertrieb er die Krankheit und trug ihnen dann ihre gewohnte Lebensweise auf, um nicht das Leben des Staates zu stören. Aber er versuchte nicht, durch Diätbehandlung innerlich ganz sieche Körper bald etwas zu schröpfen, bald wieder zu füllen und dadurch den Menschen ein langes, aber elendes Leben zu geben, ja noch Nachkommen zu zeugen, die ihnen, wie anzunehmen ist, ähnlich würden; sondern wer in dem ihm bestimmten Leben nicht zu leben vermochte, den glaubte er nicht behandeln zu müssen, weil er weder für sich selbst noch für den Staat einen Nutzen bedeutete« (Platon [1991], S. 191 = 406d/e).

Nun ist es heraus. Sokrates macht unmissverständlich klar, dass er die Medizin nicht nur als Heilkunde für das Individuum betrachtet, sondern auch und vor allem als Staats-Heilkunde. Konkret bedeutet dies, dass der gute Arzt den »inner-

---

51 Sokrates weist an dieser Stelle Aussagen von Dichtern zurück, wonach Asklepios zwar der Sohn des Apollon gewesen sei, sich aber dennoch durch Gold habe bewegen lassen, einen reichen Sterbenden zu heilen, und anschließend vom Blitz erschlagen worden sei. Dies sei unmöglich: Entweder sei Asklepios der Sohn eines Gottes gewesen, dann könne er nicht geldgierig gewesen sein. Oder er sei geldgierig gewesen, dann könne er nicht der Sohn eines Gottes gewesen sein.

lich ganz siechen«, den unheilbar Kranken nicht am Leben erhalten müsse, ja, vom Standpunkt des Staates aus betrachtet, sogar nicht am Leben erhalten dürfe. Bestätigt sieht sich Sokrates durch die homerischen Schilderungen, wonach auch die Söhne des Asklepios kränkliche und zügellose Menschen nicht behandelt hätten, denn ein solcher Kranker »nütze, so glaubten sie, durch sein Leben weder ihnen noch den andern; für solche Leute dürfe ihre Kunst nicht dasein, auch wenn sie reicher wären als Midas« (Platon [1991], S. 192 = 407b).

Der Gesprächspartner Glaukon fragt dann, ob man nicht im Staat gute Ärzte haben müsse, und gute Ärzte seien eben die, die »möglichst viele Gesunde und Kranke« gesehen hätten, ebenso, wie gute Richter mit verschieden gearteten Menschen zu tun gehabt haben müssen, um gerecht urteilen zu können. Sokrates geht in seiner Antwort sowohl auf die Frage nach der Erziehung des späteren guten Arztes wie des späteren guten Richters ein. Er setzt voraus, dass der Arzt mit der Seele über den Leib gebiete, der Richter dagegen mit der Seele über die Seele herrsche. Die fähigsten Ärzte seien von daher diejenigen, die schon seit ihrer Kindheit mit möglichst »vielen und schweren Kranken« beisammen gewesen seien, und Ärzte, die selbst »an allen Krankheiten« gelitten hätten oder leiden würden, die also »Leiberfahrung« der Krankheit hätten, ohne dass ihre Seele Schaden genommen habe. Die Richter dürften allerdings, vor allem in jungen Jahren, nicht mit »schlechten Seelen«, d.h. mit Verbrechern, zusammenkommen; die Gefahr, dass durch den Umgang mit Verbrechern ihre Seele Schaden nehme, sei zu groß.

Sokrates resümiert nun in einer vielzitierten Stelle: »Also wirst du zugleich mit einer solchen Rechtspflege auch eine Heilkunst, wie wir sie geschildert haben, in unserem Staat gesetzlich verankern; sie sollen die Bürger, die an Leib und Seele wohlgeraten sind, betreuen, die andern aber nicht. Wer siech am Körper ist, den sollen sie sterben lassen, wer an der Seele mißraten und unheilbar ist, den sollen sie sogar töten!« (Platon [1991], S. 194 = 409e/410a).[52] Was ist damit gemeint? Bei rascher Lektüre könnte man versucht sein, die pluralischen Aussagen der zweiten Satzperiode – »[sie] sollen sie sterben lassen« (ἐάσουσιν) und »[sie] sollen sie [...] töten« (ἀποκτενοῦσιν) – so zu deuten, als ob hier den Ärzten nicht nur das Sterbenlassen von unheilbar körperlich Kranken empfohlen würde, sondern auch die Tötung von »seelisch Kranken«, in die heutige Sprache übersetzt: von Geisteskranken. Doch bezieht man den Kontext mit ein, dann wird deutlich, dass hier nicht der Mord an Geisteskranken gemeint ist. Die Empfehlung des Sterbenlassens bezieht sich auf die Heilkunde, die Tötungsempfehlung aber gilt der Rechtspflege: Sie solle die Verbrecher töten.[53] Diese, die Verbrecher, waren zuvor ja als »schlechte Seelen« bezeichnet worden. Erweisen sie sich als

---

52 In der Übersetzung Schleiermachers lautet diese Passage wie folgt: »Also nächst solcher Rechtskunde wirst du auch wohl eine Heilkunde, wie wir sie beschrieben haben, in der Stadt einführen, damit beide diejenigen unter den Bürgern, die gutgeartet sind an Leib und Seele, pflegen mögen, die es aber nicht sind, wenn sie nur dem Leibe nach solche sind, sterben lassen, die aber der Seele nach bösartig und unheilbar sind, selbst umbringen« (Platon [1974], S. 253).

53 So auch Annas (1981), S. 92.

»unheilbar«, dann dürfe, dann müsse sogar im Staatsinteresse die Todesstrafe an ihnen vollstreckt werden.[54]

Platon war also aus Gründen des »Staatsinteresses« ein Befürworter des »Sterbenlassens« bzw. der Nichtbehandlung von unheilbar körperlich Kranken (ein Prinzip, das auch im »Corpus Hippocraticum« begegnet – siehe dazu unten Kapitel II.5.a.), nicht jedoch der Eliminierung der Geisteskranken. Dies heißt nicht, dass er nur »passive Euthanasie« im heutigen Sinne propagierte. Denn er argumentierte in der »Politeia« auch für den Infantizid, wie nun kurz zu zeigen sein wird.

Eingebettet war seine entsprechende Argumentation in ein »eugenisches« Programm. Dabei wurde Platon sicher durch das in Sparta obwaltende Modell beeinflusst. Auf die von ihm ins Auge gefassten Maßnahmen der »positiven« Eugenik (z. B. Ehegesetze) sei hier nicht eingegangen. Erwähnt seien nur die vorgeschlagenen »negativen« eugenischen Maßnahmen des »Idealstaats«: So sollten Kinder, die von Männern gezeugt wurden, die das beste Zeugungsalter überschritten hatten, abgetrieben werden. Werde eine solche unerwünschte Frucht aber doch geboren, dann sei »sie so zu behandeln, als ob für ein solches Kind keine Pflege vorhanden wäre« (Platon [1991], S. 259 = 461c). Die Kinder waren also auszusetzen, was – wie schon in Kapitel II.1. der Untersuchung erwähnt – nicht für alle, aber doch für einige den Tod bedeutete. Dass nicht nur »missgestaltete«, sondern auch staatlich »unerwünschte« Kinder von »schwachen« Eltern ausgesetzt werden sollten, geht aus zwei weiteren Stellen in der »Politeia« hervor: So hieß es zum einen, dass man die Kinder von schwachen Eltern nicht aufziehen dürfe, »wenn die Herde möglichst auf der Höhe bleiben soll« (Platon [1991], S. 257 = 459d/e). Und nur wenig später: »Sie [gemeint sind die »Behörden«] übernehmen die Kinder der Tüchtigen und bringen sie in eine Anstalt zu Pflegerinnen, die abseits in einem Teil des Staates wohnen; die Kinder der Schwächeren oder irgendwie mißgestaltete verbergen sie an einem geheimen und unbekannten Ort, wie es sich gehört« (Platon [1991], S. 258 = 460c).

Es ist festzuhalten, dass in der »Politeia« der Suizid nicht explizit erwähnt wurde. Auf dieses schon im »Phaidon« behandelte Thema kam Platon aber in dem Dialog »Nomoi« (»Die Gesetze«), in seinem staatstheoretischen Spätwerk also, noch einmal zu sprechen.[55] In den »Nomoi« propagierte er eine Art »rea-

---

54 Vgl. dazu auch die Aussage über die Richter und die Tötung »unheilbarer« Verbrecher in den »Nomoi« Platons: »Wenn aber der Gesetzgeber merkt, dass einer in dieser Beziehung [gemeint ist die Befolgung der Gesetze] unheilbar ist, welche Strafe und welches Gesetz soll er für diese Menschen aufstellen? Da er einsieht, dass es einerseits für alle solche Menschen selber nicht besser ist, am Leben zu bleiben, und dass sie sich andererseits den übrigen doppelt nützlich erweisen, wenn sie aus dem Leben scheiden, indem sie erstens den andern ein warnendes Beispiel geben, kein Unrecht zu tun, und sodann den Staat von schlechten Menschen befreien, so muß also der Gesetzgeber über solche Leute zur Bestrafung ihrer Vergehen den Tod verhängen, sonst aber auf keinen Fall« (Platon [1977], S. 205 = 862e–863a).
55 Vgl. Platon [1977].

listische« Zwischenlösung auf dem Weg zum »idealen« Staatswesen. Im Abschnitt über die Gesetzgebung zum Bereich Tötung wird von den drei Gesprächspartnern – der eine stammt aus Kreta, der andere aus Sparta, der dritte aus Athen – die unfreiwillige Tötung, die Tötung im Affekt, die Tötung in Notwehr und die »freiwillige« Tötung besprochen. Als Sonderfall wird die Selbsttötung behandelt. Der »Athener« führt dazu aus, dass derjenige, der sich »aus Schlaffheit und unmännlicher Feigheit« töte, in einem Einzelgrab im Grenzgebiet begraben werden solle. »Schlaff« und »feige« nennt er den, der »gewaltsam das ihm vom Schicksal bestimmte Lebenslos verkürzt, ohne dass es der Staat durch einen Richterspruch angeordnet hat und ohne dass er durch ein über die Maßen qualvolles unentrinnbares Unglück, das ihn ereilte, dazu gezwungen ist und auch ohne dass er von einer ausweglosen Schmach bedrückt wird, die ihm das Leben verleidet [...]« (Platon [1977], S. 235/237 = 873c). Daraus lässt sich ex negativo bestimmen, dass für Platon eine »gerechtfertigte Selbsttötung« bei »qualvollem unentrinnbarem Unglück« (z. B. auch bei terminaler Krankheit) zulässig war.

Fasst man die Aussagen Platons (unter Aussparung der relativ frühen »Phaidon«-Passage) zu den in Frage stehenden Themen zusammen, so ist festzuhalten: Platon propagierte eine am Interesse der Polis, heute würde man sagen, des Staates, orientierte Politik bezüglich der Nichtbehandlung Schwerkranker und bezüglich des Infantizids (der »Aussetzung«). Wegen seiner Ausrichtung auf das Staatsinteresse argumentierte er in den »Nomoi« gegen die Selbsttötung, ließ jedoch eine »gerechtfertigte« Selbsttötung z. B. bei unheilbarer Krankheit zu. Im Vergleich zur »respect for human life«-Ethik[56] der Pythagoreer eine vollständig andere Position!

c) Aristoteles

Aristoteles (384–322 v. Chr.),[57] der nächste zu behandelnde griechische Denker, der – zunächst als Schüler, dann als Lehrer – zwei Jahrzehnte lang Mitglied der Akademie Platons in Athen war, ging durchaus eigene philosophische Wege (nicht zuletzt im Bereich der Ethik, die er anders als Platon als eigenständige Disziplin betrachtete). Wie stellte er sich zu den ethischen Problemen im Bereich von »Euthanasie« bzw. Sterbehilfe im weitesten Sinn?[58] Bevor auf Einzelheiten einzugehen ist, sei vorab vermerkt, dass er zwar in der »Nikomachischen Ethik« den Tod als das »Furchtbarste« für den Menschen bezeichnete, dass aber dennoch Tötung für ihn nicht generell ausgeschlossen war. Wie schon für Platon war auch für ihn Tötung zulässig, wenn das Staatsinteresse berührt wurde. Dies geht explizit

---

56 So Carrick 1985, S. 135
57 Vgl. zu Leben und Werk des Aristoteles die Überblicksdarstellung von Graeser 1983, S. 192–265.
58 Vgl. zu »Euthanasie« und zu verwandten Themen bei Aristoteles auch Carrick 1985, S. 49–52, S. 115–119 und S. 141–144.

aus seiner »Politik« (»Politika«) hervor, in der er Abtreibung und Infantizid unter bestimmten Umständen legitimierte.

In diesem wohl ca. 335 bis ca. 323 v. Chr. redigierten Werk (einzelne Textabschnitte sind sicherlich älter) konstatierte Aristoteles, dass der Staat dafür sorgen müsse, dass gesunde und kräftige Kinder »nachwachsen« würden.[59] Dazu sei es notwendig, dass die Eltern bei der Zeugung nicht zu jung und nicht zu alt seien. So sollte die Frau erst mit etwa 18, der Mann erst mit etwa 37 Jahren heiraten. Die Eltern sollten auch nicht älter als 50 Jahre sein, sonst würden Kinder geboren, deren Körper und Geist schwach sei. Aristoteles schlug explizit vor, dass ein Gesetz zu verabschieden sei, wonach nichts »Verstümmeltes«, d. h. also kein missgebildetes Kind, aufgezogen werden sollte. Ein solches Kind sollte ausgesetzt werden. Im Folgenden machte er noch Vorschläge für den Fall, dass der Staat feststelle, dass die Bevölkerung zu sehr gewachsen sei. Laut Aristoteles müsse der Staat dann handeln, und zwar im Hinblick auf die »Ordnung der Sitten«, die Aussetzung in einem solchen Falle verbiete, schon vor der Geburt des »überzähligen« Kindes. Dies bedeutete nichts anderes, als dass er eine Abtreibung empfahl.[60] Wie schon Platon ließ also auch Aristoteles die Abtreibung »überzähliger« und die Aussetzung missgebildeter Kinder (was nicht immer, aber doch zumindest gelegentlich den Tod bedeutete) im Interesse des Staates zu.

Den Suizid lehnte Aristoteles – entschiedener als der späte Platon – aus Gründen des Staatsinteresses ab. Aristoteles fürchtete, dass eine Freigabe des Suizids den Staat seines wichtigsten Kapitals, seiner wehrfähigen Bürger, berauben würde. Deshalb hieß es in der »Nikomachischen Ethik« im Fünften Buch: »Wer sich nun im Zorn selbst umbringt, tut freiwillig gegen die rechte Einsicht, was das Gesetz nicht gestattet. Er begeht also ein Unrecht […]. Darum straft ihn auch der Staat, und es hängt über dem, der sich selbst tötet, eine Ehrlosigkeit als auf einem Menschen, der sich gegen den Staat vergangen hat« (Aristoteles [1986], S. 179 = 1138a). Derjenige, der sich selbst tötet, begeht also ein Verbrechen, das mit dem Verlust des Bürgerrechts auf eine ordnungsgemäße Bestattung einhergeht, denn er zerstört ein Leben, das dem Staat gehört. Doch Aristoteles ging noch weiter. Nicht nur Affekt, auch Krankheit wird explizit als ethisch akzeptabler Grund für die Selbsttötung ausgeschlossen. Dies wird im Dritten Buch der »Nikomachischen Ethik« im Kontext der Unterscheidung von Feigheit, Tollkühnheit und – als »Tugend der Mitte« – Tapferkeit entwickelt: »Wie gesagt also, ist die Tapferkeit eine Mitte im Bezug auf Zuversicht und Furcht in den genannten Bereichen; sie entscheidet sich und harrt aus, weil es edel ist oder weil das Gegenteil schimpflich ist. Dagegen zu sterben, um der Armut oder einer Liebe oder irgendeinem Schmerze zu entgehen, zeigt nicht Tapferkeit, sondern eher Feigheit«

---

59 Die Abschnitte zu Abtreibung und Infantizid finden sich in Aristoteles [1998], S. 244–247 (beim Zitatnachweis im laufenden Text werden auch – wie international üblich – die Seiten der Aldus-Manutius-Ausgabe von 1498 angegeben; hier 1334b–1336b).

60 Die Abtreibung sollte erfolgen, bevor das Kind »Wahrnehmung und Leben« erhalten habe (den entsprechenden Zeitpunkt definierte Aristoteles nicht genauer).

(Aristoteles [1986], S. 116f. = 1116a). Der Selbstmörder flieht also aus Schwäche, nicht aus edler Gesinnung. Eine Beihilfe zum Suizid etwa durch Ärzte war für Aristoteles daher natürlich nicht zulässig.

d) Seneca und die späten Stoiker

Als Gründer der Stoa gilt Zeno von Kition auf Zypern, der um 300 v. Chr. in der »Bunten Säulenhalle« (Stoa Poikile) in Athen Vorlesungen zu halten begann.[61] Der Grundgedanke der stoischen Philosophie war die »Entwertung des Unverfügbaren«. Dieser Grundgedanke kam auch in ihrer Auffassung vom »guten Tod«, genauer: vom »guten Sterben«, zum Tragen. Wie oben schon erwähnt (vgl. Kapitel II.2.), bedeutete für die älteren Stoiker »Euthanasie«, als »Weiser« mit einem »irgendwie beschaffenen Tod nach der rechten Art zu enden«. Dieser sprichwörtlich gewordene »stoische« Umgang mit dem Tod wurde auch von den späteren Stoikern gelehrt. Als Beispiel hierfür sei nur kurz auf Seneca eingegangen. Seneca (4 v. Chr.– 65 n. Chr.), unter Kaiser Claudius acht Jahre nach Korsika verbannt, wurde nach seiner Rückkehr zum einflussreichen Berater Neros. Nachdem er bei Nero in Ungnade gefallen war, zwang ihn dieser bekanntlich im Jahre 65 n. Chr. zum Suizid.

Seneca ging, noch wesentlich akzentuierter als etwa Platon, davon aus, dass der Tod der »große Befreier« des Menschen und »aller Schmerzen Lösung« sei.[62] Er führe ihn ganz zu sich selbst, indem er den reinen Geist von der lästigen Körperlichkeit scheide. Der Tod sei also nichts Schreckliches, das Sterben aber sei eine Prüfung. Es gelte für den Menschen, sich zeitlebens auf diese Prüfung vorzubereiten. Seneca schrieb dazu in »Über die Kürze des Lebens«: »[...] leben muß man das ganze Leben lernen und, worüber du mehr vielleicht dich wundern wirst, das ganze Leben muß man sterben lernen.«[63]

Für Seneca war es demnach ein hohes Gut, das Leben selbstbestimmt verlassen zu können.[64] Er schrieb im 70. seiner »Briefe an Lucilius«, quasi einer Apologie des Freitods, Folgendes: »Nichts Besseres hat das ewige Gesetz geleistet, als dass es uns einen einzigen Eingang in das Leben gegeben, Ausgänge viele. Ich soll warten

---

61 Vgl. zu Seneca und den Stoikern die Überblicksdarstellung von Hossenfelder 1985, S. 44–99.
62 Vgl. Seneca [1980], S. 371. Vgl. zu »Euthanasie« und zu verwandten Themen bei Seneca auch Carrick 1985, S. 119–123 und S. 144–148.
63 Seneca [1983], S. 193.
64 Für die Stoiker durfte das eigene und auch ein fremdes Leben beendet werden, wenn es »wertlos« war. In Bezug auf die Abtreibung gab es keine moralischen Probleme für die Stoiker schon deshalb, weil nach ihrer Auffassung das Kind erst beim ersten Atemzug beseelt werde, so dass eine Abtreibung kein beseeltes Leben beenden würde. Da die Stoiker davon ausgingen, dass ein Kind erst etwa im Alter von 14 Jahren eine vollgültige Person im moralischen Sinne würde, der auch alle Lebensrechte zukamen, war für sie auch Infantizid prinzipiell möglich. Und da sie die Bedeutung der Gesundheit für ein lebenswertes Leben stark betonten, überrascht es nicht, dass sie im Falle eines behindert geborenen Kindes den Infantizid als »Akt der Vernunft« ansahen. Der »notwendige« Grad der Behinderung wurde dabei nicht definiert; vgl. Carrick 1985, S. 123.

auf einer Krankheit Grausamkeit oder eines Menschen, obwohl ich in der Lage bin, mitten durch die Qualen ins Freie zu gehen und Widerwärtiges beiseite zu stoßen? Das ist das einzige, weswegen wir über das Leben nicht klagen können: niemand hält es.«[65] Dies, wohl angesichts der erwarteten Aufforderung zur Selbsttötung durch Nero formuliert, lässt sich natürlich auch auf die Selbsttötung im Falle einer unheilbaren Krankheit beziehen. Im 77. Brief beschreibt Seneca dann auch – quasi folgerichtig – die Selbsttötung des Tullius Marcellinus, der, im Alter an einer langwierigen und beschwerlichen Krankheit leidend, den Freitod durch Verhungern (in einer Badewanne mit warmem Wasser liegend) wählte.[66] Er starb, so ein ungenannter Stoiker, den Seneca zitiert, einen »anständigen« Tod.

Doch Senecas Thanatologie wäre unvollständig dargestellt, wenn man ihn nur als monomanen Apologeten des »Freitods« charakterisieren würde. Im 78. Brief an Lucilius wies er ausdrücklich darauf hin, dass der Mensch Verpflichtungen anderen Menschen gegenüber habe, die auch den Bereich der Selbsttötung beträfen. Angesichts einer eigenen schweren Krankheit habe er überlegt, das Leben »wegzuwerfen«. Doch das hohe Alter seines Vaters habe ihn zurückgehalten: »Ich überlegte nämlich nicht, wie tapfer *ich* sterben könne, sondern wie *er* tapfer Sehnsucht zu ertragen nicht vermöge.«[67] So empfahl er dem kranken Lucilius dann auch die Mittel, die ihn selbst wieder aufgerichtet hatten: vor allem philosophische Reflexion und Zuspruch von Freunden.

Nach diesem raschen Durchgang durch die »Eu- und Dysthanatologie« antiker Philosophen ist nun zu fragen, wie sich die antiken Ärzte bzw. die medizinischen Autoren zu den in Frage stehenden Themen stellten.

5. Medizin

a) Zur Frage der Nichtbehandlung unheilbar Kranker im »Corpus Hippocraticum«

Wie oben dargestellt, plädierte Platon gegen eine Verlängerung des Lebens von schwerkranken Patienten um jeden Preis. Dieses Problem wurde auch im sogenannten »Corpus Hippocraticum« erörtert, der wichtigsten Quelle überhaupt für die Erkundung der griechischen Medizin. Diese »Sammlung« umfasst ca. 60 Schriften aus allen Bereichen der Medizin, die – wohl in hellenistischer Zeit – von unbekannten Redaktoren zusammengestellt und dem damals schon legendären Arzt Hippokrates zugeschrieben wurden.[68] Hippokrates war zweifellos ein historischer Arzt. Wahrscheinlich wurde er ca. 460/459 v. Chr. auf der Insel Kos geboren, hin-

---

65 Seneca [1987], S. 11.
66 Vgl. Seneca [1987], S. 117–121.
67 Seneca [1987], S. 129.
68 Zu Hippokrates und zum »Corpus Hippocraticum« vgl. z. B. Sigerist 1963, S. 690–721, Edelstein 1967, S. 3–144; Carrick 1985, S. 59–96.

sichtlich seines Todesjahres schwanken die Angaben in der Literatur zwischen ca. 399 v. Chr. und ca. 370 v. Chr. Welche der in der Sammlung enthaltenen Werke der historische Hippokrates verfasste, darüber – hier macht der Gemeinplatz guten Sinn – streiten sich die Gelehrten. Es besteht jedoch Konsens, dass nur wenige der ca. 60 Schriften vom »Meister« selbst stammen. Für die Zwecke dieser Studie ist die »hippokratische« Frage allerdings nicht von Bedeutung, denn mit an Sicherheit grenzender Wahrscheinlichkeit wurden alle Schriften der Sammlung, die im Folgenden zitiert werden, nicht von Hippokrates selbst verfasst.

Bevor auf Einzelheiten eingegangen werden kann, ist festzuhalten, dass es nur sehr wenige Textstellen zur Frage der Behandlung bzw. Nichtbehandlung unheilbar Kranker im »Corpus Hippocraticum« gibt. Diese dürfen von daher interpretativ nicht überstrapaziert werden. So sucht man etwa in den älteren Schriften der Sammlung, die ins 5. Jahrhundert datiert werden, vergeblich nach expliziten Erörterungen des Problems, obwohl in diesen Schriften häufig unheilbar Kranke erwähnt werden und oft auch über den Tod von Patienten berichtet wird.[69] Erst in späteren Schriften des »Corpus« scheint die Nichtbehandlung Unheilbarer Thema geworden zu sein.[70] So hieß es in der Schrift »Über die ärztliche Kunst« (»De arte«), die ein unbekannter Autor, wohl kein Arzt, sondern ein Sophist, in der Zeit um 400 v. Chr. verfasste: »Es gibt aber auch Leute, die wegen der Ärzte, die Patienten mit zu weit fortgeschrittenen Krankheiten nicht behandeln wollen, die Heilkunst schelten [...].«[71] Demnach wollten zumindest einige Ärzte im antiken Griechenland Patienten nicht behandeln, bei denen keine Heilungsaussicht, genauer: keine Heilungsaussicht mehr, bestand. Demnach gab es aber auch Menschen, die diese Ärzte deswegen tadelten. Der Verfasser der Schrift »Über die ärztliche Kunst« verteidigte die beschriebene therapieabstinente Einstellung der Ärzte bei Moribunden mit dem Hinweis darauf, dass man nicht von der »Kunst« verlangen dürfe, was sie nicht leisten könne. Er definierte die Aufgabe der Heilkunst allgemein wie folgt: »Die Kranken gänzlich von ihren Leiden befreien, die Heftigkeit der Krankheiten abstumpfen [d. i. mildern] und bewußt keine Behandlung versuchen bei denen, die von der Krankheit überwältigt sind.«[72]

Während hier epistemologische Gründe für die Nichtbehandlung von Moribunden (die »Kunst« hat ihre Grenzen, man sollte den Arzt als »Handwerker« nicht überfordern) angeführt wurden, wurde an mehreren anderen Stellen im »Corpus Hippocraticum« dem Arzt geraten, mit Rücksicht auf seine Reputation, die Schaden nehmen könnte, von einer Behandlung Schwerkranker abzusehen. Sehr deutlich erschien dieses Motiv etwa in der Schrift »Über die Frauenkrankheiten« (»De mulierum affectis«). Es wurde darin empfohlen, eine Patientin mit

---

69 Vgl. dazu Wittern 1979, S. 733.
70 Ob dies mit einem gewandelten »culture pattern« in der griechischen Welt zu begründen ist, wie Potthoff 1982, S. 154 annimmt, muss offenbleiben.
71 Hippokrates [1962], S. 192.
72 Hippokrates [1962], S. 190.

einer sogenannten Molenschwangerschaft, deren Prognose schlecht sei, entweder nicht zu behandeln oder zumindest die Prognose in aller Deutlichkeit mitzuteilen, um so bei dem zu erwartenden Tod der Patientin vor Vorwürfen geschützt zu sein und die eigene Ehre zu erhalten.[73]

In drastischer Form wurde dieses Motiv des Reputationsschutzes auch in der Schrift »Über die Brüche« (»De fracturis«) des »Corpus Hippocraticum« thematisiert. Der Verfasser, ein chirurgisch tätiger Arzt, erörterte die Vorgehensweise bei einem komplizierten Arm- oder Beinbruch, wobei er zu dem Schluss gelangte: »Der Behandlung derartiger Fälle muß man sich so gut wie möglich zu entziehen suchen, falls man eine gute Ausflucht hat; denn der Hoffnungen sind da nur wenige, der Gefahren aber viele; und wenn man die Einrichtung nicht vornimmt, wird man den Anschein erwecken, als verstünde man nichts von der Kunst, während man andererseits, wenn man die Einrichtung vornimmt, den Patienten eher dem Tode als der Heilung entgegenführt.«[74]

b) Exkurs: Palliativmedizin in der Antike

Diese und ähnliche Stellen sollten jedoch nicht zu dem Schluss führen, den der verdiente Medizinhistoriker Henry E. Sigerist sicherlich etwas zu forciert zog. Wenn der Zustand des Kranken hoffnungslos und seine Krankheit unheilbar gewesen sei, dann – so Sigerist – wollte der griechische Arzt nichts mit ihm zu tun haben: »Eine Behandlung wäre dann sinnlos gewesen, da das Ziel, die Wiederherstellung der Gesundheit, doch nicht erreicht werden konnte.«[75] Doch es gibt genügend Hinweise im »Corpus Hippocraticum«, dass antike Ärzte unheilbar Kranke behandelten.[76] Es ist anzunehmen, dass die Übernahme einer solchen Behandlung nicht ganz selten aus Ehr- bzw. Ruhmsucht geschah (man wird natürlich höher angesehen, wenn man eine »unheilbare Krankheit« geheilt hat!). Andererseits dürfte es auch um die Verbesserung der Kenntnisse des Arztes gegangen sein, um zukünftigen Patienten »zu nützen oder wenigstens nicht zu schaden«[77], wie die bekannte Maxime lautete (verkürzt: »Nil nocere«). In diese Richtung zielte auch die vielzitierte Aussage des Verfassers von »Über die Einrenkungen« (»De articulis«): »[…] ferner aber muß man die unheilbaren Zustände verstehen, damit sie nicht unnötig Schaden verursachen.«[78] Während hier nur von »verstehen« die Rede war (gemeint war wohl die theoretische Auseinandersetzung mit der »unheilbaren Krankheit«), wurde an anderer Stelle auch die Beschäftigung mit unheilbar Kranken im Sinne der konkreten Behandlung gefordert. In der Schrift

---

73 Vgl. Wittern 1979, S. 731.
74 Zitiert nach Wittern 1974, S. 732.
75 Sigerist 1963, S. 722.
76 Vgl. Wittern 1979, S. 733.
77 Hippokrates [1962], S. 21 (»Epidemien«, Buch I, 11).
78 Zitiert nach Wittern 1979, S. 733.

»Über die Krankheiten« (»De morbis«) hieß es: »Fachgerecht ist es, bei der Behandlung diejenigen Krankheiten, die heilbar sind, bis zur Heilung zu behandeln, von den unheilbaren aber zu wissen, warum sie unheilbar sind, und bei der Behandlung der Patienten, die an derartigen Krankheiten leiden, zu nützen, indem man die Behandlung nach der Heilbarkeit ausrichtet.«[79] In der Übersetzung von F. Kudlien wird der erwähnte Aspekt noch deutlicher: »Im Bereich der Therapie soll man die bewältigbaren Fälle zu Ende behandeln; bei den nicht zu bewältigenden aber soll man wissen, weshalb sie so sind, und man soll sich bei der Behandlung solcher Fälle um den ›größtmöglichen Nutzen‹ kümmern.«[80] Hier sind durchaus Ansätze einer Palliativmedizin im modernen Sinn zu erkennen, deren Hauptziel bei der »Behandlung von Patienten mit einer nicht heilbaren, progredienten und weit fortgeschrittenen Erkrankung mit begrenzter Lebenserwartung« die Verbesserung der »Lebensqualität« ist, wobei naturgemäß die Schmerzlinderung im Vordergrund steht.[81] Dass es diese Art der Palliativmedizin schon in der Antike gab, dafür spricht auch die folgende Stelle aus dem »Corpus Hippocraticum«. In der Schrift »Über die inneren Leiden« (»De internis affectionibus«) bemerkte der Verfasser, dass man, auch wenn man die Krankheit nicht überwinden könne, so doch die Symptome, vor allem den Schmerz lindern solle, denn »auf diese Weise dürfte er [der Patient] es nämlich am leichtesten ertragen.«[82]

c) Der sogenannte »Hippokratische Eid«

Es bleibt nun noch ein Text zu besprechen, der im Bereich der Diskussion um die »Euthanasie« eine ungeheure Wirkung entfalten sollte: der sogenannte »Hippokratische Eid«.[83] Die genaue Entstehungszeit dieses Eides ist nicht bekannt, eine Abfassung im 4. Jahrhundert v. Chr. hat jedoch eine gewisse Wahrscheinlichkeit für sich.[84] Die Verfasserfrage ist nicht geklärt, aber mit einiger Sicherheit wurde der Eid, der übrigens an keiner anderen Stelle im »Corpus Hippocraticum« Erwähnung fand, nicht von Hippokrates selbst formuliert.

Was beschwor nun der angehende Schüler der medizinischen Kunst in diesem Eid (vollständiger Text siehe Anhang) genau? Zunächst verpflichtete er sich, einen Lehrvertrag einzuhalten. Damit war nicht nur ein formales Lehrverhältnis gemeint, denn durch den Schwur wurde der Schüler quasi als Familienmitglied in die Sippe seines Lehrers aufgenommen. Auf diesen sogenannten Vertragsteil des Eides folgten der sogenannte Sittenkodex und schließlich die Abschlussformel. In der Übersetzung von Edelstein lauten diese Abschnitte folgendermaßen:

---

79 Zitiert nach Wittern 1979, S. 733.
80 Zitiert nach Potthoff 1982, S. 44.
81 Vgl. Husebo/Klaschik 1998, S. 3.
82 Zitiert nach Wittern 1979, S. 733.
83 Vgl. dazu auch Carrick 1985, S. 69–96.
84 Vgl. dazu Carrick 1985, S. 88.

»Ich will diätetische Maßnahmen zum Vorteil der Kranken anwenden nach meinem Können und Urteil; ich will sie vor Schaden und Unrecht bewahren.

Ich will weder irgend jemandem ein tödliches Medikament geben, wenn ich darum gebeten werde, noch will ich in dieser Hinsicht einen Rat erteilen. Ebenso will ich keiner Frau ein abtreibendes Mittel geben. In Reinheit und Heiligkeit will ich mein Leben und meine Kunst bewahren.

Ich will das Messer nicht gebrauchen, nicht einmal bei Steinleidenden, sondern will davon abstehen zugunsten der Männer, die sich mit dieser Arbeit befassen.

In alle Häuser, die ich besuche, will ich zum Vorteil der Kranken kommen, mich frei haltend von allem vorsätzlichen Unrecht, von aller Schädigung und insbesondere von sexuellen Beziehungen sowohl mit weiblichen wie mit männlichen Personen, seien sie frei oder Sklaven.

Was ich etwa sehe oder höre im Laufe der Behandlung oder auch außerhalb der Behandlung über das Leben von Menschen, was man auf keinen Fall verbreiten darf, will ich für mich behalten, in der Überzeugung, dass es schändlich ist, über solche Dinge zu sprechen.

Wenn ich diesen Eid erfülle und ihn nicht verletze, sei es mir vergönnt, mich des Lebens und der Kunst zu erfreuen, geehrt durch Ruhm bei allen Menschen auf alle künftige Zeit; wenn ich ihn übertrete und falsch schwöre, sei das Gegenteil von all diesem mein Los.«[85]

Wichtig für die Zwecke dieser Studie ist der Satz: »Ich will weder irgend jemandem ein tödliches Medikament geben, wenn ich darum gebeten werde, noch will ich in dieser Hinsicht einen Rat erteilen« – im griechischen Original: Οὐ δώσω δὲ οὐδὲ φάρμακον οὐδενὶ αἰτηθεὶς θανάσιμον οὐδὲ ὑφηγήσομαι ξυμβουλίην τοιήνδε.[86] Es ist davon auszugehen, dass hier auf die Beihilfe zur Selbsttötung bzw. auf die Tötung auf Verlangen Bezug genommen wurde und nicht auf Beihilfe zum Giftmord. Dafür sind vor allem zwei Argumente anzuführen: Zum einen war Giftmord in der Antike wie jede ungerechtfertigte Tötung vom Gesetz mit Strafe bedroht; eine Verpflichtung, nicht bei einem Giftmord zu helfen, wäre eine »sinnlose Verdopplung der bestehenden Gesetze« gewesen.[87] Zum anderen legt der Kontext nahe (es wird nur vom Arzt und von Patienten gesprochen), dass sich auch das Verbot der Gabe von tödlichen Mitteln direkt auf einen Patienten als Gegenüber des Arztes bezieht.[88] Es musste – dies wurde in Kapitel III.1. schon erwähnt – also Fälle gegeben haben, in denen man den Arzt um Beihilfe zur Selbsttötung bzw. Tötung auf Verlangen bat, sonst wäre die Verpflichtung sinnlos gewesen. Fragt man nun, wie diese Verpflichtung begründet wurde, so stößt man zunächst ins Leere. Eine ethische Deduktion ist im »Eid« nicht

---

85 Zitiert nach Edelstein 1969, S. 7f.
86 Edelstein 1969, S. 5.
87 Edelstein 1969, S. 59.
88 Vgl. Edelstein 1969, S. 12.

enthalten. Doch eine solche Begründung ist durchaus erschließbar, wenn man, wie L. Edelstein dies in ingeniöser Weise tat, den philosophischen Hintergrund des »Eides« beleuchtet.[89]

Edelstein suchte zunächst die Frage zu beantworten, auf welche philosophische Grundanschauung das Verbot der Gabe von »Euthanasie«- und von Abtreibungsmitteln zurückgehen könnte. In beiden Verboten sah er pythagoreische Lehre zutage treten.[90] Die Pythagoreer hätten aufgrund ihrer Überzeugung von der »Heiligkeit des Lebens« sowohl gegen eine Beihilfe zur Selbsttötung als auch gegen die Abtreibung argumentiert. Die Formulierung »rein und heilig will ich mein Leben verbringen« verwies nach Edelstein auf die pythagoreischen Prinzipien der Reinheit und Heiligkeit: »Es ist vielleicht möglich, Reinheit als eine Bestimmung zu erklären, auf die der praktizierende Arzt Gewicht legt, der sich der Verpflichtungen seiner Kunst bewusst ist. Die Forderung nach Heiligkeit kann jedoch kaum als aus praktischem Denken hervorgegangen verstanden werden. Heiligkeit gehört einem anderen Reich von Werten an und deutet auf Normen anderer, höherer Art.«[91] Zu einer pythagoreischen Provenienz des Eides passt nach Edelstein auch die auf den ersten Blick merkwürdig erscheinende Passage des Eides (es ist bekannt, dass viele griechische Ärzte die Chirurgie ausübten), die den Gebrauch des Messers (sogar bei Steinleidenden) verbot.[92] Auch die weiteren ethischen Vorschriften (z. B. das Verbot des geschlechtlichen Umgangs mit Patienten und das Schweigegebot) lassen sich nach Edelstein am ehesten mit dem Pythagoreismus in Verbindung bringen, sie schließen zumindest eine pythagoreische Provenienz nicht aus.

Wie auch immer man zu den Darlegungen Edelsteins stehen mag, der »Eid« erweist sich in seinem »ethischen Teil« als durchaus konsistenter Text. Dies erklärt vielleicht auch seine enorme Wirkkraft, die bis in die Gegenwart reicht.

---

89 Vgl. Edelstein 1969. Amundsen 1978, S. 26 bezeichnet die These Edelsteins als »tempting, and, in my opinion, the most convincing so far advanced«. Etwas vorsichtiger ist hier Carrick 1985, S. 69–96, der eine pythagoreische Provenienz nicht ausschließt, pythagoreische Philosophie aber auf keinen Fall als einzige mögliche Quelle gewertet wissen will. Gegen die These Edelsteins wandte sich Lichtenthaeler 1984, S. 279–286, ohne sie nach meiner Auffassung widerlegen zu können

90 Edelstein 1969, S. 21 spezifizierte seine Ansicht dahingehend, dass der Pythagoreismus des 4. Jahrhunderts v. Chr. gemeint sei.

91 Edelstein 1969, S. 16.

92 Vgl. Edelstein 1969, S. 25–31. Die Bestimmung, nicht zu operieren, galt laut Edelstein 1969, S. 30 »nur für den, der sich einem heiligen Leben geweiht hat«. Die Pythagoreer hätten aber akzeptiert, dass ihre verfeinerten Reinheitsgebote nicht für alle Menschen gelten könnten, und so wäre es für sie durchaus akzeptabel gewesen, die blutige Arbeit des Operierens im Falle schmerzhafter Leiden zum Vorteil der Patienten von Spezialisten durchführen zu lassen. Nach Edelsteins Vermutung scheuten die Pythagoreer deshalb den Gebrauch des Messers, weil sie glaubten, dass man den Göttern kein blutiges Opfer darbringen solle, und weil sie fürchteten, sich zu »beflecken«, wenn sie das Messer gebrauchten. Wesentlich zurückhaltender in Bezug auf die pythagoreische Provenienz des »Schneideverbots« ist Carrick 1985, S. 74–76.

III. »Euthanasie« und verwandte Themen im Judentum und Christentum

Für das Judentum wie für das Christentum gilt, dass »Euthanasie« im Sinne etwa der Tötung Schwerkranker auf Verlangen erst in der neueren Zeit zum Thema direkter Erörterung wurde. Dennoch ist aus der Behandlung der einschlägigen »verwandten« Themen wie z. B. Legitimität der Fremdtötung bzw. Selbsttötung oder Umgang mit Schwerkranken jeweils so etwas wie eine »Grundeinstellung« zur »Euthanasie« schon in früherer Zeit zu erschließen.

1. Judentum

Bevor das eigentliche Thema – »Euthanasie« (im weitesten Sinne)[1] – behandelt werden kann, müssen einige Bemerkungen zu den Grundlagen der jüdischen Religion vorausgeschickt werden.[2] Wichtigster Bezugspunkt für jeden »religiösen« Juden ist auch heute noch das jüdische Religionsgesetz (Halacha). Halacha bedeutet »Gehen« im Sinne des Gehens auf Gottes Wegen. Die Halacha ist, zusammen mit der Aggada (Texten, die eher erzählerischen Charakter haben), in zwei großen älteren Komplexen enthalten: in der sogenannten schriftlichen Tora und in der sogenannten mündlichen Tora. Schriftliche Tora bezeichnet die fünf Bücher Mose, die nach jüdisch-religiöser Auffassung Mose von Gott selbst auf dem Berg Sinai offenbart wurden. »Mündliche Tora« – man kennt heute natürlich nur die Teile, die schriftlich fixiert wurden – bezeichnet die »Tradition«, die im Laufe der Zeit neben die »heilige Schrift« trat und diese erklärte und ergänzte. In Bezug auf die Geltung ist die »mündliche Tora« der schriftlichen Tora gleichgestellt. Halachisches Material ist vor allem in den folgenden Schriften der sogenannten »mündlichen« Tora enthalten: in der Mischna[3], in der Tosefta[4], in den sogenannten halachischen Midraschim[5]

---

1 Einen Terminus für Euthanasie oder Sterbehilfe gibt es im Althebräischen nicht. Im aktuellen Hebräisch wird »aktive Euthanasie« mit dem Begriff »Hamatat chesed« bezeichnet.
2 Vgl. zum Folgenden vor allem Stemberger 1979 und Stemberger 1992.
3 Unter Mischna (wörtlich: das Wiederholen, das Lernen) ist hier eine im wesentlichen von Rabbi Jehuda ha-Nasi bzw. seiner Schule um 200 n. Chr. redigierte Sammlung zu verstehen, in der in sechs Ordnungen und 63 (ursprünglich 60) Traktaten das Religionsgesetz systematisch darzustellen versucht wurde; vgl. dazu Stemberger 1979, S. 147–149 und Stemberger 1992, S. 113–152.
4 Tosefta (wörtlich: Hinzufügung, Ergänzung) bezeichnet hier eine Schrift, die in gewisser Weise die Mischna ergänzt. In ihrer Ordnung entspricht die Tosefta der Mischna; vgl. dazu Stemberger 1992, S. 153–166.
5 Vgl. Stemberger 1992, S. 254–271.

und im Talmud. Wichtig für das Folgende ist vor allem der Talmud (wörtlich: »Studium, Belehrung«). Der Talmud liegt in zweifacher Gestalt vor: Die Redaktion des praktisch bedeutsameren sogenannten Babylonischen Talmuds[6] wurde etwa um 500 n. Chr., die des sogenannten Palästinischen Talmuds[7] um ca. 400 n. Chr. abgeschlossen. In nachtalmudischer Zeit entstanden grundlegende Kommentare und Erläuterungen der schriftlichen und der »mündlichen« Tora. Zu den bekanntesten zählen etwa im Mittelalter und in der frühen Neuzeit der Tora- und Talmud-Kommentar Raschis (1040–1105), die »Mischne Tora« (»Wiederholung der Tora«) des Moses Maimonides (1135–1204) und der »Schulchan Aruch« (»Der gedeckte Tisch«) des Rabbi Josef Karo (1488–1575).[8] Oft genug unterscheiden sich dabei die Auslegungen nicht unerheblich. Doch nicht nur deshalb hat das jüdische Religionsgesetz – trotz des naturgemäß konservativen Grundzugs – keine monolithische Struktur. Zum einen wurden Probleme der (schon bestehenden) Halacha immer wieder unter den Rabbinen kontrovers diskutiert. Zum anderen mussten aufgrund der sich verändernden Lebensumstände seit jeher Streitfälle bzw. unsichere Fragen entschieden werden, die zu einer Erweiterung der Halacha führten. Auch dabei gab es nicht selten Differenzen zwischen den Autoritäten, die in die Literatur eingingen. Die Halacha ist von daher in gewisser Weise »in Bewegung«.

In Bezug auf die »Euthanasie«-Problematik ist der Spielraum halachischer Auslegung jedoch relativ gering. Nach einhelliger jüdischer Auffassung eignet dem menschlichen Leben ein hoher Wert.[9] Es ist laut Tora (erinnert sei nur an das 5. Gebot) verboten, einen (unschuldigen) Menschen zu töten.[10] Doch gilt diese Auffassung auch für das Leben eines Sterbenden?

In einem der sogenannten »außerkanonischen« (aber doch mit hoher Autorität versehenen) Traktate des Babylonischen Talmuds, dem Traktat Ebel Rabbati (»Großer Traktat über die Trauer«), der auch als Traktat Semachot (»Freuden«) bekannt ist, heißt es im ersten Kapitel über den Sterbenden: »Der Sterbende ist in jeder Beziehung wie ein Lebender zu behandeln [...].«[11] Und weiter (zitiert nach der Paraphrase von Grünewald): »Man bindet seine Kiefer nicht. Man verschließt keine Öffnung seines Körpers. Man gibt kein Metallgefäß oder andere kühlende Gegenstände auf seinen Leib. Man bewegt ihn nicht, und man legt ihn nicht in den Sand. Man bettet ihn nicht in Salz. Man verschließt ihm nicht die Augen. Und wer einen Sterbenden berührt und ihn bewegt, ist wie einer, der Blut ver-

---

6 Der Babylonische Talmud kann näherungsweise als Mischna-Kommentar babylonischer Rabbinen bestimmt werden; vgl. dazu Stemberger 1992, S. 191–223.
7 Der Palästinische Talmud kann näherungsweise als Mischna-Kommentar der palästinischen Rabbinen aufgefasst werden; vgl. dazu Stemberger 1992, S. 167–190.
8 Vgl. dazu Stemberger 1977, S. 104–132.
9 Rabbi Tucatzinsky (1872–1955), eine halachische Autorität des 20. Jahrhunderts, formulierte explizit: »Die Dauer des Lebens ist begrenzt – sie kann lang oder kurz sein. Doch der Wert des Lebens hat keine Grenze und kein Maß in der Halacha, im Judentum« (Kommentar Minchat Chinuch; zitiert nach Sternbuch 1980, S. 58).
10 Erlaubt sind allerdings Todesstrafe und Tötung in Notwehr- bzw. Kriegssituation.
11 Zitiert nach Grünewald 1975, S. 41.

gießt. Denn Rabbi Meir hat gelehrt, dass ein Sterbender einer tropfenden Kerze gleicht, die, wenn man sie anfaßt, erlischt. So wird einer, der die Augen eines Sterbenden verschließt, so angesehen, als ob er ihm die Seele nähme.«[12]

Dem entspricht eine weitere Stelle im Traktat Shabbat des Babylonischen Talmuds: »Wer einem Sterbenden die Augen verschließt, gleicht einem, der Blut vergießt, und er ist jemandem zu vergleichen, der seinen Finger auf ein erlöschendes Licht legt und es dadurch zum Erlöschen bringt.«[13] Der mittelalterliche Kommentator Raschi erläuterte hierzu, dass man durch die geringfügige Handlung des Verschließens der Augen den Tod beschleunigen könne.[14] Auch Maimonides (Hilchot Ebel IV,5) äußerte sich in diesem Sinne.[15] Maimonides war es auch, der im Kommentar zu einer weiteren einschlägigen Stelle (Babylonischer Talmud, Traktat Sanhedrin 78a) formuliert hatte: »Gleichgültig, ob einer einen Gesunden oder einen Sterbenskranken erschlägt, selbst wenn er einen Sterbenden tötet, ist er des Todes schuldig.«[16] Und Rabbi Josef Karo, der Verfasser des »Schulchan Aruch«, hatte in seinem Maimonides-Kommentar festgehalten, dass sich »derjenige, der einen Menschen erschlägt, welcher infolge einer Krankheit (durch die Hand des Himmels) im Sterben liegt, schuldig macht.«[17] Dies akzentuierte Rabbi Babad (1800–1875) im 19. Jahrhundert noch einmal: »Sogar wenn der Prophet Elias erscheinen würde – das heißt, dass wir mit absoluter Sicherheit wüßten, dass dieser Todkranke nur noch eine Stunde, oder einen Bruchteil einer Stunde leben würde, so ist doch jede Tat verboten, die den Tod dieses Menschen nähern könnte. Denn die Tora unterschied (in ihren Verboten des Tötens) nicht zwischen einem, der ein Kind tötet, das noch viele Jahre zu leben gehabt hätte, und zwischen einem, der einen hundertjährigen Greis tötet.«[18]

Aus den angeführten Stellen ergibt sich eine Grundposition, die ein Rabbiner um 1900 folgendermaßen zusammenfasste: »Wir haben im Talmudtraktat S[e]machot gelernt, dass der Sterbende in jeder Beziehung als Lebender gelte [...] und dass es verboten sei, seinen Tod zu beschleunigen. Und obwohl wir sehen, dass er sich beim Sterben quält und der Tod gut für ihn wäre, trotzdem ist es uns verboten, etwas zu tun, was seinen Tod beschleunigt, denn die Welt und was sie füllt gehört dem Ewigen, gepriesen sei er, und so ist sein gepriesener Wille.«[19]

Der Arzt hat nach jüdischer Auffassung die Aufgabe, Menschen zu heilen und Leiden zu lindern.[20] Was sagt nun die Halacha darüber aus, wenn ein schwer-

---

12 Zitiert nach Grünewald 1975, S. 41 f.
13 Babylonischer Talmud, Traktat Schabbat 151b; zitiert nach Grünewald 1975, S. 42.
14 Vgl. Grünewald 1975, S. 42.
15 Vgl. Grünewald 1975, S. 43.
16 Hilchot Rozeach II,7; zitiert nach Grünewald 1975, S. 42.
17 Kessef Mischne zu Hilchot Rozeach II,7; zitiert nach Grünewald 1975, S. 43.
18 Zitiert nach Sternbuch 1980, S. 58.
19 Rabbi Jechiel Michael Epstein (1829–1908): Aruch ha Schulchan, Jore Dea 339,1; zitiert nach Grünewald 1975, S. 46.
20 Vgl. Sternbuch 1980, S. 65.

kranker Patient einen Arzt ausdrücklich darum bittet, ihn »von seinen Leiden zu erlösen« oder ihm zumindest bei der Selbsttötung zu helfen? Hat der Patient halachisch ein Anrecht darauf? Die Antwort ist hier eindeutig: Nein! Zwar wurde in der schriftlichen Tora, in der einige wenige Fälle auch erwähnt werden, die Selbsttötung (und die Beihilfe dazu) nicht explizit verboten. Daraus ist jedoch nicht zu schließen, dass damit die Selbsttötung legitimiert wurde. Die entsprechenden Taten fanden entweder unter Ausnahmebedingungen statt (Richter 16,23–32: Simson; 1. Samuel 31: Saul und sein Waffenträger – siehe dazu unten), oder die einschlägigen Texte lassen eine eindeutige Tendenz erkennen, wonach die Selbsttötung implizit als folgerichtiger Abschluss eines sündhaften Lebens gewertet und damit indirekt verurteilt wurde (2. Samuel 17,23: Ahitofel; 1. Könige 16,15–20: Simri). Was in der schriftlichen Tora noch nicht explizit war, wurde dann im Babylonischen Talmud (Traktat Baba Kama 91b) unzweideutig fixiert: »Jedoch euer Blut, das euren Seelen angehört, werde ich fordern [Genesis 9,5] – von euren Seelen werde ich euer Blut fordern, das heißt, dass Selbstmord von Gott geahndet wird.«[21] Diese Aussage entsprach anderen, wonach das Leben nicht als Besitz des Menschen, sondern als ausschließlicher Besitz Gottes aufgefasst wurde.[22] Vor allem unter Bezug auf die beiden Schöpfungsberichte (Genesis 1) ging man davon aus, dass das menschliche Leben der alleinigen Verfügungsgewalt Gottes unterliege. Demnach könne auch nur Gott nehmen, was er gegeben habe (Ausnahme: Todesstrafe bei bestimmten Vergehen, z. B. nach Exodus 22,17 ff.). Diese Auffassung schließt natürlich die Legitimierung der Selbsttötung (und damit auch die der ärztlichen Beihilfe zur Selbsttötung) aus.

Damit ist nicht gesagt, dass es nicht doch ein gewisses Verständnis bei den halachischen Autoritäten für die Selbsttötung in Fällen gibt, in denen unerträgliches Leid als Grund anzuführen ist. Dieses Problem wurde in der Überlieferung anhand der Selbsttötung König Sauls (und seines Waffenträgers) diskutiert (1. Samuel 31).[23] Sauls Heer hatte im Kampf mit den Philistern eine Niederlage erlitten. Schwer verwundet bat er seinen Waffenträger, ihn zu erstechen. Dieser lehnte das Ansinnen des Königs ab, worauf Saul sich selbst tötete (der Waffenträger tötete sich darauf ebenfalls).[24] Die meisten rabbinischen Autoritäten – Meinungsverschiedenheiten bestanden durchaus – gelangten zu der Auffassung, dass unter den besonderen Umständen, die im Falle Sauls vorlagen, die Selbsttötung nicht als Suizid im halachischen Sinn anzusehen war. Von daher kann man durchaus schließen, dass in Fällen von schwerstem Leid die Selbsttötung bzw. die Bei-

---

21 Zitiert nach Sternbuch 1980, S. 75.
22 Vgl. dazu Sternbuch 1980, S. 67.
23 Vgl. dazu Sternbuch 1980, S. 76–84.
24 Nach der anderen Version (2. Samuel 1), die ein überlebender Knappe David, dem Schwiegersohn Sauls erzählt, hatte der schwerverwundete Saul diesen Knappen gebeten, ihn zu töten, was dieser dann auch tat. David lässt den Knappen nach seinem Bericht umbringen, weil er einen »Gesalbten des Herrn« getötet habe.

hilfe zur Selbsttötung zumindest nicht kategorisch verdammt wurde.[25] Das heißt jedoch nicht, dies gilt es abermals zu betonen, dass sie damit legitimiert wäre.

Wenn auch die »aktive Euthanasie« im Sinne der Tötung eines Kranken – wie dargelegt – halachisch verboten ist, der Arzt das Leben eines Patienten also nicht aktiv verkürzen darf, so bleibt doch die Frage nach der Möglichkeit, durch einen Akt der Unterlassung (in jüdischer Sicht klar abgegrenzt von einem Akt des Tuns)[26] das Sterben in seiner »natürlichen« Form zuzulassen.[27] Bei der Diskussion dieses Problems wird häufig eine Stelle im »Buch der Frommen« (Sefer ha-Chassidim) des berühmten Rabbi Jehuda ha-Chassid (gestorben 1217) zitiert. In dieser Abhandlung heißt es: »Man darf nichts dazu tun, damit der Tod eines Menschen verzögert wird. Wenn z. B. in Hörweite eines Sterbenden Holz gehackt wird, so dass der Lärm den Tod aufhält, so entfernt man den Holzhacker. Ebenso darf man kein Salz auf die Zunge eines Sterbenden legen, um damit den Eintritt des Todes hinauszuschieben.«[28] Ähnlich argumentierte auch Rabbi Moses Isserles (1525–1572) in seinem Kommentar zum »Schulchan Aruch« (Jore Dea 339,1): »Wenn jedoch irgendein Hinderungsgrund den natürlichen Eintritt des Todes aufhält, so darf man diese Behinderung entfernen, wie zum Beispiel den Holzhacker oder das Salz auf der Zunge. Denn dies ist kein aktiver Eingriff in den Prozeß des Sterbens, sondern eine Entfernung der Behinderung des natürlichen Prozesses.«[29] Dabei wäre es nach Rabbi Isserles sogar zulässig, den Sterbenden zu berühren, um das Salz auf der Zunge zu entfernen (entgegen der oben zitierten Talmud-Stelle im Traktat Ebel Rabbati, wonach der, der »einen Sterbenden berührt und ihn bewegt […] wie einer [ist], der Blut vergießt«).

Die Auffassung, dass der natürliche Vorgang des Sterbens nicht »gestört« werden dürfe, kann sich auf eine talmudische Erzählung (also eine Aggada, die diesfalls aber auch halachisch zu verwerten ist) im Traktat Awoda Sara stützen, und zwar auf die vom Märtyrertod des Rabbi Chananja ben Teradjon, der zur Zeit Hadrians in Rom lebte. Rabbi Chananja weigerte sich zwar auf dem Scheiterhaufen, den Mund zu öffnen, damit der Rauch des Feuers in ihn dringen könne und so sein Leiden verkürzt werde: »Soll lieber derjenige, der (die Seele in den Körper) hineingetan hat, sie wieder herausholen. Keiner aber darf sich selbst ein Leid antun.«[30] Er nahm jedoch das Angebot des Exekutors an (dafür mußte der

---

25 Dies macht verständlich, warum man laut Talmud (Traktat Ketubot) auch beten darf, dass das Leben eines Leidenden durch den Tod beendet werde, wenn keine Hoffnung mehr besteht; vgl. Jakobovits 1975, S. 124 und Grünewald 1975, S. 49.
26 Vgl. dazu Sternbuch 1980, S. 85.
27 Darf man, so ist die halachische Frage, der Natur nicht ihren Lauf lassen, wenn man die Nutzlosigkeit der ärztlichen Anstrengung erkennt? Ist man nicht eher verpflichtet, »in Gottes Ratschluß nicht einzugreifen […], [wenn er] seinem Geschöpf einen nahen Tod beschieden hat?« (Grünewald 1975, S. 47).
28 Sefer ha-Chassidim Kap. 723 und 234; zitiert nach Sternbuch 1980, S. 89; laut Grünewald 1975, S. 47 findet sich die Stelle in Kap. 623.
29 Zitiert nach Sternbuch 1980, S. 90.
30 Traktat Awoda Sara 18a; zitiert nach Sternbuch 1980, S. 22.

Rabbi versprechen, ihm das Leben der zukünftigen Welt zu bringen), die zur Verlängerung der Leiden auf den Brustkorb gelegten feuchten Wollsträhnen zu entfernen und die Flamme zu schüren, so dass die Seele den Körper schneller verlassen konnte. Auf diese Stelle bezogen schrieb Rabbi Salomon Eger (1785–1852) in seinem Kommentar zum »Schulchan Aruch« explizit sogar, dass es verboten sei, den Eintritt des Todes durch Medikamente zu verzögern.[31] Dabei, dies muss sehr genau bedacht werden, bezieht sich diese Aussage wie die oben zitierten auf Fälle, in denen der Tod des Patienten unmittelbar bevorsteht.[32] Nur dann darf man nach Ansicht der halachischen Autoritäten den Versuch unterlassen, ein Leben zu verlängern.

Die bislang zitierten Aussagen zur »passiven Sterbehilfe« bezogen sich noch nicht direkt auf die Möglichkeiten der Lebensverlängerung der modernen Medizin. Welche Positionen nahmen neuere halachische Autoritäten zu den dadurch aufgeworfenen Problemen ein?

Dazu führte Rabbi M. Feinstein, der sich eingehend mit Fragen der Medizinethik auseinandersetzte, im Jahre 1976 Folgendes aus: »Ein Kranker, der an und für sich nicht mehr leben würde, und der nur durch künstliche Mittel am Leben erhalten wird, darf er so am Leben erhalten werden? Mir scheint, dass man dies nicht darf. Es wird ja mit diesen Mitteln sein Leben nur künstlich verlängert, denn geheilt werden kann er damit nicht, und ohne diese künstlichen Mittel wäre er schon tot. Da er durch diese künstliche Lebensverlängerung Qualen erleidet – denn jede Behinderung des Todeseintritts eines Sterbenden verursacht ihm Qualen – ist sie nicht erlaubt.«[33]

Während Feinstein offensichtlich das Abschalten von Beatmungsgeräten bei unheilbar Kranken, die nur durch technische Mittel am Leben erhalten werden, durch den Arzt billigte, nahm Rabbi Elieser Waldenberg, der sich ebenfalls auf medizinethische Probleme der Halacha spezialisiert hatte, in seiner 1978 veröffentlichten Responsensammlung »Ziz Elieser« einen etwas anderen Standpunkt ein.[34] Er argumentierte dahingehend, dass ein Beatmungsgerät abgeschaltet werden dürfe, wenn es nur einen »Hinderungsgrund des Todeseintritts« darstelle. Es müsse deshalb geklärt werden, ob der Patient »kein selbständiges Leben mehr« habe. Wie könne dies geschehen? Hierfür schlug Waldenberg ein Modell vor, das, wie Sternbuch schrieb,[35] auf den »ersten Blick fremd anmutet, [das] bei näherer Betrachtung jedoch [seine] halachische und moralische Berechtigung hat«: »Bei jedem Kranken, bei dem dies notwendig wird, soll sofort jede mögliche und nötige Wiederbelebung unternommen werden, was den Anschluß an alle nöti-

---

31 Vgl. Grünewald 1975, S. 48.
32 Vgl. Jakobovits 1975, S. 124. Nach dem einflussreichen Kommentar Prischa des Rabbi Joschua Falk (1555–1614) zum Tur Jore Dea 339,1 ist ein Sterbender (»goses«) einer, der (wahrscheinlich) nur noch weniger als 72 Stunden zu leben hat; vgl. Sternbuch 1980, S. 57.
33 Zitiert nach Sternbuch 1980, S. 91.
34 Vgl. Sternbuch 1980, S. 91–94.
35 Sternbuch 1980, S. 92.

gen Geräte einschließt. Jedoch sollen diese Geräte an automatische Uhren angeschlossen sein, die sie nach kürzeren Zeitspannen, etwa 12–24 Stunden, abschalten. In dieser Zeit sollen die Ärzte alle relevanten klinischen Untersuchungen durchführen, ebenso Labor, Röntgen usw. Nachdem sie alle relevanten Daten gesammelt haben, soll Folgendes getan werden: Wenn die Ärzte bei ihren Untersuchungen festgestellt haben, dass der Patient noch selbständiges Leben hat, er die Geräte also nur zur Unterstützung dieses Lebens benötigt, dann soll die Funktion der Geräte verlängert werden, bis zur nächsten Untersuchung. Stellen die Ärzte jedoch fest, dass der Patient kein selbständiges Leben mehr hat – z. B. bei Gehirnzerstörung –, dann soll man die Uhren die Geräte automatisch abschalten lassen. Ist dies geschehen, so soll während 10–20 Minuten wiederholt untersucht werden, wobei genau beobachtet wird, ob der Kranke allein leben und selbständig atmen kann. Sieht man Anzeichen, die darauf hinweisen, so schließt man ihn sofort wieder an die Hilfsgeräte an. Sieht man jedoch eindeutig, dass dies nicht der Fall ist, so muß man der Natur ihren Lauf lassen. Es ist dann halachisch sogar verboten, die Geräte wieder einzuschalten. Hat man es jedoch getan, so muß man sie wieder abschalten.«[36] Dabei kommt eine besondere Form der »Entschuldigung« des Arztes zum Tragen: Indem man den Kranken von vornherein für eine begrenzte Zeit an die Geräte anschließt, ist das Abschalten beim Anschließen schon »mitgesetzt«. Dieses Abschalten wird nach jüdischer Auffassung deshalb nicht direkt vom Arzt ausgeführt; es fällt unter den Begriff der »Gerama«.[37] Darunter werden in der Halacha alle Schäden verstanden, die dem Geschädigten vom Schädiger »indirekt« zugefügt werden; in solchen Fällen hat der Schädiger keine Sanktionen zu erwarten. Dieser Vorschlag Waldenbergs setzte sich allerdings in der Praxis nicht durch.

Am Ende des 20. Jahrhunderts gab es bezüglich der Möglichkeit der künstlichen Lebensverlängerung unter den halachischen Autoritäten zwar auch keine einheitliche, aber doch so etwas wie eine »herrschende« Auffassung.[38] Nur eine Minderheit unter den Rabbinern argumentierte für eine Lebensverlängerung bei Sterbenden um jeden Preis (mit der Begründung, dass das Leben an sich einen so hohen Wert habe, dass jede Maßnahme ergriffen werden müsse, es zu erhalten).[39] Die meisten halachischen Autoritäten hielten dafür, dass zwar jede aktive Beschleunigung des Sterbevorgangs verboten, dass jedoch in terminalen Situationen das Vorenthalten bestimmter Behandlungsformen zulässig sei.[40] Die Frage, welche der »modernen« Behandlungsmethoden im Falle einer »terminalen« Situation vorenthalten werden dürfe, wurde nach der Mehrheitsmeinung auf der Basis folgen-

---

36 Zitiert nach Sternbuch 1980, S. 93.
37 Vgl. Sternbuch 1980, S. 94.
38 Vgl. zum Folgenden neben der schon zitierten Literatur vor allem Steinberg 1994. Zur Diskussion über die »passive Euthanasie« in Israel vgl. auch Benzenhöfer 1997a, S. B–1183.
39 Hierbei wird häufig auf das Gebot der »pikuach nephesch« (»Bewahrung der Seele«) verwiesen.
40 Es sei dem Arzt erlaubt, wie es heißt, bei einer eindeutig »terminalen« Situation »beiseite zu treten« und »der Natur ihren Lauf« zu lassen; vgl. dazu Steinberg 1994, S. 134.

der Unterscheidung zu beantworten sein: Wenn sie der »direkten« Behandlung der terminalen Krankheit gilt (z. B. Wiederbelebung und Beatmung nach Herzstillstand bei terminal Kranken – der Herzstillstand wird hier als »direkter« Ausdruck der terminalen Krankheit verstanden) – dann darf sie vorenthalten werden. Wenn die Behandlungsform quasi »natürlich« ist und auf die Behandlung von üblicherweise beherrschbaren Situationen zielt (z. B. die Gabe von Nahrung, Flüssigkeit, Sauerstoff, aber auch die Gabe von Antibiotika bei einfachen Infektionen im Falle terminaler Grundkrankheit), dann darf sie nicht vorenthalten werden.

Am 6.12.2005 verabschiedete das israelische Parlament diversen Internetquellen zufolge ein Gesetz, wonach in bestimmten Fällen Therapiebegrenzung bei terminal Kranken zulässig ist (der Titel des Gesetzes lautet wörtlich übersetzt: »Gesetz des Kranken, der zum Sterben neigt«).[41] Das Gesetz gilt 1. für Menschen, die an einer »unheilbaren Krankheit« leiden und eine Lebenserwartung von unter sechs Monaten haben, und 2. für schwerkranke Menschen, bei denen wichtige Organe bzw. Organsysteme versagt haben und die eine Lebenserwartung von unter zwei Wochen haben. Bedingung ist die Einwilligung des Betroffenen. Bei Einwilligungsunfähigkeit gilt das in einer Patientenverfügung Festgelegte. Liegt keine Patientenverfügung vor, kann ein Bevollmächtigter einwilligen. Falls weder Patientenverfügung noch Bevollmächtigung vorhanden sind, können die Aussagen von Familienangehörigen oder Freunden des Betroffenen zur Ermittlung des mutmaßlichen Willens herangezogen werden. Kinder unter 17 Jahren werden von ihren Eltern vertreten. Kommt es zu einer Auseinandersetzung zwischen den Beteiligten über den mutmaßlichen Willen, wird ein Klinisches Ethikkomitee eingeschaltet. Eine Behandlung darf nicht vorenthalten werden, wenn sie nicht die Grundkrankheit betrifft. Künstliche Ernährung und Flüssigkeitszufuhr dürfen also nicht vorenthalten werden. Eine kontinuierliche Behandlung darf nicht »direkt« abgebrochen werden, wenn die Unterbrechung den Tod verursacht. Ein Beatmungsgerät darf demnach nicht (von einem Menschen) abgeschaltet werden. Es ist aber zulässig, eine Zeitschaltuhr, die ein Beatmungsgerät regelmäßig nach einer bestimmten Zeit abschaltet, nicht wieder zu aktivieren, wenn man von der Einwilligung des Kranken ausgeht (hier folgte man wohl dem oben erwähnten Vorschlag von Waldenberg 1978).

2. Christentum

Ebenso wenig wie im Judentum gab und gibt es auch im Christentum eine einheitliche Position zum Thema »Euthanasie« bzw. Sterbehilfe.[42] Dennoch gab und gibt es auch im Christentum so etwas wie eine »Grundeinstellung« zu dem Pro-

---

41 Für Erläuterungen zu diesem Gesetz danke ich Frau Nomi Halpern (Jerusalem) ganz herzlich. Vgl. zur Diskussion im Vorfeld des Gesetzes auch Steinberg 2006, S. 91–108.
42 Vgl. Körtner 1996, S. 65f. und Zimmermann-Acklin (1997), passim.

blembereich. Diese soll zunächst quasi idealtypisch aus Aussagen der Bibel und der christlichen Tradition zu Themen wie Verfügungsgewalt über das menschliche Leben, Erlaubtheit der Fremd- bzw. Selbsttötung oder Umgang mit Schwerkranken rekonstruiert werden. Anschließend können ausgewählte Äußerungen von Theologen aus dem 20. Jahrhundert zur »Euthanasie«-Problematik daraufhin geprüft werden, ob sie der rekonstruierten »Grundeinstellung« entsprechen.

Zunächst zum Thema Verfügungsgewalt über das menschliche Leben. Der Mensch wurde laut Bibel von Gott geschaffen. Aus den einschlägigen alttestamentlichen Stellen wurde in der christlichen (wie in der jüdischen) Tradition häufig der Schluss gezogen, dass das menschliche Leben Gottes alleiniger »Verfügungsgewalt« unterliege. Daraus konnte man weiter schließen, dass sowohl die Fremdtötung (zumindest unschuldiger Menschen) als auch die Selbsttötung verboten seien.[43]

Zum Thema Fremdtötung ist darüber hinaus zu sagen, dass in der Bergpredigt das explizite alttestamentliche Tötungsverbot (5. Gebot) akzentuiert wurde. Hier wurde nicht nur die Tötung, sondern auch die feindliche Einstellung zum Mitmenschen untersagt: »Ihr habt gehört, dass zu den Alten gesagt ist (2. Mose 20,13; 21,12): ›Du sollst nicht töten‹. Wer aber tötet, der soll des Gerichts schuldig sein. Ich aber sage euch: Wer mit seinem Bruder zürnt, der ist des Gerichts schuldig [...]« (Matthäus 5,22 f.).

In Bezug auf die Frage nach der Legitimität der Selbsttötung ist daran zu erinnern, dass diese im Alten Testament nicht direkt verboten wurde. Die beschriebenen Selbsttötungen fanden – wie oben dargestellt – entweder unter Ausnahmebedingungen statt oder wurden indirekt als »angemessener« Abschluss eines sündhaften Lebens verurteilt. Diesem zuletzt genannten Muster entsprach auch der einzige beschriebene Fall von Selbsttötung im Neuen Testament. Judas, so heißt es im Matthäus-Evangelium (Kapitel 27), sah, dass Jesus, den er verraten hatte, zum Tode verurteilt wurde. Seine Tat reute ihn, er gab das für den Verrat erhaltene »Blutgeld« zurück und erhängte sich. Auch hier war also aus der Perspektive des Evangelisten nicht von einer »legitimierten« Selbsttötung im Sinne eines Freitodes die Rede. In späterer Zeit wurde die Selbsttötung von christlichen Autoritäten dann explizit verboten. Während einige der frühen Kirchenväter (z.B. Lactantius) noch Ausnahmen zuließen, z.B. wenn heidnische Verfolger mit Folter, Schändung oder Tod drohten,[44] wurde die Selbsttötung durch Augustinus dann generell verurteilt: »Nicht umsonst vermag man nirgends in den heiligen kanonischen Schriften ein göttliches Gebot oder auch nur die Erlaubnis dafür zu finden, dass wir, sei es, um die Unsterblichkeit zu erlangen oder um

---

43 Thomas von Aquin, für den Mord eine »Sünde« war, schrieb in der »Summa Theologiae«: »Gott besitzt die Herrschaft über Tod und Leben; durch seine Anordnung nämlich sterben sowohl die Sünder als auch die Gerechten«. Diese »Verfügungsgewalt« ging laut Thomas soweit, dass derjenige, der auf Gottes Anordnung (Opferung Isaaks) einen Unschuldigen töte, nicht zum Sünder würde; vgl. Thomas von Aquin [1985], S. 308.
44 Vgl. Fletcher 1954, S. 178.

irgendein Übel zu vermeiden oder zu beseitigen, uns selbst das Leben nehmen dürfen.«[45] Die größte kirchliche Autorität des Mittelalters, Thomas von Aquin, bekräftigte im Zusammenhang seiner Lehre vom Mord in der »Summa Theologiae«, dass gegen Gott sündige, wer sich selbst des Lebens beraube, »gerade wie, wer den fremden Sklaven umbringt, gegen den Herrn sündigt, dem der Sklave gehört.«[46] Die Selbsttötung wurde somit als Sünde angesehen, die lange Zeit sogar damit bestraft wurde, dass dem Selbstmörder ein »christliches« Begräbnis vorenthalten wurde.[47]

Aus dem Dargelegten lässt sich nun »idealtypisch« folgende christliche »Grundeinstellung« zum Thema »Euthanasie/Sterbehilfe« rekonstruieren: Das Fremdtötungsverbot untersagt die »aktive Euthanasie«. Mit dem Verdikt über die Selbsttötung ist auch die ärztliche Beihilfe zur Selbsttötung ausgeschlossen.[48] Hinzu kommt ein weiterer Punkt, der Einfluss auf die christliche »Grundeinstellung« zu diesem Problembereich hatte (und hat), nämlich der Anspruch, sich in der Nachfolge Christi Kranken bzw. Bedürftigen zuzuwenden.[49] Dieser Anspruch war bekanntlich ein wichtiger Grund für die Errichtung christlicher Hospitäler im Mittelalter. Dieser Anspruch steht auch im Zentrum der neuzeitlichen Caritas- und Diakoniebewegung. Das christliche Ideal verlangte (und verlangt) dementsprechend Pflege, Zuwendung und Begleitung von Kranken und Sterbenden, nicht Tötung oder Beihilfe zur Selbsttötung. Von daher gibt es auch eine starke Affinität zur aktuellen Hospizbewegung und Palliativmedizin.

Bevor geprüft werden soll, ob diese christliche »Grundeinstellung« im 20. Jahrhundert tatsächlich im Sterbehilfe-Diskurs zu erkennen ist, sei kurz noch auf einen Begriff eingegangen, der häufig bei der Behandlung des Themas »Christentum und Euthanasie« angeführt wird: Heiligkeit des Lebens. Nach derzeitigem Kenntnisstand prägte ihn der einflussreiche Moralhistoriker W. E. H. Lecky in der zweiten Hälfte des 19. Jahrhunderts. Lecky definierte ihn wie folgt: »Das Christenthum präsentirte sich der Welt zunächst als eine Erklärung der Verbrüderung der Menschen in Christo und machte es dem Christen zur ersten Pflicht, seine Mitmenschen als heilige Wesen zu betrachten, woraus der wichtige Begriff von der Heiligkeit alles menschlichen Lebens entstand.«[50] Diese etwas missverständliche Formulierung mochte den Eindruck hervorrufen, dass der Begriff schon im frühen Christentum entstanden war. Dafür gibt es bislang aber keinen Beleg. Wie

---

45 Vgl. Augustinus [1979], S. 47.
46 Vgl. Thomas von Aquin [1985], S. 306 (= Band 3, 64. Untersuchung, 5. Artikel).
47 Vgl. dazu Saenger 1961, Sp. 1679.
48 Dies mag im Übrigen auch erklären, warum der »ethische« Teil des (»heidnischen«!) sogenannten »hippokratischen Eides« mit seinem Verbot der ärztlichen Beihilfe zur Selbsttötung bzw. der ärztlichen Tötung auf Verlangen auch bei christlichen Ärzten Anklang fand und findet; vgl. Edelstein 1969, S. 57.
49 Dabei wurde oft Bezug genommen auf Matthäus 25,36: »Ich bin krank gewesen, und ihr habt mich besucht.«
50 Zitiert nach der deutschen Übersetzung Lecky 1871, S. 14. Die englische Erstausgabe erschien 1869.

auch immer, jedenfalls bezogen sich christliche Theologen im 20. Jahrhundert im »Euthanasie«-Diskurs auf diesen Begriff. So veröffentlichte z. B. der katholische Moraltheologe Prof. Dr. Franz Walter (München) im Jahre 1935 ein umfangreiches Buch mit dem Titel »Die Euthanasie und die Heiligkeit des Lebens«, in dem er sich gegen die drohende »Freigabe der Vernichtung lebensunwerten Lebens« durch die Nationalsozialisten wandte.[51] Walter schrieb: »Heiligkeit des Menschenlebens besagt nicht nur seine sittliche Vollkommenheit, sondern auch die Unantastbarkeit des Lebens. Es ist heilig und damit menschlicher Willkür entrückt, seine Verletzung durch religiöse Scheu verwehrt. Seine Heiligkeit entspringt seinem inneren Wert, ist in letzter Linie Ehrfurcht gegen Gott, die Quelle alles Lebens [...]. Von der Heiligkeit des Lebens gilt: Wenn einer den Tempel Gottes schändet, den wird Gott verderben. Denn der Tempel Gottes ist heilig und der seid ihr (Kor. 2,16 f. [!]).«[52] Diese für das Jahr 1935 durchaus mutigen Bemerkungen sind allerdings kommentarbedürftig. Denn offenkundig war das von Walter angeführte Bibelwort falsch nachgewiesen und unkorrekt wiedergegeben. Nicht an der angegebenen Stelle, sondern in 1. Korinther 3,16 f. heißt es: »Wißt ihr nicht, dass ihr Gottes Tempel seid und der Geist Gottes in euch wohnt? Wenn jemand den Tempel Gottes verdirbt, den wird Gott verderben, denn der Tempel Gottes ist heilig; der seid ihr.« Dabei wird jedoch eindeutig auf die »Heiligkeit« der Gemeinde und nicht auf die des menschlichen Leibes abgehoben. Wahrscheinlich kontaminierte Walter diese Stelle mit 1. Korinther 6,19. Paulus warnte die Korinther hier allerdings nicht vor Mord, sondern vor Unzucht. Nichtsdestotrotz wurde der Begriff »Heiligkeit des Lebens« wurde in den »Euthanasie«-Diskurs eingeführt und taucht auch heute noch gelegentlich auf, wenn die Unverfügbarkeit bzw. die Unantastbarkeit des menschlichen Lebens bezeichnet werden soll.

Doch zurück zur Hauptlinie der Untersuchung. Wie eingangs erwähnt, finden sich ausführlichere Erörterungen des Themas »Tötung unheilbar Kranker« von christlichen Theologen erst zu Beginn des 20. Jahrhunderts. Es sei die These gewagt, dass zumindest im deutschsprachigen Raum die meisten dieser Erörterungen zunächst durch die vor allem ab ca. 1920 öffentlich geführte Diskussion über die »Freigabe der Vernichtung lebensunwerten Lebens« hervorgerufen wurden. Im Folgenden seien nur einige Beispiele für einschlägige Äußerungen aus der Zeit zwischen ca. 1920 und 1945 angeführt.[53] In einer Entgegnung auf die 1920 erschienene Schrift von Karl Binding und Alfred Hoche mit dem Titel »Die Freigabe der Vernichtung lebensunwerten Lebens« (siehe dazu Kapitel VI.4.) äußerte 1921 der evangelische Pastor Martin Ulbrich (Magdeburg-Cracau) »schwerwiegende Bedenken« gegen deren Argumentation.[54] Die Kirche betrachte nach dem Vorbild des Diakons Laurentius von Rom die Armen, Elenden und Kranken

---

51 Vgl. Walter 1935.
52 Walter 1935, S. 138.
53 Vgl. dazu vor allem Nowak 1977, S. 58–64.
54 Vgl. Nowak 1977, S. 58.

als »Schätze« der Kirche, zu deren Hüter sie bestellt sei. In dieser und in weiteren Schriften führte Ulbrich aus, dass die christliche Liebe in jedem Menschen eine Aufgabe sehe, die »gelöst, aber nicht vernichtet werden will.«[55] Erwähnt sei noch die Stellungnahme von Ludwig Ihmels, Ordinarius für Systematische Theologie in Leipzig und seit 1922 Landesbischof der evangelisch-lutherischen Landeskirche Sachsens, der sich im Oktober 1920 gegen die Tötung Schwachsinniger aussprach.[56] Ihmels verwies dabei darauf, dass für Jesus Christus gerade das schwächste und ärmste Menschenleben am meisten Gegenstand der Fürsorge gewesen sei: »Aufs Ganze der Schrift gesehen, müßte es doch auch als das ausschließliche Majestätsrecht Gottes gelten, menschliches Leben zu schaffen und darüber zu verfügen.«[57] Deutlich war auch die Stellungnahme der »Fachkonferenz für Eugenik«, die 1931 auf Beschluss des Central-Ausschusses für die Innere Mission gebildet worden war und deren erste Beratung vom 18.–20.5.1931 in Treysa (bei Kassel) stattfand.[58] Die »Fachkonferenz«, der übrigens zahlreiche Ärzte angehörten, war einmütig der Auffassung, »dass die neuerdings erhobene Forderung auf Freigabe der Vernichtung sogenannten ›lebensunwerten Lebens‹ mit allem Nachdruck sowohl vom religiösen als auch vom volkspädagogischen und ärztlichen Standpunkt abzulehnen ist. Gottes Gebot: ›Du sollst nicht töten!‹ ist uns auch dieser Gruppe von Menschen gegenüber unverbrüchlich auferlegt.«[59]

Auf katholischer Seite legte u. a. der schon erwähnte Franz Walter (noch vor der Publikation seines Buches von 1935) im Jahre 1922 eine Stellungnahme zu Binding und Hoche vor, in der er ausführte, dass das Christentum jedem menschlichen Individuum von der Empfängnis an das uneingeschränkte Recht auf Leben zuerkenne.[60] Er wies auch darauf hin, dass es vom »Standpunkt einer transzendenten Weltanschauung überhaupt kein lebensunwertes Leben« gebe, und lehnte die Thesen Bindings und Hoches von daher kategorisch ab.

Auch die Stellungnahmen von kirchlicher Seite zwischen 1933 und 1945 waren in der Regel – mit wenigen, dafür umso bemerkenswerteren Ausnahmen – eindeutig ablehnend, was die »Vernichtung lebensunwerten Lebens« anging.[61] Sie können im Rahmen dieser Studie nicht dargestellt werden, die Argumentation folgte aber den bekannten Linien. Zu den Ausnahmen muss allerdings noch

---

55 Zitiert nach Nowak 1977, S. 59.
56 Vgl. Meltzer 1925, S. 84 f.
57 Meltzer 1925, S. 85. Vgl. dazu auch Nowak 1977, S. 60.
58 Vgl. Nowak 1977, S. 61.
59 Zitiert nach Nowak 1977, S. 61.
60 Vgl. Nowak 1977, S. 62.
61 Vgl. dazu ausführlich Nowak 1977, S. 119–177. Diese Feststellung bedeutet nicht, dass der kirchliche Widerstand gegen die »NS«-Euthanasie, vor allem gegen die »Aktion T 4«, das – um es vorsichtig auszudrücken – größtmögliche Ausmaß erreicht hätte. Es gab, wie schon Nowak 1977, S. 129 feststellte, sehr viel »menschliches Versagen in entscheidenden Stunden der Bewährung«. Es sollte auch nicht vergessen werden, dass viele christliche Theologen und Ärzte in der Zeit der Weimarer Republik und des Dritten Reiches eugenische Maßnahmen wie z. B die Sterilisation angeblich Erbkranker propagierten.

ein Wort verloren werden. Es gab sie schon in den 20er Jahren, wie aus Briefen an den Arzt Ewald Meltzer hervorging, die er 1925 veröffentlichte.[62] So machte der evangelische Theologe Prof. Dr. Ludwig Lemme (Heidelberg) die Zulässigkeit der Tötung Geisteskranker davon abhängig, ob Seelenleben vorhanden sei.[63] Der Religionspädagoge Dr. Karl Ernst Thrändorf argumentierte ähnlich: Zu einem Seelenwesen gehöre das Gehirn, die Erhaltung gehirnloser, also seelenloser Wesen sei »Raub an den Gesunden«.[64] Nach 1933 ist auf evangelischer Seite vor allem eine wichtige Ausnahme von der Regel der öffentlichen »Euthanasie«-Ablehnung zu konstatieren: die Monographie »Erbpflege und Christentum« aus dem Jahre 1940 von Lic. theol. Wolfgang Stroothenke (durch ein Vorwort des Papstes der deutschen Rassenhygiene, Prof. Fritz Lenz, gleichsam geadelt).[65] Stroothenke argumentierte, dass der Tod nicht in den Bereich der »sittlichen«, sondern der »natürlichen« Wertungen gehöre. Er habe mit der Sünde nichts zu tun. Aufgrund »natürlicher« (diesfalls »erbpflegerischer«) Wertung sei deshalb die »Tötung missgestalteter Kinder auf Wunsch der Eltern« erlaubt (nota bene: zu diesem Zeitpunkt war die NS-»Kindereuthanasie« zumindest schon geplant; der Wille der Eltern spielte dabei keine Rolle). Aufgrund »natürlicher Wertung« sei auch die Tötung auf Verlangen von Schwerkranken zulässig.

Die große Ausnahme auf katholischer Seite bildete (mit an Sicherheit grenzender Wahrscheinlichkeit) Joseph Mayer, Professor für Moraltheologie in Paderborn.[66] Dies mag erstaunen, wenn man weiß, dass Mayer sich in einem Aufsatz noch 1938 gegen die Vernichtung Geisteskranker ausgesprochen hatte. Mayer sprach in einer geheimen (zusätzlich durch ein Pseudonym geschützten) Stellungnahme, die 1940 abgeschlossen wurde, dem Staat das Recht zu, »Geisteskranke« zu töten. Diese hätten seiner Ansicht nach die »Gottesebenbildlichkeit« verloren. Mayer vertrat also eine Position, die der offiziellen Lehre der katholischen Kirche diametral entgegenstand.

Zu einschlägigen Äußerungen von kirchlicher Seite zum Thema Sterbehilfe nach dem Zweiten Weltkrieg, die eine eigene Untersuchung verdienten, seien nur noch einige kurze Bemerkungen angeschlossen. Zwar gab es (und gibt es) weiter Abweichungen von der oben skizzierten »Grundeinstellung«. Erinnert sei hier nur an die unlängst erschienene Veröffentlichung des katholischen »Renegaten« Hans Küng, der sogar für die Freigabe der »aktiven Euthanasie« Schwerkranker auf Verlangen nach niederländischem Vorbild plädierte.[67] Doch in der

---

62 Vgl. Meltzer 1925, S. 76–85 (vgl. dazu auch Nowak 1977, S. 58–64 und S. 119–177).
63 Vgl. Meltzer 1925, S. 80 f.
64 Vgl. Meltzer 1925, S. 77–79.
65 Vgl. Nowak 1977, S. 124 f.
66 Vgl. Benzenhöfer/Finsterbusch 1998 und Benzenhöfer 2008, S. 61–64. Siehe dazu auch Kapitel VIII.2.
67 Vgl. Küng (1995), S. 13–85. Küng begründete seine Forderung nach Freigabe der aktiven Sterbehilfe theologisch damit, dass für einen Christen, der in der »Nachfolge des barmherzigen Jesu« stehe, jedenfalls nicht »eine reine Verbots- und Sanktionsethik« gelten könne. Der Nachfolge Jesu

Regel wurde (und wird) die »aktive Euthanasie« und die ärztliche Beihilfe zum Suizid auf christlicher Seite eindeutig abgelehnt.[68] Dies sei nur noch an zwei Beispielen verdeutlicht.

1980 wurde von der Kongregation für die Glaubenslehre eine für Katholiken verbindliche Stellungnahme zum Thema »Euthanasie« formuliert. Diese wurde von Papst Johannes Paul II. gebilligt und anschließend publiziert.[69] In der Einleitung dieser »Erklärung« wurde darauf hingewiesen, dass schon das II. Vatikanische Konzil die überragende Würde der menschlichen Person, besonders ihr Recht auf Leben, feierlich bekräftigt habe. Deshalb habe schon dieses Konzil die »Anschläge gegen das Leben, zu denen ›jede Art Mord, Völkermord, Abtreibung, Euthanasie und auch der freiwillige Selbstmord‹ gehören, angeprangert« (Erklärung 1980, S. 5). Die letzten Päpste hätten bereits die Grundlinien dieser Euthanasielehre dargelegt, doch die Fortschritte der Medizin machten es erforderlich, dass die »betreffenden ethischen Normen noch mehr verdeutlicht werden« (Erklärung 1980, S. 5). Konkreten Anlass hätten die Anfragen mehrerer Bischofskonferenzen geboten, die der Kongregation einige Fragen vorgelegt hätten. Hierauf habe die Kongregation zu den verschiedenen Aspekten der Euthanasie das Urteil von Fachleuten eingeholt und wollte nun mit dieser Erklärung den Bischöfen antworten, damit »diese leichter die ihnen anvertrauten Gläubigen richtig unterweisen und den Regierungsstellen zu dieser schwerwiegenden Frage Gesichtspunkte zur Reflexion anbieten können« (Erklärung 1980, S. 6).

Der erste Abschnitt galt dem »Wert des menschlichen Lebens«. Die Kongregation betonte, dass die »meisten Menschen das Leben als etwas Heiliges betrachten und zugeben, dass niemand darüber nach Willkür verfügen darf« (Erklärung 1980, S. 7). Doch die an »Christus Glaubenden [vermögen] in ihm noch etwas Höheres zu erkennen, nämlich das Geschenk der Liebe Gottes, das sie bewahren und fruchtbar machen müssen« (Erklärung 1980, S. 7). Von daher ergebe sich Folgendes: 1.) Niemand könne das Leben eines unschuldigen Menschen angreifen, ohne damit der Liebe Gottes zu ihm zu widersprechen. 2.) Jeder Mensch müsse sein Leben nach dem Ratschluß Gottes führen; es sei ihm als Gut anvertraut. 3.) Der Freitod oder Selbstmord sei daher ebenso wie der Mord nicht zu rechtfertigen, er bedeute die »Zurückweisung der Oberherrschaft Gottes und seiner liebenden Vorsehung« (Erklärung 1980, S. 7).

»Euthanasie« wurde dann von der Kongregation wie folgt definiert: »Unter Euthanasie wird hier eine Handlung oder Unterlassung verstanden, die ihrer Natur nach oder aus bewußter Absicht den Tod herbeiführt, um so jeden Schmerz zu beenden. Euthanasie wird also auf der Ebene der Intentionen wie auch der angewandten Methoden betrachtet« (Erklärung 1980, S. 8). »Mit Nachdruck« wurde

---

entspreche eine »Ethik verantworteter Lebensgestaltung – vom Anfang des Lebens bis zu dessen Ende« (S. 57). Dabei erlag er m. E. der Versuchung, Begriffe wie Barmherzigkeit oder Mitleid unkritisch anzuwenden.

68 Vgl. vorab die – allerdings nur unzureichenden – Bemerkungen bei Lohmann 1975, S. 100–141.
69 Vgl. Erklärung 1980.

dann »erneut erklärt, dass nichts und niemand je das Recht verleihen kann, ein menschliches Lebewesen unschuldig zu töten, mag es sich um einen Fötus oder einen Embryo, ein Kind, einen Erwachsenen oder Greis, einen unheilbar Kranken oder Sterbenden handeln. Es ist auch niemandem erlaubt, diese todbringende Handlung für sich oder einen anderen zu erbitten, für den er Verantwortung trägt, ja man darf nicht einmal einer solchen Handlung zustimmen, weder explizit noch implizit. Es kann ferner keine Autorität sie rechtmäßig anordnen oder zulassen. Denn es geht dabei um die Verletzung eines göttlichen Gesetzes, um eine Beleidigung der Würde der menschlichen Person, um ein Verbrechen gegen das Leben, um einen Anschlag gegen das Menschengeschlecht« (Erklärung 1980, S. 8). Es wurde noch darauf hingewiesen, dass die flehentliche Bitte von Schwerkranken, die für sich den Tod verlangten, nicht als Ausdruck »wirklichen Willens zur Euthanasie« verstanden werden dürfe, sehr oft handle es sich dabei um »angstvolles Rufen nach Hilfe und Liebe« (Erklärung 1980, S. 9). Diese entschiedenen Aussagen zur »aktiven Euthanasie« wurden im Abschnitt über das »richtige Maß in der Verwendung therapeutischer Mittel« dahingehend ergänzt, dass die Anwendung »unverhältnismäßiger Mittel« zur Lebensverlängerung bei Schwerkranken nicht »verpflichtend« sei (Erklärung 1980, S. 11). So hieß es explizit: »Wenn der Tod näher kommt und durch keine Therapie mehr verhindert werden kann, darf man sich im Gewissen entschließen, auf weitere Heilversuche zu verzichten, die nur eine schwache oder schmerzvolle Verlängerung des Lebens bewirken könnten, ohne dass man jedoch die normalen Hilfen unterläßt, die man in solchen Fällen einem Kranken schuldet« (S. 12). Demnach war also die »passive Sterbehilfe« im Sinne der Therapiebegrenzung bei Moribunden unter gewissen Umständen möglich.

Nur am Rande sei erwähnt, dass die Kongregation in dem zuletzt zitierten Abschnitt einer von Papst Pius XII. vorgegebenen Argumentationslinie folgte. Pius XII. hatte 1957 auf ihm von Ärzten vorgelegte »religiös-sittliche Fragen betreffend die Wiederbelebung« geantwortet.[70] Die erste Frage lautete: »Ist der Anaesthesiologe nach Ansicht der Katholischen Kirche berechtigt bzw. verpflichtet, in jedem, auch nach ärztlichem Ermessen völlig hoffnungslosen Fall von tiefer Bewußtlosigkeit mit zentraler Atemlähmung, die nach früheren ärztlichen Erfahrungen in wenigen Minuten den Tod zur Folge haben würde, künstliche Atmung unter Zuhilfenahme moderner Apparate auszuführen, selbst gegen den Wunsch der Angehörigen des Patienten?« Die zweite Frage betraf die »passive Sterbehilfe«: »Darf oder soll der Anaesthesiologe, wenn der Zustand der tiefen Bewußtlosigkeit sich auch nach mehrtägiger Anwendung künstlicher Atmung nicht ändert, den Beatmungsapparat abschalten, noch ehe der Stillstand der Zirkulation eingetreten ist, diesen dadurch in wenigen Minuten herbeiführend?« Pius leitete seine Antwort auf die Fragen mit der Bemerkung ein, dass der

---

70 Vgl. Bruno Haid: Religiös-sittliche Fragen betreffend die Wiederbelebung (Resuscitation, Reanimation). In: Der Anästhesist 7 (1958), S. 241–244, zitiert nach Schellong 1990, S. 158–166.

Mensch aus Gründen der natürlichen Vernunft und der christlichen Moral das Recht und die Pflicht habe, im Fall einer schweren Krankheit die nötige Vorsorge für die Erhaltung des Lebens und der Gesundheit zu treffen. Diese Verpflichtung erstrecke sich gewöhnlich nur auf den Gebrauch »der ordentlichen Mittel (entsprechend den Umständen der Personen, der Orte, der Zeiten, der Kultur, d. h. der Mittel, die für den Betreffenden selbst oder für einen anderen keine außerordentliche Last auflegen)«. Daraus leitete Pius für die Frage nach Beatmungsrecht bzw. -pflicht Folgendes ab: »Für die gewöhnlichen Fälle wird man zugeben, dass der Anaesthesist das Recht hat, so zu handeln [d. h. zu beatmen; U. B.]; dass er aber nicht dazu verpflichtet ist – es sei denn, dass dies das einzige Mittel wäre, um einer anderen und klaren sittlichen Pflicht zu genügen [gemeint ist z. B. die Spende der Sakramente, die nur an Lebenden erfolgen kann; U. B.].« Die Rechte und Pflichten des Arztes würden denen des Kranken entsprechen, der Arzt könne im Allgemeinen nur handeln, wenn der Kranke ihn ausdrücklich oder stillschweigend ermächtige. Da die »Technik der Wiederbelebung«, um die es hier gehe, »an sich nichts Unsittliches« habe, könnte sie der Kranke (wenn er einer persönlichen Entscheidung fähig wäre) erlaubterweise anwenden, folglich auch den Arzt dazu bevollmächtigen. »Da übrigens diese Behandlungsmethoden über die gewöhnlichen Mittel, deren Anwendung verpflichtend ist, hinausgehen, kann man nicht behaupten, dass es Pflicht wäre, sie anzuwenden und folglich den Arzt hierzu zu ermächtigen.« In Bezug auf die zweite Frage nach der Erlaubtheit des Abschaltens der Beatmungsgeräte in hoffnungslosen Fällen ergab sich analog, dass der Arzt seine Versuche bei Nichterfolg wegen der Ungewöhnlichkeit der Mittel auch wieder abbrechen könne. Auch die Familie könne den Abbruch dieser außergewöhnlichen Maßnahmen mit Recht fordern: »Es liegt in diesem Fall keinerlei unmittelbare Verfügung über das Leben des Kranken vor und auch keine Euthanasie, was niemals erlaubt wäre. Selbst wenn die Unterbrechung der Bemühungen um die Wiederbelebung eine Stilllegung des Blutumlaufs zur Folge hat, ist sie stets nur mittelbare Ursache für das Aufhören des Lebens [...].«

Nach diesem Rückblick ist noch auf die am 30.11.1989 erschienene »Gemeinsame Erklärung des Rates der Evangelischen Kirche in Deutschland und der Deutschen Bischofskonferenz« zu verweisen.[71] Diese Erklärung mit dem für Nichttheologen etwas seltsam anmutenden Titel »Gott ist ein Freund des Lebens« ist ein bemerkenswertes Dokument. So wird auf die »Unverfügbarkeit« des anderen Menschen hingewiesen, welche die »Einräumung eines unbedingten Lebensrechts« und die »prinzipielle Respektierung seines Eigenrechts, seines Selbstbestimmungsrechts« bedeute. Kein Mensch habe über »den Wert oder Unwert eines anderen menschlichen Lebens zu beschließen, selbst nicht über das eigene. Das Töten eines anderen »kann unter keinen Umständen eine Tat der

---

71 Vgl. Gemeinsame Erklärung des Rates der Evangelischen Kirche in Deutschland und der Deutschen Bischofskonferenz »Gott ist ein Freund des Lebens«: Herausforderungen und Aufgaben beim Schutz des Lebens vom 30.11.1989 (Auszug), im Folgenden zitiert nach Koch 1991, S. 165–168.

Liebe, des Mitleids sein, denn es vernichtet die Basis der Liebe.«[72] Bei einem unheilbar Kranken könne durchaus die Situation eintreten, dass er sein Leben nicht mehr annehmen und führen möchte, »dass ihm der Tod ›besser‹ zu sein scheint als sein schreckliches Leben«. Sei er zudem in einer hilflosen Lage, dann könne es dazu kommen, dass er von einem anderen verlange, ihn zu töten: »Doch müßte ihm dann nicht – schonend, aber klar, gesagt werden, warum dies Verlangen von einem anderen nicht übernehmbar ist? Ein Verzweifelter braucht intensive Zuwendung, um die Wahrheit zu erfahren, dass auch sein Leben nicht sinnlos ist.«[73] Und weiter: »Käme ein Arzt einem solchen Verlangen nach, so zöge er sich einen zerreißenden Konflikt zu zwischen seiner ärztlichen Berufspflicht, Anwalt des Lebens zu sein, und der ganz anderen Rolle, einen Menschen zu töten. Täte er es aus Mitleid – ließe sich dann vermeiden, dass man ihm auch noch andere Motive zu unterstellen beginnt? Das wäre das Ende jedes Vertrauensverhältnisses zwischen Arzt und Patient.«[74]

In Bezug auf die Grundlinien hat sich in der Folgezeit nichts geändert. Um nur ein Dokument hier als Beleg anzuführen, sei auf die Broschüre »Christliche Patientenverfügung« hingewiesen, die 2003 in 2. Auflage erschien.[75] Diese Broschüre gibt sowohl die Position der katholischen als auch die der evangelischen Kirche in Deutschland in Bezug auf »Euthanasie«, Sterbehilfe und Patientenverfügung wieder. Einige Kernsätze daraus seien noch zitiert: »Das Leben ist uns nicht frei verfügbar. Genauso wenig haben wir ein Recht, über den Wert oder Unwert eines menschlichen Lebens zu befinden. Jeder Mensch hat seine Würde, seinen Wert und sein Lebensrecht von Gott her« (Christliche Patientenverfügung 2003, S. 11). Die aktive Sterbehilfe auf Verlangen wurde entschieden abgelehnt: »Das Töten eines Menschen kann niemals eine Tat der Liebe oder des Mitleids sein, denn es vernichtet die Basis der Liebe und des Vertrauens« (Christliche Patientenverfügung 2003, S. 11). »Passive Sterbehilfe«, die auf »ein menschenwürdiges Sterbenlassen« ziele, wurde begrüßt. Man begrüßte auch das Instrument der Patientenverfügung, und zwar als Möglichkeit, die »persönlichen Wünsche für die Behandlung am Lebensende« zu formulieren. Bewusst beschränkte man die Reichweite der »christlichen Patientenverfügung« auf Situationen, in denen »jede lebenserhaltende Maßnahme ohne Aussicht auf Besserung ist und das Sterben nur verlängern würde« (Christliche Patientenverfügung 2003, S. 21). Fälle anderer schwerstkranker Menschen (wie z. B. Wachkoma und Demenz) wurden »absichtlich nicht erfasst, da die Kirchen es vom christlichen Menschenbild her ablehnen, über den Wert oder Unwert eines Lebens zu bestimmen« (Christliche Patientenverfügung 2003, S. 21).

---

72 Zitiert nach Koch 1991, S. 166.
73 Zitiert nach Koch 1991, S. 167.
74 Zitiert nach Koch 1991, S. 167.
75 Vgl. Christliche Patientenverfügung 2003 (die Erstauflage erschien 1999).

IV. Beiträge zum Thema »Euthanasie« und Sterbehilfe vom 16. Jahrhundert bis zur ersten Hälfte des 19. Jahrhunderts

Im Mittelalter und in der Frühen Neuzeit war im Abendland die aktive Tötung eines Schwerkranken – sei es durch einen Arzt, sei es durch einen Nichtarzt – nach Maßgabe der christlichen Lehre untersagt.[1] Wenn der »gute Tod« befördert werden sollte, dann durch die sogenannte Ars moriendi, die »Sterbekunst«. Dem Gläubigen sollte nicht zuletzt durch spezielle Bücher zu einer glückseligen Sterbestunde verholfen werden. Vor diesem Hintergrund muss die »Utopia« des Thomas Morus sehr genau betrachtet werden, denn in diesem Werk eines katholischen Autors findet sich eine Passage, in der es heißt, dass unheilbar Kranke durch Selbsttötung oder durch »Einschläferung« auf Verlangen aus dem Leben scheiden sollten. Anschließend ist kurz auf Francis Bacon und seine Forderung nach (nicht-letaler) medikamentöser Hilfe beim Sterben (durch Narkotika) einzugehen, bevor einige weitere ausgewählte Positionen aus dem 18. Jahrhundert und aus der ersten Hälfte des 19. Jahrhunderts behandelt werden.

1. Thomas Morus

Die in Australien lebende Philosophin H. Kuhse, die wie ihr Kollege Peter Singer für die Freigabe der »aktiven Euthanasie« eintritt, schrieb unlängst: »1516 hat Sir Thomas More die erste wichtige Verteidigung des Gnadentods vorgelegt, die in der christlichen Welt verfasst wurde.«[2] Doch stimmt dies wirklich? Ist die persönliche Meinung des Autors mit der Tendenz der erwähnten Passage gleichzusetzen? Bevor auf diese Frage näher einzugehen ist, seien einige Bemerkungen zu Thomas Morus (1477/78–1535) und zu seiner »Utopia« gestattet.[3]

Der vollständige Titel des Werks, um das es im Folgenden gehen soll, lautet: »De optimo rei publicae statu, deque nova insula Utopia, libellus vere aureus, nec minus salutaris quam festivus« (Erstausgabe: Löwen 1516). Der Titel ist

---

1 Zu der gelegentlich angeführten Ausnahme von dieser Regel, wonach Martin Luther für die »Vernichtung lebensunwerten Lebens« eingetreten sei, vgl. Wolf 1964, S. 687. Luther hatte sich in einem konkreten Fall dafür ausgesprochen, dass ein 12-jähriger »Wechselbalg« ertränkt werden solle. Für Luther handelte es sich um ein »Teufelskind«, das deshalb vernichtet werden durfte. Zu Thomas Morus siehe unten.
2 Kuhse 1994, S. 38.
3 Zu Leben und Werk von Thomas Morus vgl. Heinrich 1991.

etwa zu übersetzen mit »Ein wahrhaft herrliches, nicht weniger heilsames denn kurzweiliges Büchlein von der besten Verfassung des Staates und von der neuen Insel Utopia«. Morus schrieb das Werk 1515/16 teils während einer diplomatischen Mission in Flandern, teils kurz nach der Rückkunft in London. Er war ein angesehener Jurist, Mitglied des englischen Parlaments und (seit 1510) Unter-Sheriff von London. 1517 wurde er Mitglied des Kronrats, 1518 Sekretär des Königs, 1529 stieg er zum Lordkanzler Englands auf. Doch seit etwa 1532 fiel er zunehmend in Ungnade. 1535 wurde er dann – wegen seiner Verweigerung des Suprematseids, der König Heinrich VIII. zum Oberhaupt der Kirche von England machte – hingerichtet (Papst Pius XI. sprach Morus wegen seines standhaften Eintretens für den katholischen Glauben im Jahre 1935 heilig).

Die »Utopia«, die einer ganzen literarischen Gattung den Namen gab, ist ein vielschichtiges Werk, bei dessen Interpretation zweifellos mit größter Vorsicht vorgegangen werden muss. Zunächst ist daran zu erinnern, dass das Werk zum einen ein »Gedankenspiel« ist, das eben auch viele »spielerische« Elemente enthält.[4] Doch es ist auch ein gesellschaftskritisches Werk, das Perspektiven für die Entwicklung der Wirklichkeit enthält, oder, wie Th. Nipperdey formulierte: »In vieler Hinsicht scheint ihm [Morus] Utopia eine bessere Welt.«[5] Es ist also, wie E. Surtz richtig bemerkte, unmöglich, von vornherein eine Aussage darüber zu treffen, ob Morus eine »utopische« Institution billigt oder nicht: »The serious or jesting nature of every topic in the ›Utopia‹ must be weighed and determined singly.«[6] Denn es ist evident, dass »Utopia« nicht der »Idealstaat« des Thomas Morus war. Gegen die These vom Idealstaat spricht zum einen der kunstvolle Aufbau des Buches, der eine dialektische Spannung erzeugt. Begeistert von der »rationalen« Verfassung der Insel ist nur der fiktive Weltreisende Raphael Hythlodaeus (der Nachname kann sowohl Possenfeind als auch Possenmacher bedeuten), der im zweiten Buch der »Utopia« von seinem Aufenthalt auf der neu entdeckten Insel berichtet. Sein Hauptgesprächspartner, »Morus« genannt (er darf allerdings nicht vorschnell mit dem Autor Morus identifiziert werden, obwohl er einige Züge von ihm trägt!), distanziert sich am Ende des Buches von den überschwänglichen Äußerungen des Hythlodaeus. Somit ist schon im Werk selbst ein deutliches Zeichen gesetzt, dass hier nicht in der Form einer Programmschrift für einen Idealstaat gefochten wird. Zum anderen spricht gegen die These, »Utopia« sei der imaginierte Idealstaat des Morus, dass die »Utopier« (obzwar jeder »Utopier« an die Existenz eines höchsten Wesens glaubt) aus der Sicht des Autors natürlich »Heiden« waren. Der Idealstaat des Autors Morus war aber sicherlich kein »heidnischer«, sondern ein christlicher Staat. Dieser Aspekt wird vor allem zu bedenken sein, wenn auf die »Euthanasie«-Passage einzugehen ist.

---

4 Süssmuth 1967, S. 139 weist darauf hin, dass die Untersuchung der Morus-Biographien gezeigt habe, dass seine Zeitgenossen die »Utopia« nicht als ernstzunehmenden Traktat begriffen, sondern darin vornehmlich eine »witty invention« gesehen hätten.
5 Nipperdey 1975, S. 122.
6 Surtz 1957, S. 2.

Zur besseren Einordnung der Textstelle über die Euthanasie soll vorab die Tugend- und die Gesundheitslehre der »Utopier« kurz skizziert werden. Die »Utopier« bestimmen laut Hythlodaeus Tugend als naturgemäßes Leben (Morus [1991], S. 70). Da die Natur dem Menschen ein angenehmes, ein lustvolles Leben vorschreibe, halten sie es für zulässig, ja sogar für erstrebenswert, sich Lust und Genuss zu verschaffen, wenn andere dadurch nicht beeinträchtigt werden. Die »Utopier« sind also in dieser Hinsicht gemäßigte Epikuräer. Im Hinblick auf die Gesundheitslehre ist zu sagen, dass die »Utopier« körperliche Gesundheit als Grundbedingung für ein lustvolles Leben sehr hoch einschätzen: »Sie allein macht […] das Leben angenehm und lebenswert, und wo sie fehlt, bleibt nirgends mehr ein Platz für irgendein Vergnügen« (Morus [1991], S. 75). Deshalb pflege man in »Utopia« eine gesunde Lebensweise und vermeide Exzesse. Was geschieht aber, wenn ein Utopier trotz Vorbeugung krank wird?[7] Was geschieht, wenn die Ärzte und die hervorragend eingerichteten Krankenhäuser der »Utopier« ihm nicht helfen, genauer, ihn nicht heilen können? Die Antwort darauf findet sich explizit in zwei Textabschnitten, die in der Erstausgabe mit den Marginalien »De aegrotis« (»Über die Kranken«) und »Mors spontanea« (»Freiwilliger Tod«) bezeichnet sind.[8]

Zunächst wird im Abschnitt »Über die Kranken« ausdrücklich betont, dass die Utopier ihre Kranken »mit großer Hingebung« pflegen und dass sie nichts versäumen, »wodurch sie ihre Gesundheit wiederherstellen können, sei es durch Arzneimittel oder durch sorgfältige Diät« (Morus [1991], S. 81). Die Pflege schließt bei unheilbar Kranken eine hingebungsvolle Sterbebegleitung ein: »Sogar unheilbar Kranken erleichtern sie ihr Los, indem sie sich zu ihnen setzen, ihnen Trost zusprechen und überhaupt alle möglichen Erleichterungen verschaffen« (Morus [1991], S. 81). Doch wenn die Krankheit nicht nur unheilbar, sondern dazu noch »dauernd qualvoll und schmerzhaft« sei (hier erfolgt der Übergang zum Abschnitt »freiwilliger Tod«), dann würden »Priester und Behörden« tätig.[9] Zwar werden Ärzte in diesem Abschnitt nicht explizit erwähnt. Doch es sollte nicht vergessen werden, dass sie mittelbar an der Prozedur des »freiwilligen Todes« beteiligt sind: Sie sind es ja, die die Diagnose »unheilbar« stellen. Jedenfalls: Wenn die Krankheit unheilbar und »dauernd qualvoll und schmerzhaft« ist, reden Priester und Vertreter der »Behörden« dem Kranken zu, er solle »nicht darauf bestehen, die unheilvolle Seuche noch länger zu nähren, und nicht zögern zu

---

7 Behinderte gelten auf der Insel übrigens ausdrücklich als geschützt; man dürfe sich nicht über sie lustig machen, denn sie könnten ja nichts für ihren »Fehler« (Morus [1991], S. 84).

8 Vgl. More [1965], S. 186. Zu diesen Abschnitten vgl. vor allem Surtz 1957, S. 79–93; Timmermann 1993 bietet nur eine »immanente« Interpretation.

9 Im lateinischen Text heißt es: »Caeterum si non immedicabilis modo morbus sit verumetiam perpetuo vexet atque discrutiet: tum sacerdotes ac magistratus hortantur hominem, quandoquidem omnibus vitae muniis impar aliis molestus ac sibi gravis morti iam suae supervivat, ne secum statet pestem diutius ac luem alere […] vel ipse semet eximat: vel ab aliis eripi se sua voluntate patiatur« (More [1965], S. 186).

sterben, zumal das Leben doch nur eine Qual für ihn sei« (Morus [1991], S. 81). Liest man den Text genau, dann wird klar, dass die Vertreter von »utopischer« Kirche und »utopischem« Staat nicht in der Absicht zu dem Kranken kommen, seinen tatsächlichen Willen festzustellen. Fragen werden an den Kranken nicht gerichtet. Nein, man sagt dem Kranken unverhohlen, dass sein Leben für ihn und für die Gesellschaft wertlos sei, dass er »seinen eigenen Tod bereits überlebe« (Morus [1991], S. 81). Nicht nur diese drastische Ausdrucksweise macht deutlich, was die Intention der Beamten und Priester ist. Auch die Tatsache, dass mit »Argumenten« geradezu auf den Kranken eingetrommelt wird, lässt erkennen, dass man ihn zu entfernen wünscht. Man führt dem Kranken gegenüber an, dass er 1.) »allen Anforderungen des Lebens nicht mehr gewachsen« sei; dass er 2.) »den Mitmenschen zur Last« falle und dass er 3.) »sich selber unerträglich« sei, da das Leben nur »eine Qual« für ihn darstelle (Morus [1991], S. 81). Es ist von daher mehr als fraglich, ob man hier von einem »freiwilligen Tod« (Morus war sich der Ironie dieser Bezeichnung sicher bewusst) sprechen kann, wenn der Kranke schließlich einwilligt.

Jedenfalls werden die »Behörden« nicht nur »im Interesse des Betroffenen« aktiv. Unterstützt werden sie, wie schon erwähnt, von Priestern. Damit soll dem Kranken gezeigt werden, dass der »freiwillige Tod« kein widergöttlicher Akt ist. Im Text heißt es wörtlich, der Kranke werde »fromm und gottesfürchtig handeln, da er damit dem Rat der Priester, das heißt der Deuter des göttlichen Willens gehorche« (Morus [1991], S. 81) Expressis verbis wird diese »ehrenvolle« Handlung« des Kranken vom »ungebilligten« Suizid abgegrenzt: »Sonst aber wird keiner, der sich selbst das Leben nimmt, ohne Billigung des Grundes durch Priester und Senat, der Beerdigung oder der Verbrennung gewürdigt; statt ihn zu begraben, werfen sie ihn schmählich in einen Sumpf« (Morus [1991], S. 81).

Wie soll nun der »freiwillige Tod« genau erfolgen? Dazu heißt es im Text nur lapidar: »Wen sie damit überzeugt haben, der endigt sein Leben entweder freiwillig durch Enthaltung von Nahrung oder wird eingeschläfert und findet Erlösung, ohne vom Tode etwas zu merken« (Morus [1991], S. 81).[10] Der Nachsatz ist nach der vorausgegangenen Prozedur nur noch ironisch zu verstehen: »Gegen seinen Willen aber töten sie niemanden, und sie pflegen ihn deshalb auch nicht weniger sorgfältig« (Morus [1991], S. 81). Wer könnte sich nach solchen »Argumenten« noch dem selbst- oder fremdinduzierten »Gnadentod« entziehen?

Dies ist also, kurz dargestellt, das Modell des »freiwilligen Todes« auf der Insel »Utopia«. Es ist nun noch einmal die eingangs aufgeworfene Frage zu stellen, ob Morus selbst dieses Modell verfocht. Der gläubige Christ Morus war sich zweifellos bewusst, dass die »utopische« Euthanasie nicht mit der biblischen Auffassung vereinbar war, wonach ein Mensch (von legitimierten Tötungsformen wie Todes-

---

[10] Im lateinischen Text heißt es: »Haec quibus persuaserint: aut inedia sponte vitam finiunt, aut sopiti sine mortis sensu solvuntur« (More [1965], S. 186). Es war wohl an die Gabe eines Mandragora- oder Schierlingstrankes gedacht; vgl. den Kommentar in More [1965], S. 477.

strafe und Notwehr abgesehen) einen anderen Menschen nicht töten dürfe (und ihn auch nicht zur Selbsttötung »überreden« dürfe).[11] Damit stellt sich sofort die weitergehende Frage, was Morus mit der Darstellung der »utopischen« Euthanasie bezweckte? War sie nur ein Gedankenspiel? Dass »spielerische« Elemente vorhanden sind, kann allein schon aufgrund der ironischen Bezeichnung der Prozedur als »freiwilliger Tod« angenommen werden. Dafür spricht auch, dass Morus mit seiner »Euthanasie«-Schilderung in eine Art »literarischen Wettstreit« mit dem antiken »Märchenerzähler« Jambulos trat. Morus kannte die Erzählung des Jambulos aus der »Bibliotheca Historica« des Diodorus Siculus.[12] Demnach erzählte Jambulos von einem aus sieben Inseln bestehenden Staat, in dem galt: »Wer gelähmt ist oder irgendein körperliches Gebrechen hat, den nötigt ein strenges Gesetz, sich selber das Leben zu nehmen. Ebenso ist es bei ihnen Gesetz, nur eine bestimmte Zahl von Jahren zu leben, und hat man sie erfüllt, so gibt man sich freiwillig den Tod, [...] so dass jeder in einen sanften Schlaf fällt und stirbt.«[13] Dass Morus hieran anknüpfte und die Erzählung von Jambulos gleichsam überbot, ist evident. Doch trieb Morus hier nur ein Gedankenspiel? Vielleicht steckte doch eine ernsthafte Darstellungsabsicht hinter dem »Spiel«. Erinnert sei daran, dass Erasmus von Rotterdam, mit dem Morus eng befreundet war und mit dem er viele politische und philosophische Ansichten teilte, in seinem »Lob der Torheit« (1509) explizit formuliert hatte, dass ein Tor sowohl derjenige sei, der sich nur von den Gefühlen beherrschen lasse, als auch derjenige, der nur von der »Ratio« beherrscht werde.[14] Vielleicht wollte Morus – in warnender Absicht – mit der besprochenen Stelle auf mögliche perverse Folgen der rein »zweckrationalen« Ordnung des Inselstaates Utopia hinweisen.

Summa summarum: Zwar enthält die »Utopia« zweifellos eine Passage, in welcher der »Gnadentod« für Schwerkranke befürwortet wird. Doch damit wird Morus noch lange nicht zum »frühneuzeitlichen Peter Singer«. Er selbst war wohl kein Befürworter einer solchen »utopischen« Euthanasie.

2. Francis Bacon

Mit Francis Bacon beginnt – so heißt es – die Philosophie der Neuzeit. Doch die Konnotationen dieser Zuschreibung sind durchaus verschieden:[15] Während viele Autoren Bacons Bemühungen dahingehend würdigen, dass es ihm nicht nur um den Fortschritt an sich, sondern immer auch um die konkrete Verbesserung der Lebensbedingungen der Menschen gegangen sei, kritisierten ihn andere (wie

---

11 Diese Auffassung vertritt auch Surtz 1957, S. 90–93.
12 Vgl. Süssmuth 1967, S. 61–67 (mit Textvergleich).
13 Zitiert nach Süssmuth 1967, S. 65.
14 Vgl. Süssmuth 1967, S. 106 f.
15 Vgl. dazu die Übersicht bei Whitney 1989, S. 9 f.

z. B. Max Horkheimer und Theodor W. Adorno in der »Dialektik der Aufklärung«) wegen seiner unbedingten Fortschrittsgläubigkeit und wegen seiner »Instrumentalisierung der Natur«. Unterstellt man einmal, dass dies nicht nur ein Problem der Interpreten ist, sondern dass in seinen Texten Ambivalenzen angelegt sind, dann wird man auch seine Aussagen zur »Euthanasie« entsprechend vorsichtig analysieren.

Bacon, geboren am 22.1.1561 als Sohn des Großsiegelbewahrers Sir Nicholas Bacon,[16] war ein angesehener und einflussreicher Jurist, der zunächst nur nebenbei philosophische Werke publizierte (so erschienen 1597 seine nachmals berühmten philosophischen »Essays« in erster Auflage). Bacon, der 1603 zum Ritter geschlagen wurde, stieg – von König James I. gefördert – zu den höchsten Staatsämtern auf. 1607 wurde er Zweiter Kronanwalt, 1613 Erster Kronanwalt, 1616 Geheimer Staatsrat, 1617 Großsiegelbewahrer. 1618 ernannte ihn James I. zum Lordkanzler. Im selben Jahr verlieh er ihm den Titel eines »Baron of Verulam«, 1621 wurde Bacon »Viscount of St. Alban«. Nach einer Verurteilung wegen angeblicher Amtsvergehen musste er als Lordkanzler zurücktreten. Nach einer kurzen Kerkerhaft war er von Mitte 1621 bis zu seinem Tode am 9.4.1626 nur noch als gelehrter Privatmann tätig.

Sein großes Thema spätestens seit Anfang der ersten Dekade des 17. Jahrhunderts war die Neuordnung der Wissenschaften. Dabei stellte er sich auch die Frage nach dem Entwicklungsstand und den Entwicklungsmöglichkeiten der Medizin, wobei er fast zwangsläufig auf das Problem der unheilbaren Krankheiten und der »Euthanasie« zu sprechen kam. Dies geschah nicht erst, wie häufig zu lesen ist, in »De dignitate et augmentis scientiarum« (»Über die Würde und die Vermehrung der Wissenschaften; 1623), sondern schon in dem 1605 in englischer Sprache erschienenen Werk »Of the Proficience and Advancement of Learning Divine and Humane« (»Über den Stand und den Fortschritt des Wissens von Gott und den Menschen«).[17] Hier hieß es wörtlich im Abschnitt »De Euthanasia exteriore«: »Nay, further I esteem it the office of a physician not only to restore health, but to mitigate pain and dolors; and not only when such mitigation may conduce to recovery, but when it may serve to make a fair and easy passage: for it is no small felicity which Augustus Caesar was wont to wish to himself, that same Euthanasia [...].«[18] Da Bacon diese Ausführungen in »De dignitate et augmentis scientiarum« leicht erweiterte und erläuterte, sei im Folgenden dieser spätere Text der Analyse zugrunde gelegt.

Zum Hintergrund:[19] 1620 hatte Bacon den Plan zu seinem Hauptwerk, der »Instauratio magna«, der »großen Erneuerung der Wissenschaften«, vorgelegt (zusammen mit dem Plan erschien jedoch nur das »Novum Organon«, das den zwei-

---

16 Vgl. Krohn 1987, S. 200 und passim.
17 Vgl. Bacon [1859].
18 Bacon [1859], S. 375.
19 Vgl. Krohn 1987, S. 60–63.

ten Teil des Gesamtwerks bildete). Die geplante Niederschrift des ersten Teils der »Instauratio«, der eine Übersicht über die »Einteilung der Wissenschaften« liefern sollte, gelang Bacon nicht. Statt dessen entschied er sich für eine Überarbeitung des zweiten Buches von »Of the Proficience and Advancement of Learning«. Das Resultat war die Schrift »De dignitate et augmentis scientiarum« (1623).[20]

Bacon teilte in dieser Schrift das menschliche Wissen in Geschichte, Poesie und Philosophie ein. Die Philosophie sollte sich laut Bacon entweder mit Gott, mit der Natur oder mit dem Menschen befassen. Bei den Wissenschaften, die dem einzelnen Menschen galten, unterschied er eine Körper- und eine Seelenwissenschaft. Zu den Körperwissenschaften zählte der Gliederungsfanatiker Bacon Medizin, Kosmetik, Athletik und »Voluptaria« (die Kunst der »gebildeten Schwelgerei«). Die Medizin teilte er im zweiten Kapitel des vierten Buches in die Kunst der Erhaltung der Gesundheit, der Heilung der Krankheiten und der Verlängerung des Lebens ein. Zum Thema Heilung der Krankheiten bemerkte Bacon, dass dies ein Gebiet sei, in dem vieles noch »vermisst« werde. Ein Desiderat sei z. B. die Untersuchung der unheilbaren bzw. der als unheilbar geltenden Krankheiten. Bacon monierte, dass die Ärzte zu viele Krankheiten als generell unheilbar oder als unheilbar zum Zeitpunkt der Übernahme der Behandlung beurteilen würden. Dies sei gleichsam ein Freibrief für sie. Manche als unheilbar deklarierte Patienten würden jedoch überleben. Dies zeige, dass in Bezug auf die Unheilbarkeit Forschungsbedarf herrsche. Die Ärzte sollten sich von daher diesem Bereich intensiv zuwenden.

In diesem Kontext kam Bacon auch auf die »Euthanasia« zu sprechen. Er schrieb: »Ferner halte ich es der Pflicht eines Arztes gemäß, dass er nicht nur die Gesundheit wieder herstelle, sondern dass er auch die Schmerzen und Qualen der Krankheit lindere: und das nicht nur, wenn jene Linderung der Schmerzen zufällig zur Wiederherstellung der Gesundheit dient und beiträgt, sondern auch dann, wenn ganz und gar keine Hoffnung mehr vorhanden ist, durch die Linderung der Qualen aber ein sanfterer und ruhigerer Übergang aus diesem in jenes Leben verschafft werden kann.«[21] Es wurde in der Folge deutlich, dass Bacon von

---

20 Vgl. im Folgenden den lateinischen Text in Bacon [1858], die deutsche Übersetzung in Bacon [1783] sowie die Übersetzung der »Euthanasie«-Stelle bei Potthoff 1982, S. 25.

21 Die Zitate im Folgenden nach der Übersetzung von Potthoff 1982, S. 25. Der lateinische Text der entsprechenden Passage lautet wie folgt: »Item, ut paulo ulterius insistam; etiam plane censeo ad officium medici pertinere, non tantum ut sanitatem restituat, verum etiam ut dolores et cruciatus morborum mitiget; neque id ipsum solummodo cum illa mitigatio doloris, veluti symptomatis periculosi, ad convalescentiam faciat et conducat; imo vero cum, abjecta prorsus omni sanitatis spe, excessum tantum praebeat e vita magis lenem et placidum. Siquidem non parva est foelicitatis pars (quam sibi tantopere precari solebat Augustus Caesar) illa Euthanasia; quae etiam observata est in excessu Antonini Pii, quando non tam mori videretur quam dulci et alto sopore excipi. Scribitur etiam de Epicuro, quod hoc ipsum sibi procuraverit; cum enim morbus ejus haberetur pro desperato, ventriculum et sensus meri largiore haustu et ingurgitatione obruit; unde illud in epigrammate, – hinc Stygias ebrius hausit aquas. Vino scilicet Stygii laticis amaritudinem sustulit. At nostris temporibus medicis quasi religio est, aegrotis postquam deplorati sint assidere; ubi meo judicio, si officio suo

antiken »Euthanasie«-Vorstellungen ausging: »Denn es ist diese Euthanasie, die sich auch der Kaiser Augustus so sehr zu wünschen pflegte, gewiss kein geringer Teil der Glückseligkeit. Man konnte sie auch beobachten im Sterben des Antoninus Pius, so dass er nicht zu sterben, sondern in einen süßen und tiefen Schlummer aufgelöst zu werden schien. Und ebenso schreibt man von Epikur, dass er sich ein solches Ende selbst verschafft habe [...].«[22] Interessant ist, dass Bacon seine weitergehenden Überlegungen an den Tod des Epikur anknüpfte. Denn Augustus und Kaiser Antoninus Pius (86–161 n. Chr.) waren den antiken Texten zufolge den »guten Tod« ohne eigenes Zutun gestorben.[23] Der Philosoph Epikur (341–270 v. Chr.) habe jedoch, wie Bacon unter Rückgriff auf Diogenes Laertius referiert, durch den Genuss von Wein seine Schmerzen (er litt an »Urinversperrung [...] infolge eines Steinleidens«) betäubt und sich dadurch einen »leichten Tod« verschafft.[24] Bacon kritisierte diesbezüglich die Ärzte seiner Zeit und schlug ihnen vor, so, wie Epikur für sich selbst gesorgt habe, für ihre Patienten zu sorgen: »In unserer Zeit aber gehört es gleichsam zur Religion der Ärzte, bei den für verloren gehaltenen Kranken zu bleiben und sie zu beklagen, wo sie doch, meines Erachtens, entsprechend ihrer Pflicht und sogar der Menschlichkeit selbst, ihre Kunst und ihren Fleiß dahingehend verwenden sollten, dass die Sterbenden leichter und sanfter aus dem Leben gehen. Diesen Teil aber nennen wir eine Untersuchung über die äußere Euthanasie [Euthanasia exterior] (im Unterschied zu jener Euthanasie, die die Vorbereitung der Seele erfordert). Eine Untersuchung über die äußere Euthanasie aber gibt es zur Zeit noch nicht.«[25] Bacon forderte die Ärzte also zur Aktivität, konkret, zur Gabe von schmerzstillenden und betäubenden Mitteln am Bett des Sterbenden, auf. Auf den ersten Blick eine lobenswerte Aufforderung. Doch wenn man genauer darüber nachdenkt, erkennt man ein Problem, zumindest eine Ambivalenz. Denn Bacons Empfehlung an die Ärzte, sich mit der pharmakologischen »Euthanasia exterior« zu beschäftigen, birgt die Gefahr, es dabei bewenden zu lassen, die Begleitung der Sterbenden zu vergessen oder zu delegieren (an Seelsorger oder Pflegepersonal zum Beispiel). Doch (modern ausgedrückt): Gute Palliativmedizin ist nicht nur pharmakologische Schmerz- bzw. Beruhigungstherapie allein. Es geht auch um die Begleitung des Patienten.

---

atque adeo humanitati ipsi deesse nolint, et artem ediscere et diligentiam praestare deberent, qua animam agentes facilius et mitius e vita demigrent. Hanc autem partem, inquisitionem de Euthanasia Exteriori (ad differentiam ejus Euthanasiae quae animae praeparationem respicit) appellamus, euamque inter Desiderata reponimus« (Bacon [1858], S. 594 f.)

22 Zitiert nach Potthoff 1982, S. 25.
23 Zur »Euthanasie« des Augustus vgl. die oben im Kapitel zur Begriffsgeschichte der Euthanasie in der Antike zitierte Sueton-Stelle. Zur »Euthanasie« des Antoninus Pius vgl. Wissowa 1896, Sp. 2504: »Das Ende des Kaisers war sehr schön. Nur drei Tage war er krank. In seinen Fieberphantasien sprach er nur über Staatsangelegenheiten. Am dritten Tage liess er seine Freunde und die Gardepräfekten hereinkommen, empfahl ihnen den Marcus Aurelius als seinen Nachfolger [...] und schlief darauf sanft ein.«
24 Vgl. Diogenes Laertius [1967], S. 230.
25 Zitiert nach Potthoff 1982, S. 25.

Bacons Empfehlung ist von daher wichtig und richtig, aber auf jeden Fall ergänzungsbedürftig.

3. Weitere Beiträge
(18. Jahrhundert und erste Hälfte 19. Jahrhundert)

Im Jahr 1735 erstellte ein Medizinstudent namens Zacharias Philippus Schulz unter dem Präsidiat von Prof. Michael Alberti in Halle eine – trotz des teilweise deutschen Titels – in lateinischer Sprache abgefasste Dissertation mit dem beziehungsreichen Titel »De Euthanasia Medica, Vom Leichten Todt«.[26] Schulz knüpfte, wie er in der Einleitung darlegte, direkt an die eben besprochene Passage über »Euthanasia exterior« in »De dignitate« von Francis Bacon an.[27] Dass er die Auffassung Bacons nicht teilte, wurde aber rasch deutlich. Schulz zitierte nämlich direkt im Anschluss an die Erwähnung der Bacon-Stelle einen Abschnitt aus einer Veröffentlichung des Theologen und Erbauungsschriftstellers Christian Scriver. Scriver hatte in seinem Werk »Gotthold's Siech- und Siegesbett« (1687) Bacons Vorschlag zur ärztlichen »Euthanasie« ebenfalls erwähnt, aber dessen Kernaussage von der Pflicht des Arztes zur vorzugsweise medikamentösen »Erleichterung des Sterbens« wie folgt kommentiert: »Wir lassen es dahin gestellt seyn, ob dieser Fürschlag bey denen Herren Aerzten ein Nachsinnen erwecket hat: ich habe aber wenig Gottsfürchtiger Seelen Abscheiden gesehen, da man solcher natürlichen Mittel bedürft hätte« (zitiert nach Schulz 1735, S. 10). Scriver plädierte also eher gegen die Gabe von Medikamenten bei Moribunden. Diese Position vertrat auch Schulz. In seiner Untersuchung ging es also nicht um die »pharmakogene Euthanasie«.

In § 2 der Dissertation wurde die im Titel schon angesprochene »Euthanasia Medica« als der »sanfte, ruhige und schnelle Verlauf des natürlichen Todes« (Schulz 1735, S. 11) bestimmt.[28] Schulz merkte an, dass der »sanfte Tod« sowohl bei Greisen als auch bei Säuglingen eintreten könne. Nach allgemeiner Ansicht sei aber der Tod im Alter eher sanfter als in der Jugend. Eine Regel besage auch, dass Menschen eher einen »leichten Tod« sterben würden, wenn sie lange krank gewesen seien und viele Kuren über sich hätten ergehen lassen müssen. Es gebe auch eine »erbliche« Disposition zur »Euthanasie«. Zu den Zeichen, die bei Moribunden auf einen nahen »leichten Tod« hindeuten würden, zähle in seelischer Hinsicht eine gewisse Stille und Gelassenheit der Seele, in körperlicher Hinsicht

---

26 Vgl. Schulz 1735. Zu dieser Dissertation vgl. auch Hoffmann 1969, S. 38–40. Parallel entstand unter Alberti die Dissertation von Karl Christian Hennig: De dysthanasia medica, Vom schwehren Todt. Halle, Magdeburg 1735; vgl. dazu Hoffmann 1969, S. 38.

27 Vgl. Schulz 1735, S. 8 f.

28 Der lateinische Text lautet: »Nominamus itaque Euthanasiam Medicam, Processum mortis naturalis, facilem, lenem, temperatum atque brevem« (Schulz 1735, S. 11). Schulzes Definition erfolgte, wie er angab, in Übereinstimmung mit zahlreichen anderen Autoren der Frühen Neuzeit.

u. a. die bekannte »Facies Hippocratica«, das im »Corpus Hippocraticum« beschriebene »Antlitz des nahen Todes« mit spitzer Nase, hohlen Augen, eingefallenen Wangen und bleichem Gesicht.

Abschließend kam Schulz auf den ärztlichen Umgang mit Todkranken zu sprechen. Die Frage, ob man Menschen, bei denen aus guten Gründen eine »natürliche« Euthanasie zu erwarten sei, noch Medikamente geben dürfe, die den sanften Tod beeinträchtigen könnten (z. B. erregende Mittel), wurde von ihm verneint. In diesem Zusammenhang wurde auch – in deutscher Sprache, also wohl Äußerungen aus der Umgebung von Kranken wiedergebend – der Satz zitiert: »Man solle den Sterbenden nicht so fruchtlos aufhalten, noch ihm das Ende schwer machen« (Schulz 1735, S. 43). Dem schloss sich der Verfasser an. Nur Pflegemaßnahmen wie z. B. die Benetzung der trockenen Zunge und des Rachens solle der Arzt durchführen, um den Sterbeprozess zu erleichtern. Auf keinen Fall dürfe er Medikamente wie z. B. Narkotika geben, durch die der Eintritt des Todes beschleunigt werden könnte. Ein solches Vorgehen erschien aus der christlich bestimmten Sicht des Verfassers als »frivol« (Schulz 1735, S. 44).[29]

Bacon und Schulz benannten die Grundpositionen, welche die Diskussion um die »Euthanasie« bzw. Sterbehilfe bis auf Weiteres bestimmen sollten. In der Regel wurde die Tötung unheilbar Kranker (sei es durch Ärzte, sei es durch Nichtärzte) z. B. nach dem Modell der »Utopia« des Thomas Morus im 18. und beginnenden 19. Jahrhundert abgelehnt.[30] Diskutiert wurde in dieser Zeit der Vorschlag Francis Bacons, wonach der Arzt pharmakologische Mittel einsetzen sollte, um den Todkranken zu beruhigen und ihm so einen »sanften Tod« zu ermöglichen. Am Ausgang des 18. und zu Beginn des 19. Jahrhunderts wurde dann die Auffassung Bacons – wie es scheint – breiter akzeptiert.

Zu den Befürwortern der Auffassung Bacons zählte auf jeden Fall der Niederländer Nicolaus Paradys (1740–1812), der seit 1784 als Medizinprofessor in Leiden wirkte. Bei seinem Rücktritt vom Prorektorat hielt er 1794 eine lateinische Abschiedsrede über die »Euthanasia naturalis«. Diese Abschiedsrede wurde 1796 in deutscher Übersetzung im »Neuen Magazin für Aerzte« gedruckt.[31] Unter »natürlicher Euthanasie« verstand Paradys »die Kunst, den Tod so leicht, so erträg-

---

29 Der lateinische Text lautet: »Nec tamen frivole illicitis modis magis illam accelerare & praecipitare debet« (Schulz 1735, S. 44).
30 Vgl. dazu auch die Bemerkungen bei Hoffmann 1969, S. 38–48 und Schmuhl 1992, S. 25 f. und S. 379 f. Ausnahmen mag es gegeben haben. Stolberg 2008, S. 20 führt einen deutschen Arzt an (C. G. Th. Kortum), der um 1800 deutlich weiter ging als Bacon und in einer Veröffentlichung für Schmerzenslinderung *und* »Sterbensbeschleunigung« bei todkranken Patienten (ohne Verlangen) durch opiumhaltige Mittel eintrat. Stolberg erwähnt einen weiteren deutschen Arzt (Chr. L. Mursinna), der um 1800 von einem Patienten ersucht wurde, seinen Tod zu beschleunigen. Er habe ihm opiumhaltige Mittel gegeben und so nach eigener Aussage die Schmerzen gelindert und das »Ende beschleunigt«.
31 Vgl. Paradys 1796, S. 560–572. Das Original war 1794 unter dem Titel »De euthanasia naturali et quid ad eam conciliandam medicina valeat« in Leiden gedruckt worden; vgl. Paradys 1796, S. 560.

lich als möglich zu machen, so weit dieses nämlich in unserer Gewalt steht und von natürlichen Ursachen abhänget« (Paradys 1796, S. 561). Auch er zitierte die bekannte Stelle über den Tod des Augustus »nach der Erzählung Sueton's« (Paradys 1796, S. 561). Für ihn gehörte es aber – wie für Bacon, den er allerdings nicht explizit nannte – zu den originären Aufgaben des Arztes, dem Sterbenskranken den Tod durch medikamentöse Mittel leicht zu machen. Dabei verteidigte er en passant Hippokrates gegen in neuerer Zeit erhobene Anschuldigungen, er habe davon abgeraten, Sterbenden beizustehen. Hippokrates habe laut Paradys »nur nach den damaligen Sitten die Wiederherstellung der Unheilbaren nicht übernehmen, und nicht versprechen« wollen (Paradys 1796, S. 563). Paradys forderte eine verbesserte Prognostik; denn wisse man »einmal das unvermeidliche Schicksal des Kranken gewiss«, dann könne man »oft alle Arzneyen aussetzen« und die ganze Aufmerksamkeit darauf lenken, dem Kranken »den Tod zu erleichtern« (Paradys 1796, S. 564). Doch solange die »Vorhersagekunst« noch unsicher sei, müsse vorsichtig vorgegangen werden. Man müsse etwa den Aktivitätszustand der Lebenskräfte genau beobachten. In den Fällen, in denen die »Lebenskräfte« von dem Krankheitsreiz zur Reaktion »angespornt« worden seien und einen kurzen, aber heftigen »schweren Tod« bedingen könnten, riet Paradys zur »geschickten« Anwendung von »schwächenden Mitteln«, um die Lebenskräfte zu beruhigen (Paradys 1796, S. 566). Der »Faden des Lebens« dürfe jedoch dabei nicht abgeschnitten werden. Auch wenn der Kranke einen langsamen Tod sterbe, riet Paradys zum Eingreifen, diesfalls mittels stärkender Medikamente. Damit solle jedoch nicht durch eine nur kurze Zeit dauernde »Erhebung« der Kräfte der Tod verzögert werden, sondern es solle – quasi prophylaktisch – verhindert werden, dass es zu den bei großer Schwäche häufigen »Abweichungen und Unbeständigkeiten der reagierenden Naturkräfte« kommen könne, die den Tod »schwer« machen würden (Paradys 1796, S. 566). Paradys betonte auch, dass die »Stimmung« des Sterbenden wichtig sei für einen leichten Tod. Auch darauf müsse der gute Arzt einwirken, nicht zuletzt durch den Trost der »wahren Religion«. Zu diesem Zwecke solle sich der Arzt mit »dem vernünftigen Geistlichen zu einem Zweck vereinigen« (Paradys 1796, S. 569). Am Ende ermahnte Paradys seine ärztlichen Kollegen explizit: »Gehen Sie an die Betten der Sterbenden. Es ist eine traurige aber doch schöne Pflicht. Sammeln Sie Ideen zu einer künftigen Geschichte des Todes […]. Lernen Sie dort Menschlichkeit!« (Paradys 1796, S. 571).

Es darf wohl davon ausgegangen werden, dass der berühmte Arzt Christoph Wilhelm Hufeland (1762–1836) die Rede von Paradys im »Neuen Magazin für Aerzte« gelesen hatte und dadurch zu Gedanken über die »Euthanasie« inspiriert wurde. Dass Hufeland, der u. a. durch seine »Makrobiotik oder die Kunst, das menschliche Leben zu verlängern« (1796) bekannt geworden war,[32] dieses

---

32 In diesem Werk verwandte er den »Euthanasie«-Begriff nicht, obwohl er die Sueton-Stelle über den Tod des Augustus zitierte; vgl. Hufeland [1984], S. 59.

Thema aufgriff, verwundert nicht. Er publizierte jedenfalls 1806 im »Neuen Journal der practischen Arzneikunde und Wundarzneiwissenschaft« einen Aufsatz mit dem Titel »Die Verhältnisse des Arztes«.[33] Für Hufeland war klar, dass der gute Arzt nicht »blos heilen, sondern auch bei unheilbaren Krankheiten das Leben erhalten und Leiden erleichtern« solle: »Selbst im Tode soll der Arzt den Kranken nicht verlassen; noch da kann er sein grosser Wohltäter werden, und wenn er ihn nicht retten kann, wenigstens das Sterben erleichtern« (Hufeland 1806, S. 14). Wie diese Erleichterung aussehen sollte, darüber schwieg sich Hufeland an dieser Stelle aus. Es ist jedoch anzunehmen, dass er die vorsichtige Gabe von Medikamenten zur Linderung von Schmerz und Angst akzeptierte.[34] Hufeland wies aber ausdrücklich auf den »Hippokratischen Eid« des Arztes hin: »Das Leben des Menschen zu erhalten und wo möglich zu verlängern, ist das höchste Ziel der Heilkunst, und jeder Arzt hat geschworen, nichts zu thun, wodurch das Leben eines Menschen verkürzt werden könne« (Hufeland 1806, S. 14).[35] Auf diesen Punkt legte Hufeland großes Gewicht. Er gestand durchaus zu, dass, wenn ein Kranker, von unheilbaren Übeln gepeinigt, sich den Tod wünsche, gerade in der »Seele des Bessern, der Gedanke aufsteigen [könne]: Sollte es nicht erlaubt, ja sogar Pflicht seyn, jenen Elenden etwas früher von seiner Bürde zu befreien [...]« (Hufeland 1806, S. 15). Doch Hufeland hielt eine solche Handlungsweise für unrecht und strafbar: »Sie hebt geradezu das Wesen des Arztes auf« (Hufeland 1806, S. 15). Der ideale Arzt müsse ein »reiner moralischer Mensch« sein, deshalb gelte: »Er soll und darf nichts anders thun, als Leben erhalten; ob es ein Glück oder Unglück sey, ob es Werth habe oder nicht, dies geht ihn nichts an, und masst er sich einmal an, diese Rücksicht in sein Geschäft mit aufzunehmen, so sind die Folgen unabsehbar, und der Arzt wird der gefährlichste Mensch im Staate; denn ist einmal die Linie überschritten, glaubt sich der Arzt einmal berechtigt, über die Nothwendigkeit eines Lebens zu entscheiden, so braucht es nur stufenweise Progressionen, um den Unwerth, und folglich die Unmöglichkeit eines Menschenlebens auch auf andere Fälle anzuwenden« (Hufeland 1806, S. 15/16). Eine bemerkenswerte Stelle. Hufeland ist wohl der erste, der das in der aktuellen »Euthanasie«-Diskussion oft angeführte »Argument der abschüssigen Bahn« (»slippery-slope-Argument«) anführte. Seine Warnung, dass die Debatte um angeblich »lebensunwertes Leben« schon in den Anfängen zu bekämpfen sei, ist auf jeden Fall bedenkenswert.

Während bei Hufeland der »Euthanasie«-Begriff nicht vorkam, wurde er wenig später von dem bedeutenden Medizinprofessor Johann Christian Reil (1759–1813) wieder verwandt. Wie Paradys und Hufeland ermahnte Reil die Ärzte, sich um die Moribunden zu kümmern. Er widmete dem Thema »Euthanasia, oder

33 Vgl. Hufeland 1806, S. 5–36.
34 Klohss 1835, S. 135 bemerkte, dass Hufeland zumindest in einem Aufsatz aus dem Jahr 1829 Opium zur Erleichterung des Sterbens empfahl.
35 Die Anweisungen zur Nichtbehandlung unheilbar Kranker im »Corpus Hippocraticum« erwähnte Hufeland hier nicht.

von den Hülfen, erträglich zu sterben« das 15. und letzte Kapitel seines »Entwurfs einer allgemeinen Therapie« (das Werk erschien posthum 1816).[36] Reil eröffnete das (nicht vollständig ausgearbeitete) Kapitel mit den Worten: »Geboren werden und sterben, gesund und krank seyn; dies sind die Stadien im menschlichen Leben. Um dem Menschen ins Leben hineinzuhelfen, dazu giebt es eine eigene Kunst, die Hebammenkunst; aber dafür, dass man erträglich wieder hinauskomme, ist fast nichts gethan« (Reil 1816, S. 560/61). Diese »Hinaushelf«-Kunst nannte Reil »Euthanasia«, wobei er zweifellos vom »Euthanasie«-Begriff Bacons beeinflusst war: »Diese Kunst, dem Tode sein Schreckhaftes zu nehmen und seine Bitterkeit zu mindern, empfiehlt Bacon den Aerzten, und meint, die Heilkunde habe dann erst ihre Vollkommenheit erreicht, wenn sie neben der Kunst, den Tod zurückzuhalten, sich auch darauf verstehe, den unvermeidlichen Tod so sanft als möglich zu machen« (Reil 1816, S. 565). Der Arzt müsse also tätig bleiben, »auch bei den unheilbarsten Krankheiten, bis zu dem letzten Hauch des Lebens« (Reil 1816, S. 565). Ziel sei der »natürliche Tod«, deshalb habe der Arzt grundsätzlich die Aufgabe, den Menschen während des Lebens diätetisch zu beraten. Wenn eine tödliche Krankheit dennoch eingetreten sei, habe man die Aufgabe, »Euthanasie zu bewirken, die Plagen der Krankheiten zu mildern, die Seele zu stählen, dass sie mit kraftvoller Resignation den Tod duldet, oder das Bewusstseyn desselben zu verdunkeln« (Reil 1816, S. 573). Diesbezüglich sollten »Psychik und Physik in Verbindung« die Aufgabe lösen. In den dann folgenden sechs Regeln wurde jedoch nur die »Psychik« erläutert, zu der Reil auch die Sorge um die Bequemlichkeit des Kranken rechnete. Das Kapitel über »Physik« wurde nicht ausgearbeitet.

Es ist anzunehmen, dass vor allem durch Reils Veröffentlichung der »Euthanasie«-Begriff in der ersten Hälfte des 19. Jahrhunderts weite Verbreitung vor allem im medizinischen Bereich fand. Jedenfalls erschienen zwischen ca. 1820 und ca. 1850 zahlreiche Arbeiten von Medizinern, darunter viele Dissertationen, die den Begriff im Titel führten.[37] In diesen Arbeiten wurde die Ansicht vertreten, dass es eine wichtige ärztliche Aufgabe sei, sich den Sterbenden zuzuwenden. Neben pflegerischen und psychologischen Maßnahmen (zu den letzteren zählte

---

36 Vgl. Reil 1816, S. 560–582.
37 K. F .H. Marx: De Euthanasia medica. Prolusio academica. Göttingen 1826; F. Kessler: De euthanasia medica. Berlin 1828; L. Beschuetz: De euthanasia medica. Diss. med. Berlin 1832; C.C. Salzmann: De euthanasia medica. Diss. med. Berlin 1835; W. Schriever: De euthanasia. Diss. med. Berlin 1836; J. Stubendorff: De euthanasia medica. Diss. med. Dorpat 1836; J.D.L. Jahn: De euthanasia. Diss. med. Kiel 1839; C. Pfeiffer: De euthanasia. Diss. med. Berlin 1839; C.C. Jäger: De euthanasia. Diss. med. Dresden 1840; J. Goetz: De euthanasia. Diss. med. Rostock 1841; O. Hellwag: De euthanasia. Diss. med. Berlin 1841; R. Heinzelmann: De euthanasia medica. Diss. med. Berlin 1845; W.L. Ziemssen: De euthanasia medica. Diss. med. Greifswald 1851; vgl. dazu Schmuhl 1992, S. 379 (der seine Liste in engem Anschluß an Hoffmann 1969, S. 49f. erstellte). Bei Hoffmann 1969, S. 49–73 findet sich weitere Literatur zum Thema, in welcher der Euthanasiebegriff nicht im Titel erschien.

z. B. die Zusicherung einer Leichenschau; die Angst, lebendig begraben zu werden, erschwerte nach den Aussagen der Literatur im 19. Jahrhundert vielen Menschen das Sterben) wurden ärztliche Maßnahmen im engeren Sinn besprochen. Dabei wurde auch die Frage diskutiert, wann man die Therapie begrenzen dürfe, um dem Leidenden einen »sanften Tod« zu ermöglichen.[38] Diesbezüglich wurde aber immer wieder bemerkt, dass die Therapiebegrenzung nicht zu früh erfolgen dürfe, denn es gebe oft überraschende Heilungen. Viele Autoren sprachen sich im Übrigen für die »baconianische« Auffassung aus und empfahlen die vorsichtige Gabe von Schmerz- und Beruhigungsmitteln bei Moribunden. Doch es gab auch dezidierte Gegenpositionen, von denen hier nur eine wiedergegeben werden soll:[39]

Ein gewisser Dr. Reimann (Vorname auf der Publikation nicht angegeben) veröffentlichte 1843 in Berlin ein Werk mit dem Titel »Über die Schädlichkeit Euthanasischer Handlungsweise am Krankenbett«.[40] Reimann bezeichnete seine Position als Sonderposition, seine Auffassung weiche von der anderer Ärzte deutlich ab. Er wollte, dass die Ärzte auch bei unheilbar Kranken ihre ganze Tätigkeit walten lassen, um ein Rettungsmittel für den Kranken zu finden. Er wollte verhindern, dass Patienten, die voller Hoffnung auf ihren Arzt blicken würden, von diesem als unheilbar zurückgewiesen würden und nur mit lindernden Mitteln »euthanasisch« behandelt würden. Man könne nur ahnen, wann der Tod eintreten würde. Deshalb müsse jeder Patient mit allen zur Verfügung stehenden Mitteln behandelt werden. Der Arzt solle nur »kurieren«, alles andere sei »Charlatanerie«. Die »euthanasischen« Arzneien hätten keine segensreiche Wirkung, »sie befördern den Tod und machen den Ueberweg vom Leben zum Tode desto schmerzhafter.«[41] Dies gelte speziell für Opium, das »Hauptmittel der Euthanasie«. Opium würde nicht nur beruhigen, sondern auch das Gefäßsystem erregen. Das Leben des Patienten würde somit auf jeden Fall verkürzt. Reimann wandte sich also nicht gegen Sterbebegleitung im Sinne von guter Betreuung, sondern er wandte sich gegen die »medikamentöse Euthanasie« vor allem durch Narkotika.

Fazit: Sterbebegleitung wurde in Schriften des 18. Jahrhunderts vereinzelt, in Schriften des beginnenden 19. Jahrhunderts dann häufiger als ärztliche Aufgabe thematisiert. Dabei bediente man sich vielfach des »Euthanasie«-Begriffs zur Bezeichnung der gestellten Aufgabe. Nahezu durchgängig (Ausnahmen bestätigen die Regel) lehnte man eine bewusste Beschleunigung des Sterbens durch den Arzt ab. Man erkannte durchaus, dass die schon von Bacon im 17. Jahrhundert geforderte medikamentöse Schmerz- bzw. Leidenslinderung bei Moribunden zu

---

38 Vgl. dazu Hoffmann 1969, S. 62 f.
39 Gegen die Anwendung betäubender Mittel sprach sich auch Eduard Schalle in einem Aufsatz von 1832 aus; vgl. Hoffmann 1969, S. 60.
40 Vgl. dazu Hoffmann 1969, S. 60–62.
41 Zitiert nach Hoffmann 1969, S. 61.

einer »unbeabsichtigten« Lebensverkürzung führen könne. Doch scheint sich in der ersten Hälfte des 19. Jahrhunderts unter Ärzten die Auffassung durchgesetzt haben, dass man (vorsichtig, um eine Beschleunigung des Sterbens zu vermeiden) »Beruhigungsmittel« geben dürfe. Man erkannte auch das Problem der »Leidensverlängerung« durch ärztliche Maßnahmen bei Moribunden.[42] Diesbezüglich gab es Stimmen, die darauf hinwiesen, dass man die aktive Therapie begrenzen dürfe. Eine einheitliche Auffassung hierzu bildete sich jedoch nicht heraus.

---

42 Es gibt Hinweise darauf, dass zumindest gelegentlich von »einfachen Menschen« der Tod eines Schwerkranken beschleunigt wurde. So hieß es etwa in einem Lexikonartikel von 1886: »Festes Zubinden oder sonstiges Verstopfen des Mundes und der Nase musste noch in Metz 1777 bei schwerer Strafe verboten werden. Wie weit noch das Wegziehen des Kopfkissens, oder gar das Umlegen der Sterbenden auf das Gesicht, Bedecken desselben mit einem Tuche an den abseits der Cultur gelegenen Stätten geübt wird, ist schwer zu übersehen. Dass auch der Arzt selbst bei allem Streben nach Euthanasie nicht berechtigt ist, das geringste zu thun, was zur Verkürzung des Lebens beitragen kann, bedarf keiner Ausführung«; vgl. Samuel 1886, S. 640. Vgl. dazu auch Stolberg 2007, S. 209–214.

V. Der Diskurs über die »Ausscheidung der Schwachen« in der zweiten Hälfte des 19. Jahrhunderts: Sozialdarwinismus, Rassenhygiene, Eugenik

In der Regel[1] lehnten Ärzte in Veröffentlichungen in der ersten Hälfte des 19. Jahrhunderts eine gezielte Lebensverkürzung bei Schwerkranken ab. An dieser Grundposition (Ausnahmen bestätigen wieder die Regel)[2] änderte sich auch in der zweiten Hälfte des 19. Jahrhunderts nichts. So hieß es z. B. in der »Realencyclopädie der gesammten Heilkunde« (1886) unter dem Stichwort »Euthanasie«, dass »bei irgend welchem berechtigten Hoffnungsfunken«, das Leben eines Schwerkranken zu erhalten, alles medizinisch Mögliche getan werden müsse, und zwar energisch, »ohne alle Rücksicht auf Euthanasie«, d. h. auf ruhiges Sterben.[3] Sollte aber keine Hoffnung mehr sein, dann käme es darauf an, dem Sterbenden einen »möglichst menschenwürdigen Ausgang zu bereiten«. Der Arzt sei aber »bei allem Streben nach Euthanasie nicht berechtigt [...], das Geringste zu thun, was zur Verkürzung des Lebens beitragen kann«. Zahlreiche ähnliche Aussagen sind für die zweite Hälfte des 19. Jahrhunderts nachweisbar.[4] Doch die Feststellung, dass die »ärztliche« Grundposition stabil blieb, bedeutet nicht, dass es in der zweiten Hälfte des 19. Jahrhunderts nicht Veränderungen am Rand des »Euthanasie«-Diskurses gab, die in eine bestimmte Richtung wiesen, nämlich in die Richtung Freigabe der »Vernichtung lebensunwerten Lebens«.[5] Solche Veränderungen gingen vor allem vom Sozialdarwinismus und von der Rassenhygiene bzw. Eugenik aus. Bedeutsam war dabei vor allem die Diskussion um die sogenannte »Ausscheidung der Schwachen«. Im Folgenden werden einflussreiche deutschsprachige Autoren sozialdarwinistischer (Haeckel, Tille) bzw. rassenhygienischer/eugenischer (Ploetz) Provenienz vorgestellt. Sie alle äußerten sich tendenziell positiv zur Legitimität einer solchen »Ausscheidung«. In diesem Zusammenhang ist kurz auch auf einschlägige Äußerungen des Philosophen Friedrich Nietzsche einzugehen. Doch zunächst seien einige Bemerkungen zu Charles Darwin vorgeschaltet, in dessen Werk sich ebenfalls Aussagen zum Thema »Ausscheidung der Schwachen« finden.

---

1 Vgl. zu Ausnahmen aus der Zeit um 1800 Stolberg 2008, S. 20.
2 Vgl. z. B. als Ausnahmen von dieser Regel für England die in Kapitel IX.1. der Studie erwähnten Beiträge von Williams 1870, Tollemache 1870 und Newman 1873, für die USA die in Kapitel IX.2. erwähnte Äußerung eines Mitglieds der »South Carolina Medical Association« aus dem Jahr 1879.
3 Vgl. Samuel 1886, S. 640.
4 Vgl. Hoffmann 1969, S. 74.
5 Diese Veränderungen am Rand des Diskurses waren anfangs wohl nicht mit einem Bedeutungswandel des Begriffs verbunden. Darwin, Haeckel, Tille und Ploetz gebrauchten den »Euthanasie«-Begriff nicht.

1. Charles Darwin

Der große Naturforscher Charles Darwin veröffentlichte 1859 nach ausgreifenden Vorarbeiten sein epochales Werk »On the Origin of Species by Means of Natural Selection, or the Preservation of Favoured Races in the Struggle for Life« (»Über die Entstehung der Arten durch natürliche Zuchtwahl oder die Erhaltung der begünstigten Rassen im Kampfe ums Dasein«).[6] Darwin ging bei der Aufstellung seiner Kernthese von der Beobachtung aus, dass sich die Nachkommen eines Elternpaars in der Natur niemals vollständig gleichen. Dieses an sich plan- und richtungslose Variieren werde nun – so die These Darwins – durch die »natürliche Auslese« (»natural selection«) in bestimmte Bahnen gelenkt. Diejenigen Varianten, die den Anforderungen des Kampfes ums Dasein am besten gewachsen seien, würden sich behaupten und sich dementsprechend auch stärker fortpflanzen als die weniger gut angepassten Varianten. Wegen der hohen Zahlen erzeugter Nachkommen in der Natur sei dieser Kampf ums Dasein – ein Begriff, den Darwin von Thomas Robert Malthus übernahm – unvermeidlich.

Es war keine große Gedankenanstrengung erforderlich, um zu erkennen, dass die »natürliche« Entwicklungslehre Darwins auch auf die Entwicklungsgeschichte des Menschen zu beziehen war. Doch Darwin war zunächst äußerst zurückhaltend, was die Anwendung seiner Theorie auf den Menschen anging. Zum einen lag dies in wissenschaftlicher Vorsicht begründet, zum anderen waren es auch diplomatische Gründe, die ihn zurückhielten. Er wusste sehr wohl, dass seine Theorie mit der biblischen Schöpfungslehre kaum in Einklang zu bringen war. Er legte deshalb seine einschlägigen Gedanken erst in dem 1871 erschienenen Werk »The Descent of Man, and Selection in Relation to Sex« (»Die Abstammung des Menschen und die geschlechtliche Zuchtwahl«) nieder.[7] Auf dieses Werk kann hier nicht ausführlich eingegangen werden, es seien nur Darwins Bemerkungen zum Thema »Ausscheidung der Schwachen« näher betrachtet. Auf dieses Thema kam Darwin im Kontext von Überlegungen zum Einfluss der »künstlichen Zuchtwahl« auf den Menschen zu sprechen. Er sah es, wie schon Ernst Haeckel, dessen »Natürliche Schöpfungsgeschichte« er explizit lobte,[8] als erwiesen an, dass in Bezug auf den zivilisierten Menschen »natürliche« und »künst-

---

6 Vgl. zu Darwins Leben und Werk die Überblicksdarstellungen von Clark 1990 und Hemleben 1996. Zu seiner Evolutionstheorie vgl. besonders Zmarzlik 1963, S. 246–273, Nowak 1977, S. 11–13, Altner 1981, S. 53–57 und Engels 1995, S. 13–27. »On the Origin […]« erschien erstmals 1860 in deutscher Sprache.

7 Alle Zitate aus diesem Werk im laufenden Text nach Darwin [1982] in deutscher Sprache. Diese Übersetzung wurde nach der zweiten (überarbeiteten) englischen Auflage von 1874 erstellt.

8 Vgl. Darwin [1982], S. 3. Darwin hatte die Erstausgabe von 1868 rezipiert. Die überarbeitete Ausgabe der »Natürlichen Schöpfungsgeschichte« Haeckels, die 1870 erschien (siehe dazu unten), lag Darwin mit an Sicherheit grenzender Wahrscheinlichkeit bei der Abfassung von »The Descent of Man« noch nicht vor.

liche Zuchtwahl« in einem gewissen Widerstreit stünden. Durch die »natürliche Zuchtwahl« sei über lange Zeiträume der urtümliche »Halbmensch« zum »heute lebenden Wilden« geworden. Doch die Zivilisation führe veränderte Bedingungen ein. Während unter den »Wilden« die an Körper und Geist Schwachen bald eliminiert würden, verhindere der zivilisierte Mensch diese »Ausscheidung«: »Wir erbauen Heime für Idioten, Krüppel und Kranke. Wir erlassen Armengesetze, und unsere Ärzte bieten alle Geschicklichkeit auf, um das Leben der Kranken so lange als möglich zu erhalten« (Darwin [1982], S. 171). Wegen dieser »kontraselektorischen« Tätigkeit des Menschen könnten die »schwachen« Individuen der zivilisierten Völker ihre Art fortpflanzen. Niemand, so Darwin, der etwas von der Zucht von Haustieren verstehe, werde daran zweifeln, dass dies »äußerst nachteilig« für die Rasse sei.

Darwins Rede über die »Schwachen« war eindeutig pejorativ. Dem entsprach auch seine kühle Diagnose, dass Mitgefühl für die Schwachen nicht »vernünftig« sei: »Die Hilfe, die wir dem Hilflosen schuldig zu sein *glauben* [Hervorhebung, U.B.], entspringt häuptsächlich dem Instinkt der Sympathie, die ursprünglich als Nebenform des sozialen Instinkts auftrat, aber in der schon früher angedeuteten Weise allmählich feiner und weitherziger wurde« (Darwin [1982], S. 172). Dieser »erworbene« Instinkt wirke nun im Menschen – so muss man Darwin in diesem Zusammenhang verstehen – gegen die Vernunft: »Wir können diese Sympathie jetzt nicht mehr unterdrücken, selbst wenn unsere Überlegung es verlangte, ohne dass dadurch unsere edelste Natur an Wert verlöre« (Darwin [1982], S. 172). Darwin war sich der Ambivalenz, die in diesen Sätzen verborgen lag, wohl nicht bewusst. Denn er beschrieb zwar den »erworbenen« Instinkt, der eine »Ausscheidung« der Schwachen verhindere, als Tatsache. Doch wenn einer es – gegen die Annahme Darwins – doch schaffen würde, den erworbenen Instinkt zu unterdrücken, dann stünden seine »ausmerzenden« Handlungen (nach Darwin) im Einklang mit der Vernunft. Auch wenn Darwin selbst also nie zur »Vernichtung lebensunwerten Lebens« aufrief, so bot er doch mit seinen Ausführungen Anhaltspunkte für eine entsprechende Argumentation.

Nur kurz sei angemerkt, dass es unter den englischen »Sozialdarwinisten« auch Autoren gab, die in Bezug auf die »Ausscheidung der Schwachen« eine andere Position als Darwin vertraten. So schrieb Thomas Henry Huxley etwa im Jahr 1897: »Es drängt sich mir […] die Überzeugung auf, dass diejenigen, die da gewöhnt sind, sich mit der unmittelbaren oder mittelbaren Austilgung der schwachen, unglücklichen und überflüssigen [Menschen] zu beschäftigen, die dieses Verhalten mit dem Grunde rechtfertigen, das Naturwalten heilige es und [es] sei das einzige Mittel zur Sicherung des Rassenfortschrittes, die, wenn folgerichtig, die Medizin unter die schwarzen Künste rechnen und den Arzt als den unheilvollen Erhalter der untauglichen [Menschen] betrachten müssten, […] und die ihr ganzes Leben der Ausbildung in der edlen Kunst der Unterdrückung natürlicher Neigung und Teilnahme widmen, – dass gerade sie nicht einen besonderen Vorrat an diesen Gütern übrig behalten werden. Aber ohne diese Eigenschaften giebt es kein Gewissen und auch keinen Hemmschuh für das Verhalten der Menschen.«[9]

2. Sozialdarwinismus: Ernst Haeckel und Alexander Tille

Akzentuierter als bei Darwin sind die Bemerkungen zum Thema »Ausscheidung der Schwachen« bei Ernst Haeckel (1834–1919), der seit Anfang der 60er Jahre zu den entschiedenen Anhängern Darwins im deutschsprachigen Raum zählte.[10] Haeckel, seit 1862 Professor für Zoologie in Jena, wandte Darwins Theorie dabei sowohl auf den biologischen als auch auf den kulturell-sozialen Bereich an und formulierte eine »Einheitstheorie« des Lebens, die er Monismus nannte.[11] Eine erste systematische Vorstellung dieses Konzepts erfolgte in der 1866 publizierten »Generellen Morphologie der Organismen«. Haeckel konstruierte hier einen kontinuierlichen entwicklungsgeschichtlichen Zusammenhang zwischen unbelebter Materie, Einzellern, Pflanzen, Tieren und Menschen. Unter Berufung auf Darwin betrachtete er den Kampf ums Dasein als das kausale Prinzip dieser Entwicklung.

Diese Auffassung entfaltete er auch in der 1868 erschienenen »Natürlichen Schöpfungsgeschichte«, wobei er noch relativ zurückhaltend war, was die Übertragung der These vom Kampf ums Dasein auf die menschliche Sphäre anging.[12] Dies änderte sich in der »zweiten, verbesserten und vermehrten Auflage« der »Natürlichen Schöpfungsgeschichte«[13], die 1870, also noch vor Darwins »On the Descent of Man«, erschien. Am Ende des »7. Vortrags«, der dem Thema Kampf ums Dasein gewidmet war, fügte Haeckel in die Neuausgabe eine längere Passage ein. Er konstatierte darin, dass die »künstliche Züchtung« durchaus positive Folgen haben könne, und verwies auf die Tötung behinderter Kinder im antiken Sparta und bei den Indianern Nordamerikas: »Ein ausgezeichnetes Beispiel von der künstlichen Züchtung der Menschen in großem Maßstab liefern die alten Spartaner, bei denen auf Grund eines besonderen Gesetzes schon die neugeborenen Kinder einer sorgfältigen Musterung und Auslese unterworfen werden mußten. Alle schwächlichen, kränklichen oder mit irgendeinem körperlichen Gebrechen behafteten Kinder wurden getödtet. Nur die vollkommen gesunden und kräftigen Kinder durften am Leben bleiben, und sie allein gelangten später zur Fortpflanzung. Dadurch wurde die spartanische Rasse nicht allein beständig in auserlesener Kraft und Tüchtigkeit erhalten, sondern mit jeder Generation wurde ihre körperliche Vollkommenheit gesteigert […] Auch manche Stämme unter den rothen Indianern Nordamerika's, die gegenwärtig im Kampfe um's Dasein den

---

9 Thomas H. Huxley: Soziale Essays. Weimar 1897, S. 249f., hier zitiert nach Schungel 1980, S. 49.
10 Zu Haeckel vgl. Sandmann 1990 und Sandmann 1995, S. 326–346.
11 Vgl. zu Haeckels »Einheitstheorie« Sandmann 1995, S. 327–331.
12 Vgl. Haeckel 1868.
13 Vgl. Haeckel 1870.

übermächtigen Eindringlingen der weißen Rasse trotz heldenmüthigster Gegenwehr erliegen, verdanken ihren besonderen Grad von Körperstärke und kriegerischer Tapferkeit einer ähnlichen sorgfältigen Auslese der neugeborenen Kinder« (Haeckel 1870, S. 152f.).

Das historische Sparta und die »Wilden« – waren dies für Haeckel tatsächlich auf die »zivilisierte Welt« übertragbare Vorbilder? Haeckel vermied eine direkte Antwort, doch aus den folgenden Passagen lässt sich durchaus eine Tendenz erkennen. Er kritisierte zunächst die obwaltende »künstliche Auslese« durch die »modernen Militärstaaten«, die ihre besten und stärksten Individuen allzu häufig auf dem Schlachtfeld opferten. Zum anderen kritisierte Haeckel die moderne Medizin, die Kranke und Schwache am Leben erhalte und ihnen so die Möglichkeit zur Fortpflanzung und zur Vererbung ihrer Krankheiten biete. Doch was könne man ändern? Haeckels Antwort auf diese Frage war doppelbödig: »Wenn Jemand [!] vorschlagen würde, die stehenden Heere, von denen doch immer ein mehr oder minder großer Theil zur Ermordung bestimmt ist, aus den schwächlichen und siechen Individuen, statt aus den gesunden und starken zu recrutiren, würde man ihn verhöhnen. Wenn jemand gar den Vorschlag wagen wollte, nach dem Beispiele der Spartaner und der Rothhäute die elenden und gebrechlichen Kinder, denen mit Sicherheit ein sieches Leben prophezeit werden kann, gleich nach der Geburt zu tödten, statt sie zu ihrem eigenen und zum Schaden der Gesammtheit am Leben zu erhalten, so würde unsere sogenannte ›humane Civilisation‹ in einen Schrei der Entrüstung ausbrechen« (Haeckel 1870, S. 155). Untersucht man nur den Teil des Abschnitts, der auf die »Kindereuthanasie« bezogen ist, dann scheint es zunächst so, als ob Haeckel sich davon distanziert hätte. Doch bei genauer Lektüre wird deutlich, dass dem nicht so war. Haeckel mokierte sich geradezu über die sogenannte »humane Civilisation«, die angesichts eines solchen vernünftigen Vorschlags in einen »Schrei der Entrüstung« ausbrechen würde. Haeckel beurteilte also das beschriebene Modell der Tötung »schwacher« bzw. behinderter Kinder durchaus positiv. Doch er vermied zu diesem Zeitpunkt noch eine eindeutige Festlegung.[14] Im Vorgriff sei darauf hingewiesen, dass er 1904 in seinem Buch »Die Lebenswunder« (siehe Kapitel VI.2.) wesentlich deutlicher wurde und explizit für die »Kindereuthanasie« (und nicht nur für sie!) eintrat.

Eine ausführliche Darstellung des breiten Spektrums sozialdarwinistischer Äußerungen zum Thema »Ausscheidung der Schwachen« kann hier nicht erfolgen. Nur um zu zeigen, dass Haeckels Ansichten in Deutschland nicht singulär blieben, sei im Folgenden noch auf Alexander Tille (1866–1912) eingegangen.[15] Tille hatte von 1886 bis 1890 Germanistik und Philosophie in Leipzig studiert

---

14 Zu diesem Zeitpunkt glaubte Haeckel nach eigener Angabe noch, dass die »natürliche Züchtung« beim Menschen stärker sei als die »künstliche«: »Glücklicher Weise finden wir ein heilsames Gegengewicht gegen diesen verderblichen Einfluß der künstlichen militärischen und medicinischen Züchtung in dem überall waltenden und unüberwindlichen Einflusse der viel stärkeren natürlichen Züchtung« (Haeckel 1870, S. 155).

15 Zu Tille vgl. Schungel 1980, Becker 1990, S. 424–497 und Schmuhl 1992, S. 41–43.

und war 1890 mit einer Arbeit über die »deutschen Volkslieder vom Doktor Faust« zum Dr. phil. promoviert worden. Von 1890 bis 1900 wirkte er als Dozent für deutsche Sprache und Literatur in Glasgow. Nach der Jahrhundertwende stieg Tille zum hochrangigen Funktionär industrieller Interessenverbände im wilhelminischen Deutschland auf. Während seiner Zeit in Glasgow verfasste er zwei Arbeiten, die ihn als ultraradikalen Sozialdarwinisten auswiesen.

Das erste dieser Bücher mit dem ominösen Titel »Volksdienst« erschien im Jahre 1893 anonym (auf dem Titelblatt hieß es nur »von einem Sozialaristokraten«).[16] In Bezug auf die weltanschaulichen Grundlagen folgte Tille in wesentlichen Punkten Haeckel. Er verwies auch auf die positiven Möglichkeiten der künstlichen Züchtung zur »Stärkung« der Rasse und führte dabei die bekannten »Haeckelschen« Beispiele an: »Man hat die Notwendigkeit des Fortschritts schon früh empfunden und wo die natürliche Auslese versagte, eine künstliche geschaffen. Künstliche Züchtung tüchtiger Menschen gab es bereits im alten Sparta. Jedes untüchtige gebrechliche Kind ward ausgesetzt. Allein die Tüchtigen hinterließen Nachkommen. So veredelte das Volk bewusst schon damals seine Kinder, und unter den Indianern Nordamerikas ist noch heute derselbe Brauch üblich« ([Tille] 1893, S. 97). Aus dieser Passage geht sehr deutlich hervor, welche Überzeugung Tille hegte. Seiner Ansicht nach sollte diese »ausmerzende« Form der künstlichen Züchtung auch im Europa der Gegenwart eingeführt werden. Doch pragmatisch-strategische Gründe (er befürchtete wohl mangelnde Akzeptanz) hinderten Tille (wie schon Haeckel) daran, ein explizites Programm zur Tötung behinderter Kinder zu formulieren. Tille forderte stattdessen zum einen Fortpflanzungsbegrenzung bei den »Schwachen«, zum anderen Wiederherstellung der »natürlichen« Auslese. Besonders einzugehen ist auf den zuletzt genannten Punkt, bei dem Tille explizit auch auf die Tötung der »erwachsenen Schwachen« zu sprechen kam. Tille schrieb: »Es ist eine soziale Notwendigkeit, dass so lange man die Untüchtigsten nicht töten will, es eine Stufe giebt, auf die sie hinuntersinken können« ([Tille] 1893, S. 138). Er plädierte also in Bezug auf Erwachsene nicht für Tötung (obwohl man den drohenden Unterton des »so lange« in dem zitierten Satz nicht überhören darf), sondern quasi für »Sozial-Euthanasie« durch »Hinuntersinkenlassen« auf die Stufe des Lumpenproletariats, das laut Tille eine hohe »Ausscheidungsrate« habe. Diese Einstellung führte ihn sogar dazu, in einem Aufsatz aus dem Jahre 1894 Ostlondon mit seinen Slums und seiner hohen Sterblichkeit als »Nationalheilstatt« zu bezeichnen.[17]

Die dargestellte Position bekräftigte Tille dann in seinem 1895 – unter Nennung des Verfassernamens – erschienenen Buch »Von Darwin bis Nietzsche. Ein Buch Entwicklungsethik«.[18] Es sei hier nur eine Stelle als Beleg dafür zitiert: »Wer die Hebung der Rasse zu seinem Ideal macht und dieses Ideal verwirk-

---

16 Vgl. [Tille] 1893.
17 Vgl. dazu Schungel 1980, S. 48.
18 Vgl. Tille 1895.

lichen will, wird wohl oder übel zur Auslese greifen müssen. Eine *direkte Austilgung der Schwachen, Unglücklichen und Überflüssigen* [Hervorhebung U. B.] ist meines Wissens noch von keinem ernsten Menschen vorgeschlagen worden. Aber warum sollte keine indirekte möglich sein. Unsere sozialen Einrichtungen, unsere Heilkunst, erhalten tausende flackernde Lebensflämmchen – soll die Gesellschaft, die diese Menschen dem sicheren Tode entreisst, dafür nicht das Recht haben, ihnen die Verpflichtung aufzuerlegen, nicht zu heiraten, ihnen mindestens die Schliessung einer rechtsgiltigen Ehe vorzuenthalten?« (Tille 1895, S. 140). Tille radikalisierte also in gewisser Weise die Ansichten Haeckels. Er propagierte die »Sozial-Euthanasie« der Schwachen und Untüchtigen: Sie sollten dem Walten der »natürlichen Auslese« überlassen bleiben. Dies alles hatte die eindeutige Tendenz, die »Schwachen« als lebensunwert zu verunglimpfen.

3. Rassenhygiene/Eugenik: Alfred Ploetz

Neben dem Sozialdarwinismus beschäftigten sich am Ausgang des 19. und zu Beginn des 20. Jahrhunderts mit der Rassenhygiene bzw. Eugenik zwei weitere pseudo-wissenschaftliche »Weltanschauungen« mit dem Thema »Ausscheidung der Schwachen«. Das rassenhygienische Paradigma war bereits in den 60er Jahren des 19. Jahrhunderts in England von W. Greg, A. R. Wallace und F. Galton geformt worden.[19] Vor allem Galton, ein Vetter Darwins, hatte seit Mitte der 60er Jahre über die Einflüsse nachgedacht, durch welche die »angeborenen Eigenschaften« einer Rasse verbessert werden könnten. Für die entsprechende Lehre prägte er im Jahr 1883 den Begriff »national eugenics«.[20] Zur »eugenischen« Programmatik zählten für ihn nicht nur staatliche Fördermaßnahmen zur »Ermunterung« der geistigen Elite (Englands!) zu früher Heirat und zur Zeugung vieler Kinder, sondern auch negativ-eugenische Maßnahmen wie die Absonderung von Gewohnheitsverbrechern oder die Einschränkung der Fortpflanzung von Geistesschwachen bzw. Geisteskranken. Zeitlich etwas verschoben bildete sich in Deutschland – entwickelt vor allem von Wilhelm Schallmayer und Alfred Ploetz – seit den 90er Jahren des 19. Jahrhunderts die sogenannte Rassenhygiene heraus, die in vielem der englischen »Eugenik« entsprach. Eine ausführliche Darstellung der Aussagen von Rassenhygienikern und Eugenikern zur »Ausscheidung der Schwachen« kann hier nicht erfolgen.[21] Es sei nur vermerkt, dass in der Regel eine direkte Aufforderung zu einer solchen »Ausscheidung« vermieden wurde.[22]

19 Vgl. dazu Schmuhl 1992, S. 30.
20 Vgl. dazu Schmuhl 1992, S. 30 und Weingart/Kroll/Bayertz 1992, S. 32 und 36 f.
21 Vgl. dazu die Darstellungen von Nowak 1977, Schmuhl 1992, Weingart/Kroll/Bayertz 1992, Kaiser/Nowak/Schwartz 1992, jeweils passim.
22 So kam z. B. für Wilhelm Schallmayer, den Begründer der »Rassenhygiene« in Deutschland, die in der »Natur wirksame Lebensauslese als Mittel für die erstrebte Rassenhygiene ganz und gar nicht in Betracht« (zitiert nach Schmuhl 1992, S. 44).

Doch die verbreitete Rede von Rassenverfall, Degeneration, Entartung, Minderwertigkeit und Schwäche schuf ein »geistiges Umfeld«, in dem Gedanken an die »Vernichtung lebensunwerten Lebens« – wenn die Metapher erlaubt ist – gut gedeihen konnten. Und zumindest bei dem einflussreichen rassenhygienischen Autor, der im Folgenden näher betrachtet werden soll, finden sich Gedanken über die »Ausmerze« schwächlicher bzw. missgebildeter Neugeborener, die ihn in die Nähe der oben dargestellten Sozialdarwinisten und »Ausscheidungspropagandisten« Haeckel und Tille rücken.

Alfred Ploetz (1860–1940) hatte sich schon als Schüler für Naturkunde interessiert und Darwin und Haeckel gelesen.[23] Nach dem Abitur studierte er Nationalökonomie in Breslau. In dieser Zeit gründete er mit einem Freundeskreis, dem auch Gerhart Hauptmann angehörte, den Verein »Pacific«. Der Plan entstand, eine Art Kolonie auf sozialistischer und pangermanischer Grundlage in einem der pazifischen Staaten der USA zu errichten. Nach einem kurzen Studienintermezzo in Zürich wurde Ploetz von dem Verein delegiert, in den USA Informationen über schon bestehende sozialistische Kolonien einzuholen. Ploetz lebte ein halbes Jahr bei den sogenannten Ikariern, die nach den utopischen Prinzipien des Franzosen Étienne Cabet (»Voyage en Icarie«; 1842) ein Gemeinwesen im Bundesstaat Iowa gegründet hatten. Doch die Erfahrungen waren enttäuschend. Ploetz kehrte 1885 nach Europa zurück, um nun – zunächst in Zürich (hier begegnete er dem Psychiater August Forel, dessen Degenerationstheorie er aufgriff), dann in Paris – Medizin zu studieren. Nach dem Abschluss des Studiums 1890 lebte er mit seiner Frau Pauline, der Schwester des später als Psychiater bekannt gewordenen Ernst Rüdin, einige Zeit in den USA und war als Arzt tätig. 1894 kehrte das Ehepaar nach Deutschland zurück. Man ließ sich in Berlin nieder, wo seine Frau eine ärztliche Praxis einrichtete, während Ploetz sein Buch »Die Tüchtigkeit unsrer Rasse und der Schutz der Schwachen« vollendete, das 1895 erschien. Es begründete mit einem Schlag seinen Ruf als Rassenhygieniker. Nach der Scheidung von seiner Frau und erneuter Eheschließung mit einer bildenden Künstlerin zog Ploetz 1907 nach München um, wo er mit dem Hygieniker Max von Gruber und seinem ehemaligen Schwager Ernst Rüdin die »Münchner Gesellschaft für Rassenhygiene« gründete. Seit 1904 gab Ploetz das »Archiv für Rassen- und Gesellschaftsbiologie« mit heraus. Bis zu seinem Tode im Jahre 1940 publizierte er zahlreiche Bücher und Artikel, die der Propagierung des rassenhygienischen Gedankens dienten und die ihn zum »Missionar der Rassenhygiene« (so Becker) machten.

Im Folgenden seien nur seine Kerngedanken zur Rassenhygiene und zur »Ausscheidung der Schwachen« anhand des Werkes »Die Tüchtigkeit unsrer Rasse und der Schutz der Schwachen« (1895) dargestellt.[24] Für Ploetz stand – wie für Tille – fest, dass es insgesamt gesehen nicht günstig um den Rassenprozess stehe: »Schlechtere Devarianten werden in Masse gezeugt, trotzdem sie zum grossen

---

23 Zu Ploetz vgl. Nowak 1977, S. 19–21; Becker 1988, S. 58–136 und Schmuhl 1992, S. 33–37.
24 Vgl. Ploetz 1895.

Theil vermeidbar wären. Dem Kampf um's Dasein sind vielfach Schranken gezogen, und die Contraselection wächst in höchst bedrohlichem Maasse« (Ploetz 1895, S. 194). Dies sei nicht zuletzt eine Folge der individualhygienischen Ausrichtung der modernen Medizin, die die Schwachen schütze. Für Ploetz hatte nun im Sinne des Sozialdarwinismus das Rassenwohl (Rasse definierte er als überdauernde politisch-soziale Lebensgemeinschaft) eindeutig den Vorrang vor dem Einzelwohl, Rassenhygiene vor Individualhygiene. Doch für eine »ideale« Rassenhygiene sei die Zeit noch nicht gekommen, ein »idealer Rassenprocess« sei angesichts der »Culturideale der Gegenwart« (noch) nicht möglich. Ploetz ging also davon aus, dass ein Kompromiss nötig sei, der aus seiner Perspektive für die Rasse natürlich Nachteile mit sich bringe, aber immerhin eine gewisse Gewähr der Akzeptanz biete. Nichtsdestotrotz deutete Ploetz die Ziele eines solchen »idealen« Rassenprozesses an, der seiner Ansicht nach zum einen zu einer raschen Vermehrung, zum anderen aber auch zu einer Vervollkommnung der »Rasse« führen würde. Diese Ziele lauteten: 1. Erzeugung möglichst vieler »besserer« Varianten; 2. »Scharfe Ausjätung des schlechteren Theiles der Convarianten« [der »Varianten« derselben Generation]; 3.) »Keine Contraselection, d. h. keine Ausmerzung grade [!] der schlechten Convarianten; also keine Kriege, keine blutigen Revolutionen, kein besonderer Schutz der Kranken und Schwachen« (Ploetz 1895, S. 116). Was war konkret darunter zu verstehen? Ploetz drückte sich gewissermaßen vor einer klaren Aussage und kleidete die Antwort in seiner Schrift in die Form einer »rassenhygienischen Utopie, über deren komisches und grausames Äussere« (Ploetz 1895, S. 143) der Leser nicht zu erschrecken brauche, denn es handle sich – wie er gleichsam besänftigend hinzufügte – nur um »eine Utopie von einem einseitigen, durchaus nicht allein berechtigten Standpunkt« (Ploetz 1895, S. 142).

In dieser Utopie imaginierte Ploetz ein junges Ehepaar, dem »die Fortpflanzung auf Grund ihrer Qualitäten« (Ploetz 1895, S. 144) erlaubt sei. Die Lebensführung des Paares sei beherrscht von der Erzeugung »guter Kinder«. Die Zeugung selbst werde »nicht irgend einem Zufall, einer angeheiterten Stunde überlassen, sondern geregelt nach den Grundsätzen, die die Wissenschaft für Zeit und sonstige Bedingungen aufgestellt hat« (Ploetz 1895, S. 144). Nach Beginn der Schwangerschaft werde die Mutter als »eine höchst wichtige Persönlichkeit« betrachtet und entsprechend umsorgt. »Stellt es sich trotzdem heraus, dass das Neugeborene ein schwächliches oder missgestaltetes Kind ist, so wird ihm von dem Aezte [!]-Collegium, das über den Bürgerbrief der Gesellschaft entscheidet, ein sanfter Tod bereitet, sagen wir durch eine kleine Dose *Morphium* [Hervorhebung U. B.]« (Ploetz 1895, S. 144). Diese Ausmerzung würde bei Zwillingen »so gut wie immer und principiell bei allen Kindern vollzogen werden, die nach der sechsten Geburt oder nach dem 45. Jahr der Mutter bzw. dem 50. Jahr des Vaters überhaupt noch – entgegen einem gesetzlichen Verbot – geboren werden« (Ploetz 1895, S. 144f.) Die Kinder müssten später eine Ehetauglichkeitsprüfung ablegen, heiraten dürften nur die, welche physisch und psychisch tauglich seien. Wer sich im ökonomischen Kampf als »schwach erweist und sich nicht halten kann, verfällt der Armuth mit ihren ausjätenden Schrecken. Armen-Unterstützung darf nur minimal sein und nur an Leute verabfolgt werden, die keinen Einfluss mehr auf die Brutpflege haben. Solche und andere ›humane Gefühlsduseleien‹ wie Pflege der Kranken, der Blinden, Taubstummen, überhaupt aller Schwachen, hindern oder verzögern nur die Wirksamkeit der natürlichen Zuchtwahl« (Ploetz 1895, S. 147).

Es ist evident, dass Ploetz als ein Element des »idealen Rassenprocesses« auch die Tötung schwacher bzw. missgebildeter Kinder ansah.[25] Und auch wenn Ploetz im folgenden – wohl eher nolens als volens – einen »realistischen Kompromiß« vorschlug, indem er die »Auslese aus dem Kampf der Zellenstaaten in den Kampf der die Staaten zusammensetzenden nächsten niedrigen Organisationen, nämlich der einzelnen Zellen« (Ploetz 1895, S. 230), verlagern wollte,[26] stand doch die ausmerzende »ideale Rassenutopie« gleichsam als Menetekel – vorausweisend auf die NS-Zeit – an der Wand.

4. Friedrich Nietzsche

Ein weiterer Autor, der allerdings geistesgeschichtlich von ganz anderer Bedeutung ist als die »Afterphilosophen« Tille und Ploetz, ist nun noch darzustellen: Friedrich Nietzsche.[27] Im Zuge seiner philosophischen »Umwertung aller Werte« kam Nietzsche auch mehrmals auf die Problematik des »besten Todes« und der »Ausscheidung der Schwachen« zu sprechen. Eine erschöpfende Darstellung seiner einschlägigen Äußerungen wird im Folgenden nicht möglich sein. Anhand von drei wichtigen gedruckten Schriften (»Fröhliche Wissenschaft«, 1882; »Zarathustra«, 1883–1885; »Götzen-Dämmerung«, 1889) kann jedoch ein – wie Stichproben in anderen Schriften ergeben – verlässlicher Eindruck seiner Ansichten vermittelt werden.

Zunächst zur »Fröhlichen Wissenschaft« (1882).[28] Ein Abschnitt mit der Überschrift »Heilige Grausamkeit« hat die Tötung missgestalteter Kinder zum Thema:

---

25 Ploetz hatte übrigens, ein deutlicher Hinweis darauf, dass er von Haeckel beeinflusst worden war, in der Einleitung auf die Praxis »im alten Sparta« hingewiesen, wonach »die neugeborenen Kinder in kaltes Bergwasser getaucht und die schwächlichsten Kinder unter ihnen auf den unwirtlichen Höhen des Taygetos ausgesetzt würden« (Ploetz 1895, S. 5). Dies habe »Einzelnen« geschadet, aber »der Gesammtheit« genützt.
26 Nicht »Zellenstaaten« (also Menschen) sollten »ausgelesen« bzw. »ausgejätet« werden, sondern durch »Fortpflanzungshygiene« sollte dafür gesorgt werden, dass die Rasse vorankomme: »Eine Fortpflanzungshygiene, die z. B. zu junge und zu alte, temporär kränkliche oder alkoholisirte Personen von der Zeugung abhält, bestimmte Zwischenräume zwischen die Geburten legt, für zweckentsprechende Ernährung der Eltern sorgt u. s. w., besteht darin, von den gesammten produzirten Geschlechtszellen nur einzelne wenige, deren Tüchtigkeit wir irgendwie erschlossen oder bewirkt haben, zur Begattung auszuwählen und andere durch einfache Abscheidung zu Grunde gehen zu lassen« (Ploetz 1895, S. 230 f.). Wie dies im Einzelnen aussehen sollte, führte Ploetz nicht aus.
27 Zu Nietzsches Philosophie vgl. den Überblick von Ries 1995.
28 Vgl. Nietzsche [1988], Bd. 3, S. 343–651.

»Zu einem Heiligen trat ein Mann, der ein eben geborenes Kind in den Händen hielt. ›Was soll ich mit dem Kinde machen? fragte er, es ist elend, missgestaltet und hat nicht genug Leben, um zu sterben.‹ ›Tödte es, rief der Heilige mit schrecklicher Stimme, tödte es und halte es dann drei Tage und drei Nächte lang in deinen Armen, auf dass du dir ein Gedächtniss machest: – so wirst du nie wieder ein Kind zeugen, wenn es nicht an der Zeit für dich ist, zu zeugen.‹ – Als der Mann diess gehört hatte, gieng er enttäuscht davon; und Viele tadelten den Heiligen, weil er zu einer Grausamkeit gerathen hatte, denn er hatte gerathen, das Kind zu tödten. ›Aber ist es nicht grausamer, es leben zu lassen?‹ sagte der Heilige« (Nietzsche [1988], Bd. 3, S. 430). Lässt man die erzählerische Mystifizierung außer acht, dann bleibt eine Kernaussage in Bezug auf missgestaltete Kinder: Sie können und dürfen – mit voller Billigung der Gesellschaft – von ihren Eltern getötet werden. Nietzsches Philosophie war also – wie diese Stelle belegt – die Kategorie »lebensunwertes Leben« nicht fremd.

Im Ersten Teil des »Zarathustra« (1883)[29] ließ Nietzsche seinen Protagonisten pessimistische, weltverneinende und lebensmüde »Prediger des Todes« – gemeint sind offenkundig Vertreter des Christentums – attackieren. Viele dieser kleinbürgerlichen »Prediger des Todes« würden die Ansicht vertreten, dass das Leben nur Leiden sei. Zarathustra/Nietzsche riet ihnen explizit, nicht anderen den »Tod« zu predigen, sondern sich selbst umzubringen, wenn sie das Leben nur als Leiden begreifen könnten: »So sorgt doch, dass *ihr* aufhört! So sorgt doch, dass das Leben aufhört, welches nur Leiden ist!« (Nietzsche [1988], Bd. 4, S. 56). Seine Position lässt sich nach dieser Stelle auf den einfachen Nenner bringen: »Wenn Du dein Leben als lebensunwert einschätzt, dann beende es!« Auch wenn diese Aufforderung »rhetorisch« gemeint war – Nietzsche dachte wohl nicht wirklich daran, dass sein »Vorschlag« befolgt werden würde –, ist festzuhalten: die Kategorie »lebensunwertes Leben« gehörte eindeutig zu seinem Repertoire. Überdies muss man sagen, dass Nietzsche an dieser Stelle zu Missverständnissen geradezu aufforderte (man löse nur den Satz: »So sorgt doch, dass das Leben aufhört, welches nur Leiden ist!« aus dem Kontext). Besonders schwer machte es Nietzsche seinen späteren Anhängern – gerade in der NS-Zeit – nicht, ihn »misszuverstehen«.

Ähnlich »ambivalente« Formulierungen finden sich im Kapitel »Vom freien Tode« des »Zarathustra«. Zarathustra skizzierte hier die Bedingungen eines »echten« Freitodes. Vor allem sollte dieser Tod ein »recht-zeitiger« Tod sein: »Stirb zur rechten Zeit« (Nietzsche [1988], Bd. 4, S. 93). Und er sollte für den »Vollbringenden« keine Niederlage, sondern ein Fest sein: »Den vollbringenden Tod zeige ich euch, der den Lebenden ein Stachel und ein Gelöbniss wird. Seinen Tod stirbt der Vollbringende, siegreich, umringt von Hoffenden und Gelobenden« (Nietzsche [1988], Bd. 4, S. 93). Dieser »freie« Tod war offenkundig nicht immer ein »Suicid«, denn nach Zarathustra/Nietzsche waren auch und gerade der letztlich selbstgewählte Tod des Sokrates durch den Schierlingstrunk und der Kreuzes-

---

29 Vgl. Nietzsche [1988], Bd. 4.

tod Jesu Formen des »freien Todes«. Von dieser elitären Position blickte Zarathustra mit Verachtung auf die »Viel-zu-Vielen«, die Masse, den Plebs herab. Für diese wünschte er sich »Prediger des schnellen Todes«: »Viel zu Viele leben und viel zu lange hängen sie an ihren Ästen. Möchte ein Sturm kommen, der all diess Faule und Wurmfressne vom Baume schüttelt! Möchten Prediger kommen des *schnellen* Todes! Das wären mir die rechten Stürme und Schüttler an Lebensbäumen! Aber ich höre nur den langsamen Tod predigen und Geduld mit allem ›Irdischen‹« (Nietzsche [1988], Bd. 4, S. 94). Zwar wurde auch hier nicht explizit zur »Vernichtung lebensunwerten Lebens« aufgerufen, doch lässt das Bild von den »Stürmen und Schüttlern an Lebensbäumen« die Möglichkeit aufscheinen, dass das »Faule und Wurmfressne« auch gegen seinen Willen »vom Lebensbaum geschüttelt«, also vernichtet werden könnte. Nietzsches Ausführungen werden zumindest an dieser Stelle im Horizont einer »Vernichtung lebensunwerten Lebens« lesbar. Zu dieser Auffassung passt, dass Nietzsche im Zweiten Teil des »Zarathustra« expressis verbis der Mitleidsethik, wie sie vor allem vom Christentum vertreten wurde, eine Absage erteilte.

Im Jahre 1889 zeigte sich dann noch einmal eine Zuspitzung der Gedanken Nietzsches in Bezug auf lebensunwertes Leben. In der »Götzen-Dämmerung« trägt Paragraph 6 des Abschnitts »Streifzüge eines Unzeitgemässen« – die Überschrift »Moral für Ärzte«. Es ging um das Verhältnis der Ärzte und der Gesellschaft zu den Kranken. Der Kranke wurde wie folgt definiert: »Der Kranke ist ein Parasit der Gesellschaft. In einem gewissen Zustande ist es unanständig, noch länger zu leben. Das Fortvegetiren in feiger Abhängigkeit von Ärzten und Praktiken, nachdem der Sinn vom [!] Leben, das *Recht* zum Leben verloren gegangen ist, sollte bei der Gesellschaft eine tiefe Verachtung nach sich ziehn« (Nietzsche [1988], Bd. 6, S. 134). Die Ärzte wurden dann direkt angesprochen: Sie sollten »die Vermittler dieser Verachtung« der parasitären Kranken sein (Nietzsche [1988], Bd. 6, S. 134). Nietzsches lakonische Forderung lautete: »Eine neue Verantwortlichkeit schaffen, die des Arztes, für alle Fälle, wo das höchste Interesse des Lebens, des *aufsteigenden* Lebens, das rücksichtsloseste Nieder- und Beiseite-Drängen des *entartenden* Lebens verlangt – zum Beispiel für das Recht auf Zeugung, für das Recht, geboren zu sein, für das Recht, zu leben« (Nietzsche [1988], Bd. 6, S. 134). Es sei hier nur am Rande erwähnt, dass Nietzsche noch im Ersten Band von »Menschliches, Allzumenschliches« aus dem Jahre 1878 von einer möglichen positiven, nämlich kulturbildenden Funktion der »entartenden Naturen« gesprochen hatte.[30] Er hatte seine Meinung also deutlich geändert und war bei einer fatalen Philosophie des »Nieder- und Beiseitedrängens« angelangt. Auch wenn Nietzsche selbst – nota bene – nie die »Vernichtung lebensunwerten Lebens« explizit forderte – so bereitete er doch mit seinen tendenziösen Aussagen zum Thema »Schwache und Gesellschaft« zusammen mit Autoren wie Haeckel, Tille oder Ploetz den Boden für die NS-»Euthanasie«.

---

30 Vgl. dazu Schlechta 1973, S. 8 f.

VI. Tötung auf Verlangen, Sterbehilfe und »Vernichtung lebensunwerten Lebens« in der deutschsprachigen Diskussion (ca. 1895–1933)

Zu einem wichtigen Ansatzpunkt in der Debatte um »Euthanasie« und Sterbehilfe gegen Ende des 19. und zu Beginn des 20. Jahrhunderts wurde § 216 des Reichsstrafgesetzbuches von 1871: »Ist jemand durch das ausdrückliche und bestimmte Verlangen des Getöteten zur Tötung bestimmt worden, so ist auf Gefängnis nicht unter drei Jahren zu erkennen.«[1] An diesem Paragraphen wurde von verschiedenen Seiten Kritik angemeldet. Es sei betont, dass die entsprechenden Vorstöße häufig nicht nur auf eine Legalisierung der Tötung auf Verlangen abzielten. Dies zeigen schon die einschlägigen Schriften von Adolf Jost (1895) und Ernst Haeckel (1904), in denen auch die »Vernichtung lebensunwerten Lebens« zum Thema wurde. Dieses Thema wurde dann nach dem Erscheinen der Publikation von Karl Binding und Alfred Hoche (1920) breit diskutiert. Bevor darauf einzugehen ist, sei noch erwähnt, dass im Jahr 1901 der Invalide Jacob Richter (Kreischa) eine Petition an den Sächsischen Landtag richtete, in der er die gesetzliche Freigabe der Tötung Schwerkranker auf Verlangen forderte.[2] Man zögere nicht, ein unheilbar krankes Tier von seinen Leiden zu befreien. Sollte man also dem Menschen gegenüber – so die Argumentation Richters – weniger barmherzig sein?[3] Der Landtag lehnte die Petition jedoch mit folgender Begründung ab: »Wir

---

1 Vgl. Nowak 1977, S. 45. Zur »Vorgeschichte« dieses Paragraphen ist Folgendes zu bemerken: In den Bearbeitungen des Gemeinen Strafrechts des 17. Jahrhunderts war der Grundsatz kodifiziert worden, dass das Leben ein unveräußerliches Rechtsgut sei. Diesem Ansatz folgte auch das verbesserte Landrecht des Königreichs Preußen von 1721, das die Tötung auf Verlangen der gemeinen Tötung gleichstellte und verfügte, dass der Täter mit dem Schwert hinzurichten sei. Seit dem Zeitalter der Aufklärung gab es jedoch Abweichungen von diesem Grundsatz. Das Preußische Allgemeine Landrecht von 1794 legte in § 833 fest, dass derjenige, der einem Todkranken das Leben in vermeintlich guter Absicht abkürze, nur wie ein fahrlässiger Totschläger zu bestrafen sei, d. h. in milderer Form (Mindeststrafe: ein Monat Haft, Höchststrafe: zwei Jahre Haft). Im 19. Jahrhundert wurde in einzelnen Ländern (Württemberg 1839, Baden 1846), deren Strafrecht die Tötung auf Verlangen als Tatbestand enthielt, die Tötung Moribunder auf Verlangen als »doppelt privilegierte« Tötung angesehen und das Strafmaß entsprechend niedriger als bei »normaler« Tötung auf Verlangen angesetzt. Andere Staaten kannten nur den Tatbestand der Tötung auf Verlangen allein. Im Preußischen Strafgesetzbuch von 1851 fehlte jeder Hinweis auf die Tötung auf Verlangen; vgl. dazu Hilschenz 1936, S. 29–31 und Nowak 1977, S. 44f. (Nowak folgte im wesentlichen Hilschenz).

2 Vgl. dazu Nowak 1977, S. 46 und Kaiser/Nowak/Schwartz 1992, S. 42.

3 Ähnlich auch die Argumentation von Oberlandesgerichtsrat Wilutzky (»Dem Hunde einen Gnadenstoß, dem Menschen keinen«) in der Zeitschrift »Das Recht« (1901), S. 458; vgl. Kaiser/Nowak/Schwartz 1992, S. 41 f.

betrachten das Leiden als eine von dem höchsten Lenker der Geschicke der Menschen auferlegte Prüfung, und den Menschen dieser Prüfung zu entziehen, zu entrücken, einzugreifen in den Arm des Schicksals, dazu hat auch vom ethischen Standpunkt aus weder der Leidende selbst noch irgend ein anderer Sterblicher, sei er noch so mitleidig, eine Berechtigung.«[4] 1902 legte der Invalide seine Petition mit dem Hinweis darauf, dass er damit keine antireligiösen Ziele verfolge, dem Landtag erneut vor. Doch auch diese zweite Eingabe wurde abgelehnt.

1. Adolf Jost: »Das Recht auf den Tod« (1895)

Im Jahre 1895 veröffentlichte Adolf Jost, Student der Philosophie, Mathematik und Physik in Göttingen, eine nur 53 Seiten umfassende Streitschrift mit dem Titel »Das Recht auf den Tod«.[5] Worum ging es diesem jungen Autor, der zum Zeitpunkt der Publikation 20, höchstens 21 Jahre alt war? Jost fühlte sich als moralischer Erneuerer in einem Bereich, den er für gesellschaftlich äußerst relevant hielt.[6] Die zentrale Frage, die ihn beschäftigte, lautete: »›Giebt es ein Recht auf den Tod?‹, das heißt, giebt es Fälle, in welchen der Tod eines Individuums sowohl für dieses selbst als auch für die menschliche Gesellschaft überhaupt wünschenswerth ist?« (Jost 1895, S. 1). Dieses »sowohl ... als auch« zeigte die Brisanz seines Ansatzes. Denn nicht die Verteidigung des Suizids war sein primäres Ziel. Es ging ihm in erster Linie um das »Problem der unheilbar geistig oder körperlich Kranken«. Laut Jost sei die Frage nach der Erlaubtheit des Suizids durch David

---

4 Zitiert nach Nowak 1977, S. 46.

5 Vgl. Jost 1895. Zu Jost vgl. Benzenhöfer 1998c. Zum Lebensgang Josts sei eine Ergänzung gestattet. Diese Ergänzung ermöglichte Herr Christoph Beck (Durmersheim), der mir freundlicherweise eine Kopie eines Artikels aus dem »Hannoverschen Courier« vom 15.2.1908 überließ, den er eingelegt in ein Exemplar des Jostschen Buches fand. In diesem Artikel (»Ein erschütterndes Schicksal«) wurde berichtet, dass Jost im Jahre 1908 in Berlin dem »furchtbaren Schicksal unheilbarer geistiger Umnachtung verfallen sei«. Sein Unglück habe nach der Publikation seines Buches begonnen, zu dem er – wie es hieß – wohl von seinem Vater angeregt worden sei. Dieser, ein bemittelter Grazer Arzt, habe in hohem Alter Selbstmord begangen und seinen Sohn in einem Abschiedsschreiben zum Suizid aufgefordert, wenn ihn das Leben nicht mehr »freuen« würde. Jost habe nach dem Tod des Vaters sein beträchtliches Erbe in Wien verprasst. Sein letztes Geld habe er dazu verwandt, nach Berlin zu reisen, um hier journalistisch tätig zu werden (wann genau dies geschah, wird nicht erwähnt; es muß jedoch Ende 1907, Anfang 1908 gewesen sein). In Berlin sei sein »verworrenes Wesen« aufgefallen. Nach Anzeichen von Paranoia habe sich Jost zunächst in eine Berliner Privat-Nervenheilanstalt begeben. Wie der Berichterstatter von der Anstaltsdirektion erfuhr, werde Jost, der als unheilbar krank gelte, demnächst in eine staatliche Irrenanstalt in Berlin überwiesen und anschließend in seine Heimat überstellt.

6 Beeinflusst war Jost u. a. von Nietzsche und von dem vor allem in Österreich einflussreichen politischen Schriftsteller Lazar Baron von Hellenbach. Hellenbach hatte 1893 den ursprünglich 1879 erschienenen ersten Band seines dreibändigen Hauptwerks »Die Vorurtheile der Menschheit« separat unter dem Titel »Die Lösung der socialen Frage« drucken lassen. Jost kannte diesen Separatdruck. In seiner Schrift trat Hellenbach für die Freigabe der Tötung unrettbar Kranker auf Verlangen ein; vgl. dazu Benzenhöfer 1998c, S. 200.

Hume in England und durch Johann Robeck in Deutschland schon im 18. Jahrhundert bejahend beantwortet worden, doch in Bezug auf das »Recht auf den Tod« der unheilbar Kranken sei »nicht die Spur eines Fortschritts zu constatiren« (Jost 1895, S. 1). Ein Blick auf die juristische Regelung der Tötung auf Verlangen, die noch immer bestraft werde, mache dies augenfällig.

Zentrale Bedeutung für Josts Argumentation hatte der Begriff »Wert des Lebens«. Jost folgte bei seiner Definition dieses Begriffs der utilitaristischen Philosophie in der Tradition eines Jeremy Bentham oder John Stuart Mill, wenn er schrieb: »Der Werth jedes Gegenstandes [...] liegt in seiner Beziehung zur Freude oder zum Leide des Menschen« (Jost 1895, S. 12). Nicht bloß die materiellen, auch die höchsten ideellen Güter der Menschheit seien danach zu beurteilen, ob sie Schmerzen entfernen oder Lust herbeiführen würden. Der Wert eines Menschenlebens setze sich nach einer solchen »rein natürlichen Betrachtungsweise« aus zwei Faktoren zusammen: »Der erste Factor ist der Werth des Lebens für den betreffenden Menschen selbst, also die Summe von Freude und Schmerz, die er zu erleben hat. Der zweite Factor ist die Summe von Nutzen oder Schaden, die das Individuum für seine Mitmenschen darstellt. Die Fragestellung für das Recht auf den Tod ist jetzt identisch mit der Frage: ›Giebt es Fälle, in welchen beide Factoren negativ werden?‹« (Jost 1895, S. 13). Jost untersuchte dann den »Wert des Lebens« aus der Sicht eines unheilbar körperlich Kranken. Es gebe genügend Fälle, so Jost, »in welchen das Fortleben für das Individuum ein Unglück und der Tod im Interesse des Individuums« gelegen sei (Jost 1895, S. 15). Doch nicht nur für unheilbar körperlich Kranke, auch für unheilbare Geisteskranke gelte,[7] dass der Tod zumindest gelegentlich besser sei als das Weiterleben. Der Geisteskranke führe in Tausenden von Fällen, »überhaupt in der Regel, nicht nur ein nutzloses, sondern auch ein höchst qualvolles Leben« (Jost 1895, S. 16). Von daher habe auch er ein »Recht auf den Tod«. Es ist bemerkenswert, wie unreflektiert Jost von einem »Recht des Kranken« auf den Tod sprach, wo doch nur ein »Recht der Gesellschaft« gemeint sein konnte.

In Bezug auf die Frage nach dem Wert des Lebens eines Kranken aus der Perspektive der Gesellschaft konstatierte Jost, dass hier zunächst die »materielle Seite« zu bedenken sei: »Der Kranke consumirt eine beträchtliche Menge materieller Werthe, mehr als der gesunde Mensch. Einer von ihnen, oder wenigstens mehrere zusammen absorbiren die Arbeitskraft mehrerer Leute, die sie zu pflegen und zu warten haben, sie verbrauchen Nahrung und Arzneien etc.« (Jost 1895, S. 17). Er füge also in materieller Hinsicht der Gesellschaft Schaden zu. Doch auch die »psychischen Einflüße, die jeder Kranke, insbesondere aber der Unheilbare auf seine Umgebung ausübt«, hielt Jost in der Regel für »unheilvolle« (Jost 1895, S. 17). Zwar verwahrte er sich (u. a. in expliziter Abgrenzung zu Nietzsche) kurz dage-

---

[7] An dieser Stelle wies Jost explizit auf die »Neuheit« seiner »Gedanken« hin. In England machte aber schon 1873 Francis William Newman einen ähnlichen Vorschlag; vgl. dazu Kapitel IX.1. der Studie.

gen, dass das Leben eines Kranken aus rein »egoistischen« Gründen, gemeint ist der »Egoismus« der Gesellschaft, vernichtet werden dürfe. Aber – so die Behauptung Josts: »Im Falle der unheilbar Kranken [...] trifft beides zusammen, das Mitleid und das Interesse der Gesellschaft fordern den Tod« (Jost 1895, S. 18). Jost hatte in der Einleitung dargelegt, dass er der Schopenhauerschen »Mitleidsethik« anhänge. Nun wird klar, dass das Mitleid, das er meinte, in doppelter Hinsicht ein »tödliches Mitleid« war. Es sollte nicht nur zur Begründung der Tötung auf Verlangen dienen, sondern es sollte auch die Möglichkeit der Tötung Geisteskranker (ohne Einwilligung) legitimieren. Dies fasste Jost »mathematisch« kühl wie folgt zusammen: »Es kann nach dem Vorhergehenden keinem Zweifel unterliegen, dass es thatsächlich Fälle giebt, in welchen, mathematisch gesprochen, der Werth eines Menschenlebens negativ wird« (Jost 1895, S. 18).

Doch Jost wollte nicht nur einen theoretischen Traktat über den »Gnadentod« verfassen, sondern er stellte auch konkrete Überlegungen zur Umsetzung seiner Gedanken an. Grundsätzlich gebe es seiner Ansicht nach zwei Möglichkeiten der Umsetzung: Der Staat könne entweder jedem Erwachsenen die Entscheidung über sein Leben selbst überlassen und damit auch die Tötung durch eine andere Person gestatten (die entsprechenden Mittel müssten dann allerdings bereitgestellt werden). Oder er könne das »Recht auf den Tod« auf unheilbar Kranke beschränken. Jost hielt es aus Gründen der Akzeptanz bei der Bevölkerung für besser, sich vorläufig darauf zu konzentrieren, nur den Ärzten die »gesetzliche Tötung« der Unheilbaren zu gestatten, und zwar in einem ersten Schritt auch nur, wenn der Patient selbst die Tötung verlange.[8] Die Tötung der Geisteskranken solle erst in einer zweiten »Reformstufe« zum Tragen kommen.

Josts Werk soll nach dem Erscheinen nicht nur in »Fachkreisen« Aufsehen erregt haben, sondern auch in der Tagespresse in »langen Abhandlungen lebhaft kommentiert worden« sein.[9] Auch Karl Binding und Alfred Hoche kannten dieses Werk (vgl. dazu Kapitel VI.4). Für die Entwicklung des »Euthanasie«-Diskurses wurde das Werk vor allem deshalb wichtig, weil Jost den äußerst problematischen Begriff »Recht auf den Tod« in diesen Diskurs einführte. Mit diesem Begriff wollte er nicht nur die Selbsttötung, sondern auch (einige Zeit vor Binding und Hoche) die »Freigabe der Tötung unheilbar Kranker« legitimieren. Wichtig für die folgende Diskussion wurde auch, dass Jost auf die (angeblich horrenden) Kosten hinwies, die »unheilbar Kranke« der »Gesellschaft« verursachen würden. Dadurch erhielt seine Schrift, trotz der pflichtschuldigen Einschränkung, dass eine »Eliminierung« aus »rein« utilitaristisch-ökonomischen Motiven nicht zulässig sei, doch eine klare Stoßrichtung.

---

8 Zur Absicherung des Verfahrens bei einwilligungsfähigen Kranken sei eine rechtskräftige Dokumentation unabdingbar. Sowohl die Diagnose des Arztes als auch die Willensmeinung des Patienten müssten vor Zeugen fixiert werden.
9 Vgl. dazu den oben erwähnten Artikel über Jost im »Hannoverschen Courier« vom 15.2.1908.

2. Ernst Haeckel: »Die Lebenswunder« (1904)

In Kapitel V.2. wurde dargelegt, dass Ernst Haeckel sich in der zweiten Ausgabe seiner »Natürlichen Schöpfungsgeschichte« (1870) relativ vorsichtig für die »Kindereuthanasie« ausgesprochen hatte. In seinem vielgelesenen Werk »Die Lebenswunder« aus dem Jahr 1904 gab er diesbezüglich jede Zurückhaltung auf.[10] Haeckel lobte nun ausdrücklich die Praxis der Tötung behinderter Kinder in der Antike. Neu war in den »Lebenswundern«, dass Haeckel die »Kindereuthanasie« von vornherein aus dem juristischen Bereich der Tötungsdelikte »hinausdefinieren« wollte. Er führte an, dass seiner Ansicht nach das Gehirn des Neugeborenen so wenig entwickelt sei, dass man hier nicht von einem »menschlichen Geiste« sprechen könne: »Es kann daher auch die Tötung von neugeborenen verkrüppelten Kindern, wie sie z. B. die Spartaner behufs der Selection der Tüchtigsten übten, vernünftiger Weise gar nicht unter den Begriff des ›Mordes‹ fallen, wie es noch in unseren modernen Gesetzbüchern geschieht. Vielmehr müssen wir dieselbe als eine zweckmäßige, sowohl für die Betheiligten wie für die Gesellschaft nützliche Maßregel billigen« (Haeckel 1904, S. 23).

Haeckel forderte nun auch die Freigabe der Tötung unrettbar Kranker »auf Verlangen«: »Viele Kranke gehen dem sicheren Tode unter namenlosen Qualen entgegen. Sehr viele von diesen armen Elenden warten mit Sehnsucht auf ihre ›Erlösung vom Uebel‹ und sehnen sich das Ende ihres qualvollen Lebens herbei; da erhebt sich die wichtige Frage, ob wir als mitfühlende Menschen berechtigt sind, ihren Wunsch zu erfüllen und ihre Leiden durch einen schmerzlosen Tod abzukürzen« (Haeckel 1904, S. 131). Haeckel bejahte diese Frage. Dabei argumentierte er ähnlich, wie es Jacob Richter in seiner Petition aus dem Jahr 1901 getan hatte: »Treue Hunde und edle Pferde, mit denen wir jahrelang zusammen gelebt haben und die wir lieben, tödten wir mit Recht, wenn sie in hohem Alter hoffnungslos erkrankt sind und von schmerzlichen Leiden gepeinigt werden. Ebenso haben wir das Recht, oder wenn man will die Pflicht, den schweren Leiden unserer Mitmenschen ein Ende zu bereiten, wenn schwere Krankheit ohne Hoffnung auf Besserung ihnen die Existenz unerträglich macht und wenn sie selbst uns um ›Erlösung vom Uebel‹ bitten (Haeckel 1904, S. 132).

Doch Haeckel ging noch einen Schritt weiter und gelangte – auch wenn er wahrscheinlich die Schrift von Jost nicht rezipiert hatte – in Bezug auf die Frage nach der Zulässigkeit der Tötung unheilbar Kranker ohne Einwilligung zu einer ähnlich radikalen Position wie Jost. Ausdrücklich erwähnte Haeckel die »unheilbar« Geisteskranken, die in den modernen Kulturstaaten »künstlich am Leben erhalten würden ohne irgend einen Nutzen für sie selbst oder für die Gesammtheit« (Haeckel 1904, S. 134). Als ›Therapie‹ schlug er eine Maßnahme vor, welche die Vermutung nahelegt, dass er die oben skizzierte »ideale Rassenutopie« (vgl.

---

10 Vgl. Haeckel 1904.

Kapitel V.3.) von Alfred Ploetz (1895) gelesen hatte: »Wieviel von diesen Schmerzen und Verlusten könnte gespart werden, wenn man sich endlich entschließen wollte, die ganz Unheilbaren durch eine Morphium-Gabe von ihren namenlosen Qualen zu befreien!« (Haeckel 1904, S. 135). Dies solle jedoch nicht unkontrolliert-anarchisch geschehen: »Natürlich dürfte dieser Akt des Mitleids und der Vernunft nicht dem Belieben eines einzelnen Arztes anheimgestellt werden, sondern müßte auf Beschluß einer Commission von zuverlässigen und gewissenhaften Ärzten erfolgen. Ebenso müßte auch bei anderen unheilbaren und schwer leidenden Kranken (z. B. Krebskranken) die ›Erlösung vom Uebel‹ nur dann durch eine Dosis schmerzlos und rasch wirkenden Giftes erfolgen, wenn sie ausdrücklich auf deren eigenen, eventuell gerichtlich protokollierten Wunsch geschähe, und durch eine vereidete Commission ausgeführt werde« (Haeckel 1904, S. 135).

Kurz zusammengefasst: Haeckel wurde 1904 zum Propagandisten der Freigabe der »Kindereuthanasie«, der Tötung auf Verlangen und der »Vernichtung lebensunwerten Lebens«.

3. Die Monisten und die »Euthanasie«

Der »Vater des Monismus« hatte gesprochen. Schon bald griffen Anhänger Haeckels, die im »Deutschen Monistenbund« organisiert waren, die Gedanken des »Meisters« auf. Der »Deutsche Monistenbund« war 1906 gegründet worden.[11] Dieser vor allem aus Akademikern bestehende Bund umfasste bald ca. 6.000 Mitglieder. Neben Haeckel, der den Ehrenvorsitz übernommen hatte, war Wilhelm Ostwald, der Chemienobelpreisträger des Jahres 1909, das prominenteste Mitglied. Ostwald, der die Leitung des »Monistenbundes« von 1910 bis 1915 innehatte, gab auch die Zeitschrift des Bundes heraus, die seit 1912 unter dem Titel »Das monistische Jahrhundert« erschien. Den Ausgangspunkt der monistischen »Euthanasie«-Debatte bildete eine Veröffentlichung in dieser Zeitschrift vom 17.5.1913. Es handelte sich um einen Brief, den das Bundesmitglied Roland Gerkan am 30.4.1913 an Ostwald gesandt hatte.[12] Gerkan, ein junger Mann, der schwer lungenkrank war,[13] stellte in diesem Brief einen Gesetzentwurf zur Sterbehilfe zur Diskussion. Der Entwurf, laut Gerkan ohne juristischen Beistand verfasst, lautete:

» § 1: Wer unheilbar krank ist, hat das Recht auf Sterbehilfe (Euthanasie).
§ 2: Die Feststellung des Rechtes auf Sterbehilfe wird durch ein Gesuch des Kranken an die zuständige Gerichtsbehörde veranlaßt.
§ 3: Auf Grund des Gesuches verfügt das Gericht eine Untersuchung des Kranken durch den Gerichtsarzt im Verein mit zwei zuständigen Spezialisten. An

---
11 Zum »Deutschen Monistenbund« vgl. Schmuhl 1992, S. 110.
12 Zu korrigieren ist Schmuhl 1992, S. 110, der den 30.4.1909 als Absendedatum angab.
13 Gerkan starb am 3.5.1913; vgl. Ostwald [Epilog] (1913), S. 174.

der Untersuchung können auf Wunsch des Kranken auch weitere Ärzte teilnehmen. Diese Untersuchung hat nicht später als eine Woche nach Einreichung des Gesuches zu erfolgen.

§ 4: Bei der Protokollierung des Untersuchungsbefundes ist anzugeben, ob nach der wissenschaftlichen Überzeugung der untersuchenden Ärzte ein tödlicher Ausgang der Krankheit wahrscheinlicher ist, als die Wiedererlangung dauernder Arbeitsfähigkeit.

§ 5: Wenn die Untersuchung die überwiegende Wahrscheinlichkeit eines tödlichen Ausgangs ergibt, dann spricht das Gericht dem Kranken das Recht auf Sterbehilfe zu. Im entgegengesetzten Fall wird das Gesuch des Kranken abschlägig beschieden.

§ 6: Wer einen Kranken auf dessen ausdrücklichen und unzweideutig kundgegebenen Wunsch schmerzlos tötet, bleibt straflos, wenn dem Kranken nach § 5 das Recht auf Sterbehilfe zugesprochen worden ist, oder wenn die nachträgliche Untersuchung ergibt, dass er unheilbar krank war.

§ 7: Wer einen Kranken tötet, ohne dass dieser es ausdrücklich und unzweideutig gewünscht hat, wird mit Zuchthaus bestraft.

§ 8: Die §§ 1 bis 7 finden auch auf Sieche und Verkrüppelte sinngemäße Anwendung.«[14]

Gerkan forderte also für unheilbar Kranke das Recht auf Sterbehilfe, was natürlich eine Änderung des § 216 notwendig gemacht hätte.[15] Ostwald pflichtete Gerkans Forderung ausdrücklich bei.[16] Widersprochen wurde Gerkan jedoch von dem Bundesmitglied Wilhelm Börner, der in der Ausgabe des »Monistischen Jahrhunderts« vom 7.6.1913 »Bedenken der schwerwiegendsten Art« gegen die Ausführungen Gerkans anmeldete.[17] Er forderte »Heldentum« im Angesicht des Todes und kritisierte die unscharfe Begrenzung des Personenkreises, dem nach dem Entwurf Gerkans die »Sterbehilfe« zukommen solle.[18] Auf diesen Beitrag folgten Entgegnungen nicht nur von Ostwald,[19] sondern auch von Monisten wie Eugen Wolfsdorf und Franz Henle.[20]

---

14 Vgl. Gerkan 1913, S. 170/171.
15 In der Begründung seines Entwurfs schrieb Gerkan noch, dass die Eröffnung eines »Feldzuges für die Euthanasie« für den Monistenbund vielleicht nicht ganz opportun sei, da er deswegen sicher von den Gegnern angefeindet werden würde. Dennoch hätten die Monisten die »unabweisbare moralische Verpflichtung«, den Kranken »die Euthanasie zu erkämpfen« (Gerkan 1913, S. 171).
16 Vgl. Ostwald [Einleitung] 1913, S. 169.
17 Börner 1913, S. 249.
18 Vgl. Börner 1913, S. 249.
19 Vgl. Ostwald [Euthanasie] 1913, S. 335–341.
20 Vgl. Wolfsdorf 1913, S. 305–309 und Henle 1913, S. 309–311. Vom Vorschlag Gerkans ausgehend entspann sich auch eine im »Monistischen Jahrhundert« dokumentierte Diskussion um die Frage der Rechtmäßigkeit der ärztlichen Beihilfe zur Selbsttötung; vgl. dazu Bozi 1913, S. 576–580 und Braune 1913, S. 871–873.

Die Diskussion um den Vorschlag Gerkans, der – nota bene – natürlich kein Gesetzentwurf im eigentlichen Sinne war, blieb jedoch nicht auf den Monistenbund beschränkt.[21] Dabei gab es im Zuge der Debatte sowohl Zustimmung als auch Kritik. Zustimmung fand Gerkan beispielsweise bei dem Juristen Alexander Elster, der erklärte, dass in der Rechtswissenschaft der Satz gelte: »Das Leben weicht höheren Rücksichten! Durch solche wird einer Tötung [...] der Charakter des Mordes genommen.«[22] Kritisch äußerten sich aber z. B. der Arzt Max Beer aus Barmen (1914) und der Jurist (Vorname unbekannt) Kaßler aus Halle (1915). Beer wies explizit auf die Gefahr eines »Dammbruchs« hin: »Dass das der erste Schritt sein würde, glaube ich auch, ob aber der letzte, erscheint mir mindestens zweifelhaft. Ist einmal die Scheu vor der Heiligkeit des Lebens vermindert, die freiwillige Sterbehilfe für die geistig gesunden Unheilbaren und die unfreiwillige für die Geisteskranken eingeführt, wer steht dann dafür, dass man dabei Halt macht.«[23] Kaßler schrieb, dass die Befugnis, einen Mitmenschen, wenn auch noch so schmerzlos und aus dem tiefsten Mitleid heraus, zu töten, so sehr dem »Rechtsempfinden« der Menschen widerspreche, dass der Gesetzgeber ein solches Recht auf Tötung nicht einräumen dürfe.[24]

Neben dieser »Euthanasie«-Debatte im Umfeld des Monismus gab es nach der Jahrhundertwende auch eine fachjuristische Diskussion um die Freigabe der Tötung auf Verlangen.[25] Im Zusammenhang mit der Revision des Strafgesetzbuches sprachen sich einige Strafrechtslehrer für die Straffreiheit der Tötung auf Verlangen, andere für die Herabsetzung des Strafmaßes aus. Dabei wurde häufig als Argument angeführt, dass auch das Leben ein veräußerliches Rechtsgut sei. Man verwies ferner darauf, dass nach dem Grundsatz »volenti non fit iniuria« (»dem Wollenden geschieht kein Unrecht«) von einer Verletzung des Rechtes auf Leben bei Einwilligung des Betreffenden keine Rede sein könne. Oder man merkte an, dass der Allgemeinheit durch die Tötung eines Schwerkranken kein Schaden entstehe. Doch letztlich überzeugten diese Argumente den Gesetzgeber nicht. § 216 des RStGB von 1871 blieb erhalten.[26]

---

21 Vgl. dazu Schmuhl 1992, S. 111–114 und S. 412.
22 Alexander Elster: Euthanasie (Sterbehilfe). In: Zeitschrift für die gesamte Strafrechtswissenschaft 36 (1915), S. 596, zitiert nach Schmuhl 1992, S. 113.
23 Beer 1914, S. 9. Vgl. dazu auch Schmuhl 1992, S. 112.
24 Vgl. Kaßler 1915. S. 204. Vgl. dazu auch Schmuhl 1992, S. 114.
25 Vgl. dazu Schmuhl 1992, S. 114.
26 So brachten die Entwürfe zum RStGB von 1909, 1913, 1925 und 1927, die im Übrigen der näheren Darstellung bedürften, keine Veränderung; vgl. Schmuhl 1992, S. 114.

4. Karl Binding und Alfred Hoche: »Die Freigabe der Vernichtung lebensunwerten Lebens« (1920)

Im Folgenden ist nun das Werk darzustellen, das von allen deutschsprachigen »Euthanasie«-Publikationen vor 1933 die größte (und unheilvollste) Wirkung entfalten sollte. Im Jahr 1920 erschien die »Doppelschrift« mit dem sperrigen Titel »Die Freigabe der Vernichtung lebensunwerten Lebens. Ihr Maß und ihre Form« von Karl Binding und Alfred Hoche. Dass diese Schrift eine solche Wirkung entfaltete, hing sicher auch mit Rang und Namen der Verfasser zusammen. Karl Binding (1841–1920) war bis zu seiner Emeritierung 1913 Professor des öffentlichen Rechts in Leipzig gewesen und galt als einer der bedeutendsten deutschen Strafrechtslehrer überhaupt.[27] Alfred Hoche, seit 1902 Ordinarius für Psychiatrie in Freiburg, war ein einflussreicher Hochschullehrer.[28] Wegen der Bedeutung dieses Werks seien die Argumentationslinien im Folgenden genauer nachvollzogen. Vorab ist noch darauf hinzuweisen, dass beide Autoren schon relativ alt waren (Binding verstarb während der Drucklegung der Schrift); sie waren von daher nicht darauf angewiesen, in irgendeiner Form Zurückhaltung zu üben. Hinzu kam, dass beide durch die subjektiv als Trauma erfahrene deutsche Niederlage im Ersten Weltkrieg von – man muss wohl sagen – Wut erfüllt waren, der sich auf die »unheilbar Kranken« und »Schwachen« entlud.[29]

Den ersten Teil der mit insgesamt 62 Seiten sehr schmalen Schrift bildete eine »rechtliche Ausführung« von Karl Binding. Binding wollte sich nach eigener Aussage am Ende seines Lebens zu einer Frage äußern, die viele als heikel betrachteten: Soll die »unverbotene Lebensvernichtung« (vom Notstand abgesehen) auf die Selbsttötung des Menschen beschränkt bleiben, oder soll sie unter bestimmten Umständen eine Erweiterung auf Fremdtötungen erfahren. Der Rechtspositivist Binding ging vom geltenden Recht aus und kam zunächst auf die Selbsttötung zu sprechen. Der sogenannte Selbstmord war nach seiner Auffassung weder eine deliktische noch eine rechtmäßige, sondern »eine rechtlich unverbotene Handlung« (Binding 1920, S. 13), die der Mensch – so Bindings Ableitung – als »Souverän über sein Dasein und die Art desselben« (Binding 1920, S. 14) unverboten

---

27 Zu Binding vgl. Triepel 1972, S. 244 f. Binding starb am 7.4.1920 während der Drucklegung der Schrift.
28 Zu Hoche vgl. Schimmelpenning 1998.
29 Binding schrieb etwa: »Denkt man sich gleichzeitig ein Schlachtfeld bedeckt mit Tausenden toter Jugend [...] und stellt man in Gedanken unsere Idioteninstitute mit ihrer Sorgfalt für ihre lebenden Insassen daneben – und man ist auf das tiefste erschüttert [...]« (Binding 1920, S. 27). Hoche nannte die Niederlage des Weltkrieges – psychologisch bemerkenswert – nicht explizit beim Namen. Er erwähnte nur, dass jetzt kein Platz für »halbe, Viertels und Achtels-Kräfte« sei: »Unsere deutsche Aufgabe wird für lange Zeit sein: eine bis zum höchsten gesteigerte Zusammenfassung aller Möglichkeiten, ein Freimachen jeder verfügbaren Leistungsfähigkeit für fördernde Zwecke« (Hoche 1920, S. 55).

ausübe. Daraus ergebe sich aber, dass diese »Anerkennung« nur für den »Lebensträger« selbst gelte. Deshalb falle auch die Teilnahme am Selbstmord (Beihilfe) nach geltendem Recht unter die Tötungsnorm und sei widerrechtlich, könne bzw. müsse also unter Umständen bestraft werden. Deshalb sei auch die Tötung auf Verlangen nach geltendem Recht »mit allerbestem Grunde« ein Delikt.

Das nächste Thema, das er allerdings sehr kurz abhandelte, wollte Binding nicht mit dem »zweideutigen« Begriff der »Sterbehilfe«,[30] sondern mit dem Begriff »Euthanasie« bezeichnet wissen.[31] Binding verstand unter »reiner Euthanasie« Folgendes: »Dem innerlich Kranken oder dem Verwundeten steht der Tod von der Krankheit oder der Krankheit, die ihn quält, sicher und zwar alsbald bevor, so dass der Zeitunterschied zwischen dem infolge der Krankheit vorauszusehenden und dem durch das unterschobene Mittel verursachten Tode nicht in Betracht fällt« (Binding 1920, S. 17). Über die rechtliche Wertung dieser Handlung sei ein nach Ansicht von Binding unnötiger Streit entstanden. Denn bei den Fällen, die er als »reine« Euthanasie ansah, komme eine »starke« Lebensverkürzung nicht vor. Sie zeichneten sich – wie er doch mit sehr seltsamer Logik schrieb – dadurch aus, dass »die sichere Ursache qualvollen Todes« definitiv gesetzt sei. Durch die »reine Heilhandlung« [!] des Arztes werde an der »toddrohenden« Lage nichts geändert »als die Vertauschung dieser vorhandenen Todesursache durch eine andere von der gleichen Wirkung« (Binding 1920, S. 18). Dies war für Binding »keine ›Tötungshandlung im Rechtssinne‹«. Demnach sei die Handlung »unverboten«, auch wenn sie im Gesetz (§ 216) nicht explizit als freigegeben erwähnt werde. Dabei komme es auf die Einwilligung des Verlangenden nicht an, auch momentan Bewusstlose könnten »Gegenstand dieses heilenden Eingriffes sein« (Binding 1920, S. 19). Die »ärztliche Euthanasie« Moribunder war also nach Bindings kurzem (Denk-)Prozess »freigegeben«.

Binding fragte dann, ob es in der Vergangenheit Ansätze zu einer weiterreichenden Freigabe der Fremdtötung gegeben habe. Seiner Analyse zufolge hätten einschlägige Ansätze zumeist unter Verweis auf die »Einwilligung des Getöteten« und auf das »unerträgliche Leid des Getöteten« (als Strafmilderungs- oder sogar als Strafausschlussgründe) argumentiert. Diese systematische Fragestellung verfolgte Binding dann allerdings nicht direkt weiter, sondern er stellte – explizit an Adolf Jost anknüpfend – die in eine ganz andere Richtung weisende Frage: »Gibt es Menschenleben, die so stark die Eigenschaft des Rechtsgutes eingebüßt haben, dass ihre Fortdauer für die Lebensträger wie für die Gesellschaft dauernd allen Wert verloren hat?« (Binding 1920, S. 27). Und so, wie Binding diese Frage stellte, war sie auch schon beantwortet: »Dass es lebende Menschen gibt, deren Tod für sie eine Erlösung und zugleich für die Gesellschaft und den Staat ins-

---

30 Dieser Begriff sei – so Binding – erst in der neueren Literatur aufgetaucht. Er erwähnte diesbezüglich die Veröffentlichung von Kaßler in der »Deutschen Juristenzeitung« (1915).
31 Binding bezeichnete die entsprechende Tat als die »reine Bewirkung« oder »Herbeiführung« der »Euthanasie«. Er bemerkte, dass diese »Fallgruppe« strafrechtlich noch nicht verfolgt worden sei.

besondere eine Befreiung von einer Last ist, deren Tragung [!] außer dem einen, ein Vorbild größter Selbstlosigkeit zu sein, nicht den kleinsten Nutzen stiftet, läßt sich in keiner Weise bezweifeln« (Binding 1920, S. 28). Für die Rechtsordnung stelle sich dann natürlich die Frage, ob sie durch Strafschutz für die »unsoziale Fortdauer« solcher Leben zu sorgen habe oder ob unter bestimmten Bedingungen ihre Vernichtung freizugeben sei. Legislatorisch gestellt würde die Frage lauten, ob man »solche Leben« als Beleg für die »Unangreifbarkeit des Lebens« gesetzlich schützen müsse. Binding darauf: »Über die notwendig zu gebende Antwort kann nach kühl rechnender Logik kaum ein Zweifel bestehen. Ich bin aber der festen Überzeugung, dass die Antwort durch rechnende Vernunft allein nicht definitiv gegeben werden darf: ihr Inhalt muß durch das tiefe Gefühl für ihre Richtigkeit die Billigung erhalten. Jede unverbotene Tötung eines Dritten muß als Erlösung mindestens für ihn selbst empfunden werden: sonst verbietet sich ihre Freigabe von selbst« (Binding 1920, S. 28). Daraus ergab sich für Binding als Forderung: »[...] die unbedingte Achtung des Lebenswillens aller, auch der kränksten und gequältesten und nutzlosesten Menschen« (Binding 1920, S. 28). Der Lebenswille dürfe nicht nach Art eines Mörders oder Totschlägers gebrochen werden. Auch der Geistesschwache, »der sich bei seinem Leben glücklich fühlt« (Binding 1920, S. 29), dürfe nicht getötet werden. Binding ging dann weiter ins Detail. Die für eine Freigabe der Tötung in Betracht kommenden Menschen zerfielen seiner Ansicht nach in drei Gruppen:

1. Die erste Gruppe bestehe aus Menschen, »die zufolge Krankheit oder Verwundung unrettbar Verlorenen, die im vollen Verständnis ihrer Lage den dringenden Wunsch nach Erlösung besitzen und ihn in irgendeiner Weise zu erkennen gegeben haben« (Binding 1920, S. 29). Binding dachte hier besonders an unheilbare Krebskranke, unrettbare Phthisiker, tödlich Verwundete. In diesem Fall werde die Tat also sowohl durch die Einwilligung des Verlangenden als auch durch das Motiv des Mitleids »privilegiert«, weshalb es – so Binding – keinen Grund gebe, die Tötung für diese Gruppe nicht freizugeben. Er hielt die Freigabe sogar für eine »Pflicht gesetzlichen Mitleids« (Binding 1920, S. 31). Unbedingt notwendig sei allerdings die Ernstlichkeit der Einwilligung und die richtige Erkenntnis des Einwilligenden und des Tötenden. Binding wollte also eine Revision des § 216.

2. Die zweite Gruppe bestehe »aus den unheilbar Blödsinnigen – einerlei ob sie so geboren oder etwa wie die Paralytiker im letzten Stadium ihres Leidens so geworden sind« (Binding 1920, S. 31). »Sie haben weder den Willen zu leben, noch zu sterben. So gibt es ihrerseits keine beachtliche Einwilligung in die Tötung, andererseits stößt diese auf keinen Lebenswillen, der gebrochen werden müßte« (Binding 1920, S. 31). Hier erschlich sich Binding offensichtlich sein Argument, ein Blick in eine Anstalt hätte ihn eines Besseren belehren können. Doch er war auf sein Vorurteil festgelegt, wonach bei diesen Menschen kein »zu brechender Lebenswille« vorliege. Er sah nur Menschen, »die das furchtbare Gegenbild echter Menschen bilden und fast in jedem Entsetzen erwecken, der

ihnen begegnet« (Binding 1920, S. 32). Für ihn war also die Tötung dieser Menschen ebenfalls freizugeben, zwar nicht für jedermann, aber doch auf jeden Fall für die Angehörigen.[32]

3. Es gebe dann noch eine »Mittelgruppe«, die der »geistig gesunden Persönlichkeiten, die durch irgendein Ereignis, etwa sehr schwere, zweifellos tödliche Verwundung, bewußtlos geworden sind, und die, wenn sie aus ihrer Bewußtlosigkeit noch einmal erwachen sollten, zu einem namenlosen Elend erwachen würden« (Binding 1920, S. 33). Binding plädierte auch diesfalls für die Freigabe der Tötung, auch wenn eine Einwilligung nicht vorliege. Eine Regelbehandlung für solche Fälle ließe sich jedoch nicht aufstellen. Im schlimmsten Falle, wenn sich herausstellen würde, dass der Täter übereilt gehandelt habe, könne er wegen fahrlässiger Tötung verurteilt werden.

Die Entscheidung über die Freigabe der Tötung sollte, so Binding, in der Regel vorab getroffen werden. Da »der Staat von heute nie die Initiative zu solchen Tötungen ergreifen« (Binding 1920, S. 36) könne, müsse der Antrag vom Patienten, seinem Arzt oder einer Person seines Vertrauens erfolgen. Dieser Antrag ginge an eine »Staatsbehörde«, die – so Binding – aus einem Arzt für körperliche Krankheiten, einem Psychiater bzw. Arzt, der mit Geisteskrankheiten vertraut sei, und einem Juristen bestehen sollte. Zweckmäßig sei es, diesem »Freigebungsausschuß« einen Vorsitzenden als Verhandlungsleiter ohne Stimmrecht beizugeben. Zur Freigabe solle Einstimmigkeit notwendig sein. Diese Behörde dürfe auch Zeugen hören. Die »Euthanasie« müsse auf jeden Fall schmerzlos sein, nur ein Sachverständiger dürfe sie in die Wege leiten. Da laut Binding dieser »ordnungsgemäße Weg« nicht immer gangbar sei, z. B. dann nicht, wenn die Qualen des Unheilbaren akut »unerträglich« würden, müsste man es den »Beteiligten« überlassen, »sich über die Voraussetzungen unverbotener Tötung selbst zu vergewissern« (Binding 1920, S. 38), sie müssten im Falle des Vorliegens der Voraussetzungen später straffrei gestellt werden. Dabei würde der Täter das »Risiko des Irrtums« tragen. Soweit Binding.

Den zweiten Teil des Werkes bildeten »Ärztliche Bemerkungen« des Psychiaters Alfred Hoche. Hoche stellte zunächst fest, dass die Ärzte es »z. B. zweifellos als eine Entlastung ihres Gewissens empfinden [würden], wenn sie in ihrem Handeln am Sterbebette nicht mehr von dem kategorischen Gebote der unbedingten Lebensverlängerung eingeengt und bedrückt würden« (Hoche 1920, S. 50). Auch Hoche setzte sich dann mit der von Jost aufgeworfenen Frage auseinander, ob es Menschenleben gebe, die so stark die Eigenschaft des Rechtsgutes eingebüßt hätten, dass ihre Fortdauer für die Lebensträger wie für die Gesellschaft dauernd allen Wert verloren habe. Hoche bejahte diese Frage »mit Bestimmtheit«. Er führte aus, dass für ihn vor allem Bindings zweite Gruppe, die der unheilbar Blöd-

---

[32] Binding regte in diesem Zusammenhang auch kurz die Frage an, »ob es nicht Mißgeburten gibt, denen man in ganz jungen Jahren früher Lebenszeit den gleichen Liebesdienst erweisen sollte« (Binding 1920, S. 32 f.).

sinnigen, die Kriterien des »Wertverlusts« erfülle. Zu unterscheiden seien bei diesen Zuständen »geistigen Todes« allerdings Zustände, die im späteren Verlauf des Lebens erworben wurden, und Zustände, die angeboren bzw. von frühester Kindheit an vorherrschten. Bei beiden Gruppen könnten »gleichhohe Grade der geistigen Öde vorhanden sein« (Hoche 1920, S. 52). Doch es sei zu beachten, dass bei den »Spätverblödungen« die Kranken einen gewissen »Affektionswert« für ihre Angehörigen besitzen würden, da man sie gesund gekannt hätte: »Aus diesem Grunde wird für die Frage der etwaigen Vernichtung nicht lebenswerter Leben aus der Reihe der geistig Toten, je nachdem sie der einen oder anderen Kategorie angehören, ein verschiedener Maßstab anzuwenden sein« (Hoche 1920, S. 53). Binding schlug vor allem die »Frühverblödungen« zur Vernichtung vor. Denn gerade diese würden »diejenigen sein, deren Existenz am schwersten auf der Allgemeinheit lastet« (Hoche 1920, S. 53).[33] Die Frage, ob der für diese »Kategorien von Ballastexistenzen« nötige Aufwand gerechtfertigt sei, habe sich in den »verflossenen Zeiten des Wohlstandes nicht dringend gestellt« (Hoche 1920, S. 55).[34] Doch jetzt sei die Lage »wie die der Teilnehmer einer schwierigen Expedition, bei welcher die größte Leistungsfähigkeit aller die unerläßliche Voraussetzung für das Gelingen der Unternehmung bedeutet [...]« (Hoche 1920, S. 55). Im letzten Abschnitt seiner Ausführungen wurde Hoche dann noch prophetisch: »Eine neue Zeit wird kommen, die von dem Standpunkte einer höheren Sittlichkeit aus aufhören wird, die Forderungen eines überspannten Humanitätsbegriffes und einer Überschätzung des Wertes der Existenz schlechthin mit schweren Opfern dauernd in die Tat umzusetzen« (Hoche 1920, S. 62).

Die Schrift Bindings und Hoches löste vor allem unter Juristen und Medizinern eine kontroverse Diskussion aus. Im Folgenden können nur einige Aspekte dieser Diskussion nachgezeichnet werden.[35]

Bei den Juristen überwog die Ablehnung vor allem in Bezug auf die Forderung nach Freigabe der Tötung »Blödsinniger«.[36] Exemplarisch hierfür seien nur zwei Stimmen angeführt. Der Leipziger Reichsanwalt L. Ebermayer stimmte Binding zwar bis zu einem gewissen Grad in Bezug auf die Freigabe der Sterbehilfe zu, lehnte jedoch eine Tötung »Blödsinniger« ab, wobei er darauf hinwies, dass der Arzt es nicht verantworten könne, Menschen, die zu keiner Willensentscheidung in der Lage seien, »zum Tode zu verurteilen«.[37] Bernhard Mayer, der

---

33 Zur Berechnung dieser »Belastung« hatte Hoche eine reichsweite Umfrage in Anstalten gestartet. Demnach betrug der durchschnittliche Aufwand pro Kopf und Jahr für die Pflege eines Idioten 1.300 RM (Hoche 1920, S. 54). Hoche schätzte, dass etwa 20–30.000 Idioten in Anstalten gepflegt würden.
34 In diesem Zusammenhang beklagte Hoche auch, dass es gesetzlich noch nicht einmal möglich sei, »diese Defektmenschen von der Fortpflanzung auszuschließen« (Hoche 1920, S. 55).
35 Vgl. dazu auch die Darstellungen von Fichtner 1976, S. 33–35, Nowak 1977, S. 52–64 und Schmuhl 1992, 119–125. Einige Stellungnahmen von theologischer Seite zu Binding und Hoche wurden im Kapitel III.2. der Studie wiedergegeben.
36 Vgl. dazu Schmuhl 1992, S. 119
37 Zu Ebermayer vgl. Nowak 1977, S. 52 und Schmuhl 1992, S. 119.

Verfasser einer 1925 erschienenen juristischen Dissertation, führte gegen Binding lapidar an, dass die Tötung der Geisteskranken dem allgemeinen »Rechtsempfinden« widersprechen würde.[38] Doch es gab unter den Juristen auch entschiedene Befürworter der Freigabe der »Vernichtung lebensunwerten Lebens«, so z. B. den Berliner Kammergerichtsrat K. Klee, der 1920 in einem (1921 veröffentlichten) Vortrag mit Blick auf die wirtschaftliche Notlage der Nachkriegszeit und die Opfer des Ersten Weltkrieges die »Ausscheidung parasitenhafter Existenzen« forderte.[39] Zu den radikalen Befürwortern der Bindingschen Thesen zählte auch der Liegnitzer Stadtrat Borchardt (es ist der Literatur nicht zu entnehmen, ob er Jurist war), der 1922 in der »Deutschen Strafrechtszeitung« einen Gesetzentwurf mit dem unmissverständlichen Titel »Gesetz über die Freigabe der Tötung unheilbar Geistesschwacher« vorstellte.[40]

Die deutschen Ärzte wandten sich mehrheitlich gegen die Freigabe der »Vernichtung lebensunwerten Lebens«.[41] Aus der Menge der ablehnenden Stimmen von einzelnen Ärzten seien nur zwei gesondert angeführt. Sanitätsrat Dr. med. Johannes Bresler schrieb 1920 in der »Psychiatrisch-neurologischen Wochenschrift« kritisch zu Binding: »Der Wille zu leben oder zu sterben kommt für das Problem gar nicht in Betracht. Diese Menschen [gemeint sind die »unheilbar Blödsinnigen«; U.B.] sind rechtsfähig (§ 1 BGB) und nehmen – als geschäftsunfähig durch ihren gesetzlichen Vertreter – an allen Rechten und Pflichten, die im Bürgerlichen Gesetzbuch gegeben sind, teil. Die Rechtsfähigkeit und damit das Recht auf das Leben kann auch der Vormund nicht nehmen.«[42] Dr. Eugen Wauschkuhn (Berlin-Buch) schrieb 1922 in der »Psychiatrisch-neurologischen Wochenschrift« mit Bezug auf das Buch von Binding/Hoche und auf den »Gesetzentwurf« Borchardts von 1922: »Man sieht, die Synthese von Arzt und Henker, die den Professoren schwante und die der deutschen Kultur auf die Beine helfen soll, ist dem praktischen Borchardt spielend geglückt [...]. Vielleicht ist

---

38 Zu Mayer vgl. Schmuhl 1992, S. 119 und Nowak 1977, S. 54. In dieser Zeit entstanden zahlreiche juristische Dissertationen, die sich mit der Euthanasie- bzw. Sterbehilfeproblematik beschäftigten (Übersicht bei Schmuhl 1992, S. 414).
39 Vgl. dazu Schmuhl 1992, S. 119.
40 Vgl. Schmuhl 1992, S. 120 f. und Nowak 1977, S. 52. Einen weiteren Vorschlag für ein Sterbehilfegesetz unter Aufnahme der Vorschläge von Binding und Hoche machte Fritz Pelckmann 1923 in einer juristischen Dissertation; vgl. dazu Schmuhl 1992, S. 120. Zu erwähnen ist in diesem Kontext auch noch der Schriftsteller Ernst Mann alias Gerhard Hofmann, der am 1.11.1922 dem Reichstag »Vier Forderungen der Barmherzigkeit« übermittelte; vgl. Nowak 1977, S. 54 f. und Schmuhl 1992, S. 124. Mann wurde bekannt, als er in einem unsäglichen Werk »Die Erlösung der Menschheit vom Elend« (1922) unabhängig von Binding und Hoche im Wesentlichen aus sozialdarwinistischen und rassenhygienischen Motiven heraus unter anderem für eine schmerzlose Vernichtung der Geisteskranken plädierte.
41 Vgl. Nowak 1977, S. 55 und Schmuhl 1992, S. 121. Ausnahmen bestätigen jedoch auch hier die Regel. Zu den Befürwortern der »Vernichtung lebensunwerten Lebens« zählte z.B. Medizinalrat Gustav Boeters aus Zwickau (der sich auch als Vorkämpfer der Zwangssterilisierung einen Namen machte) und der Doktorand I. Malbin (vgl. Schmuhl 1992, S. 122).
42 Bresler 1920/21, S. 289.

es erlaubt zu fragen, wie lange unsere Menschheitsbeglücker ihre Hinrichtungen mit ärztlichem Henker nur auf Geisteskranke beschränken werden? Wann werden sie entdecken, dass Kriegsbeschädigte, Arbeitsinvaliden, Blinde, Taubstumme, Tuberkulöse und Krebskranke nicht produktiv genug sind?«[43] Den wohl deutlichsten Beleg für eine Ablehnung der Forderungen Bindings und Hoches lieferte allerdings der Deutsche Ärztetag, der 1921 in Karlsruhe einen Antrag zur »gesetzlichen Freigabe« der »Vernichtung lebensunwerten Lebens« nahezu einstimmig ablehnte.[44]

Gesondert ist noch eine Publikation des Arztes Ewald Meltzer (1869–1939) zu betrachten, der seit 1911 Leiter der Königlich Sächsischen Landesanstalt für schwachsinnige Kinder Katharinenhof in Großhennersdorf war.[45] Meltzers 1925 veröffentlichte Schrift »Das Problem der Abkürzung ›lebensunwerten‹ Lebens« war wohl die ausführlichste kritische Auseinandersetzung mit Binding und Hoche.[46] Er akzeptierte darin die Vorschläge Bindings in Bezug auf die Tötung Schwerkranker auf Verlangen (Bindings »erste Gruppe«). Die entsprechende Freigabe hielt er »für eine Pflicht gesetzlichen Mitleids« (Meltzer 1925, S. 27). Er lehnte jedoch die Tötung schwerverletzter Bewusstloser mit schlechter Prognose (Bindings »dritte Gruppe«) entschieden ab. Die Einwilligung des Kranken liege nicht vor, also dürfe er auch nicht getötet werden. In Bezug auf die für ihn als Anstaltsdirektor besonders wichtige »zweite Gruppe« Bindings, die »unheilbar Blödsinnigen«, plädierte Meltzer gegen die Freigabe der Tötung, wobei er auf den durchaus vorhandenen Lebenswillen und die Lebenslust der »Schwachsinnigen« hinwies. Er bemerkte auch, dass der mögliche nationalökonomische Gewinn solcher Tötungen gering, der moralische Verlust jedoch groß sei. Doch damit war die Schrift Meltzers nicht abgeschlossen. Er fügte noch die Ergebnisse einer Umfrage unter Eltern bzw. Vormündern Großhennersdorfer Anstaltskinder hinzu, die er im Herbst 1920, kurz nach Erscheinen der Schrift Bindings und Hoches also, durchgeführt hatte. Meltzer hatte die ca. 200 Eltern bzw. Vormünder angeschrieben und ihnen unter anderem die Frage gestellt, ob sie bereit seien, in »eine schmerzlose Abkürzung des Lebens Ihres Kindes einzuwilligen, nachdem durch Sachverständige festgestellt ist, dass es unheilbar blöd ist« (Meltzer 1925, S. 86). 162 Eltern antworteten, 119 (73 %) Befragte antworteten mit Ja, 43 (27 %) mit Nein (Meltzer 1925, S. 88). Dieses Ergebnis, das zur

---

43 Wauschkuhn 1922/23, S. 217.
44 Vgl. Schmuhl 1992, S. 122.
45 Zu Meltzer vgl. Lampe 1998. Meltzer modifizierte seine Haltung zur »Euthanasie« im Laufe der Zeit. 1914 hatte er in einem Vortrag vor Hilfsschullehrern die »Beseitigung« der Schwachsinnigen als der christlichen Ethik widersprechend kategorisch abgelehnt. 1921, nach dem Erscheinen der Schrift Bindings und Hoches, befürwortete er die aktive Sterbehilfe bei Kindern, »bei denen bei absoluter Hoffnungslosigkeit zugleich gar kein Lebenswillen mehr da ist«. Er äußerte in dieser Zeit auch Verständnis für die Auffassung, wonach die Tötung der Schwachsinnigen in Zeiten der »Volksnot« auf Anordnung des Staates berechtigt sei. Eine solche Not sah er jedoch beim deutschen Volk Anfang der 20er Jahre nicht gegeben. Zur Position Meltzers nach 1925 vgl. unten.
46 Vgl. Meltzer 1925.

»Euthanasie« geradezu einlud, wurde von Meltzer zwar relativiert, indem er sagte, man müsse diese Stimmen »wiegen«, nicht »messen«, so sei für ihn das »Gewicht der 43 Neinsagerstimmen [...] größer als das der 119 Jasager« (Meltzer 1925, S. 101). Doch die Befürworter dieser Form der »Euthanasie« bedienten sich später der Umfrageergebnisse Meltzers, um ihre Position zumindest in Bezug auf die »Kindereuthanasie« stark zu machen.[47] Meltzer selbst wiederholte in den Jahren nach 1925 seine Argumente in mehreren Veröffentlichungen mit allerdings bemerkenswerten Modifikationen.[48] Nach der Machtübernahme durch die Nationalsozialisten konzedierte er 1934 (zeitgeistgemäß), dass die Idioten und Geisteskranken »eine schwere wirtschaftliche Last für das deutsche Volk in seiner gegenwärtigen großen Bedrängnis« seien. Doch er schrieb auch, dass diese Belastung nicht unerträglich sei. 1936 bekräftigte Meltzer seine Position in einem Artikel mit dem Titel »Die Euthanasie, die Heiligkeit des Lebens und das kommende Strafrecht« noch einmal, wobei er sich nun auch explizit – im Gegensatz zu seiner früheren Position – gegen die Tötung von Schwerkranken auf Verlangen wandte. Es scheint so, als ob Meltzer, der alle diese Äußerungen übrigens in Passagen einbettete, die Zustimmung zum Nationalsozialismus signalisierten, jetzt »nicht mehr mitmachte«. Sein Tod im Jahre 1939 ersparte es ihm, die konkrete Durchführung des »NS-Euthanasie«-Programms in Großhennersdorf erleben zu müssen, dem ein Großteil der Bewohner zum Opfer fiel.

Summa summarum gilt für die Zeit der Weimarer Republik, dass es zwar zu heftigen Debatten um die Freigabe der Tötung auf Verlangen und auch um die Freigabe der »Vernichtung lebensunwerten Lebens« kam, dass diese jedoch nicht zu Gesetzesänderungen führten.

---

47 Z.B. bezog sich Hitlers Leibarzt Theo Morell, der 1939 (oder etwas später) ein Sterbehilfegesetz formulierte, auf die Umfrage Meltzers; vgl. dazu Lampe 1998, S. 107f.
48 Vgl. dazu Lampe 1998, S. 98–107.

VII. »Euthanasie« im Nationalsozialismus

Die Auseinandersetzung um die »Vernichtung lebensunwerten Lebens« blieb in der Weimarer Republik eine theoretische Angelegenheit. Im Dritten Reich wurde aus der Theorie schreckliche Praxis. Diese »Vernichtungspraxis« der Jahre 1939 bis 1945 ist im Folgenden nachzuzeichnen. In Bezug auf die Semantik machten sich die Verantwortlichen dabei die Ambivalenz des »Euthanasie«-Begriffes zu nutze, denn sie bezeichneten nicht selten ihre Mordaktionen« als »Euthanasie«-Aktionen. Ausdrücklich ist deshalb schon darauf hinzuweisen, dass die NS-»Euthanasie« der Jahre 1939 bis 1945 nichts, aber auch gar nichts mit einem »guten« Tod zu tun hatte. Zunächst aber zur Entwicklung der »Euthanasie«-Debatte im Dritten Reich bis 1939.

1. Die Entwicklung bis 1939

In den ersten Jahren nach der Machtübernahme durch die Nationalsozialisten gab es eine intensive Diskussion unter Juristen über Sterbehilfe, »Euthanasie«, Tötung auf Verlangen und »Vernichtung lebensunwerten Lebens«.[1] Diese Themen wurden beispielsweise in einer im September 1933 vom preußischen Justizminister, dem Nationalsozialisten Hanns Kerrl, veröffentlichten Denkschrift behandelt.[2] In dieser sogenannten »preußischen Denkschrift« wurde verlangt, die Tötung auf Verlangen milder zu bestrafen als die gemeine Tötung. Die Sterbehilfe (»Euthanasie«) wurde als Unterart der Tötung auf Verlangen angesehen und als »wunschgemäße Beförderung des Sterbens eines hoffnungslos Leidenden durch ein todbringendes Mittel« (S. 86) definiert. Nicht zu bestrafen sei die Sterbehilfe durch einen Arzt. Zur Vermeidung von Missbrauch sei die Schaffung von »Sicherungen« unerlässlich. Das Leiden des Kranken müsse unheilbar sein, dies müsse durch das Gutachten zweier beamteter Ärzte festgestellt werden. Dass hier nicht nur Tötung auf Verlangen des Schwerkranken gemeint war, wurde aus dem Nachsatz deutlich. Denn dem ausdrücklichen und ernsthaften Verlangen des Kranken wurde das Verlangen der nächsten Angehörigen gleichgestellt, wenn der Kranke zur Willensäußerung nicht in der Lage sei und das Verlangen der Angehörigen nicht sittenwidrig sei. Es wurde dann noch vermerkt, dass sich die Schaffung eines Unrechtsausschließungsgrundes bei der sogenannten »Vernichtung lebensunwerten Lebens« erübrige, denn, so die »preußische Denkschrift«: »Sollte der Staat etwa

---

1 Vgl. zum Folgenden ausführlich Benzenhöfer 2000, S. 112–121.
2 Vgl. Kerrl 1933; dazu Benzenhöfer 2000, S. 113.

bei unheilbar Geisteskranken ihre Ausschaltung aus dem Leben durch amtliche Organe gesetzmäßig anordnen, so liegt in der Ausführung solcher Maßnahmen nur die Durchführung einer staatlichen Anordnung. Ob diese Anordnung geboten ist, steht hier nicht zur Erörterung. Wohl bleibt zu betonen, dass die Vernichtung lebensunwerten Lebens durch eine nichtamtliche Person stets eine strafbare Handlung darstellt« (S. 87). Laut »preußischer Denkschrift« war also die Möglichkeit der staatlichen Anordnung einer solchen »Vernichtung lebensunwerten Lebens« nicht ausgeschlossen.

Die »preußische Denkschrift« war nur eine »Denkschrift« aus dem Justizministerium eines Staates des Deutschen Reichs. Um vieles wichtiger waren die Beratungen der Amtlichen Strafrechtskommission, die seit Anfang November 1933 die Aufgabe übernommen hatte, das Strafrecht zu reformieren.[3] Den Vorsitz hatte der deutschnationale Justizminister Franz Gürtner (er wurde erst 1937 Mitglied NSDAP). In dem im April 1935 veröffentlichten Berichtband stellte Prof. Wenzeslaus [oft auch: Wenzel] Graf von Gleispach die Ergebnisse der Beratungen zum Bereich »Tötung« im Rahmen der ersten Lesung zusammenfassend dar.[4] Nach dem Vorschlag der Kommission sollte der Sondertatbestand Tötung auf Verlangen (§ 216) entfallen. Die bislang besonders milde Behandlung der Tötung auf Verlangen beruhe laut Gleispach auf der von der Kommission bekämpften »individualistischen Einstellung« (S. 258) der Jurisprudenz. Jedes Mitglied der Volksgemeinschaft habe die Pflicht, der Gemeinschaft bis zum letzten zu dienen, man dürfe sich dem nicht feige durch Selbsttötung oder durch »verlangte« Tötung entziehen. Laut von Gleispach war die Kommission in Bezug auf die »Vernichtung lebensunwerten Lebens« zu einem klaren Ergebnis gekommen: »Eine Freigabe der Vernichtung sogenannten lebensunwerten Lebens kommt nicht in Frage. Der Hauptsache nach handelt es sich um schwer Geisteskranke und Vollidioten. Der nationalsozialistische Staat sucht dem Entstehen solcher Entartungen im Volkskörper durch umfassende Maßregeln vorzubeugen, so dass sie immer seltener werden müssen. Aber die Kraft der sittlichen Norm des Tötungsverbotes darf nicht dadurch geschwächt werden, dass aus bloßen Zweckmäßigkeitsgründen Ausnahmen für die Opfer schwerer Erkrankungen oder Unfälle gemacht werden, mögen auch diese Unglücklichen nur durch ihre Vergangenheit oder äußere Erscheinung dem Volkskörper verbunden sein« (S. 258).

Gleispach berichtete dann über die Beratungen der Kommission zum Thema »Sterbehilfe«: »Dieselben und verwandte Gedankengänge führen auch dazu, eine besondere Vorschrift über die Tötung Todgeweihter nicht aufzustellen. Dass in solchen Fällen unter ganz besonderen Umständen schon nach dem allgemeinen Vorschlag (siehe am Anfang) [gemeint ist der Vorschlag der Kommission,

---

3 Zur Amtlichen Strafrechtskommission allgemein vgl. Gruchmann 1988, S. 753–791.
4 Vgl. Gleispach 1935, S. 254–266; dazu Benzenhöfer 2000, S. 114–117.

durch die Einführung der Würdigung des ›Gesamtbildes‹ von Tat und Täter zu einer Strafmilderung zu kommen; U. B.] eine weitgehende Milderung der Strafe möglich sei, ist bereits früher dargetan worden. Anderseits hat bereits unter der Herrschaft des geltenden Rechts, das auch keine besondere Vorschrift dieser Art kennt, die richtige Ansicht sich herausgebildet, dass in den Fällen echter Sterbehilfe (Euthanasie) keine Tötung zu erblicken sei, d. h. dann nicht, wenn der Arzt es unterläßt, ein bereits erlöschendes qualvolles Leben künstlich zu verlängern oder wenn er den Todeskampf in ein sanftes Hinüberschlummern verwandelt. Jenseits dieser engen Grenze muß die Herrschaft des Tötungsverbots ungeschmälert bleiben. Das Gesetz muß sich davor hüten, das Vertrauen der Kranken zum Ärztestand zu erschüttern« (S. 258 f.).

Während der zweiten Lesung im Oktober 1935 wurde dann beschlossen, den Tatbestand der Tötung auf Verlangen doch im reformierten Strafgesetzbuch zu erwähnen, ansonsten blieb man bei den Ergebnissen der ersten Lesung.[5]

Die Strafrechtskommission beendete ihre Arbeit im Oktober 1936.[6] Zu einer Verabschiedung des reformierten Strafgesetzbuches kam es jedoch nicht. Gürtners Intimfeind Hans Frank, Leiter des Rechtsamtes der NSDAP und Präsident der Akademie für Deutsches Recht, konnte das Unternehmen hintertreiben.[7]

Aktive »Sterbehilfe« und »Vernichtung lebensunwerten Lebens« blieben also ebenso wie die Tötung auf Verlangen strafbar. Dies hinderte einflussreiche Nationalsozialisten aber nicht daran, über die »Euthanasie« im Sinne der »Vernichtung lebensunwerten Lebens« nachzudenken. Hitler soll 1935 von Reichsärzteführer Dr. med. Gerhard Wagner auf dem NSDAP-Parteitag in Nürnberg mit dem Thema »konfrontiert« worden sein. Zu diesem Zeitpunkt soll er, wenn man einer Hörensagen-Aussage seines »Begleitarztes« Karl Brandt trauen kann, die Durchführung noch abgelehnt und auf einen kommenden Krieg verwiesen haben. Brandt sagte am 4.2.1947 in Nürnberg wörtlich: »Ich muss annehmen dass der Führer der Meinung war, dass ein solches Problem im Kriege zunächst glatter und leichter durchzuführen ist [...]. Er [Hitler; Anmerkung U. B.] soll auch 1935 dem frueheren Reichsaerztefuehrer Dr. Wagner gegenueber geaeussert haben, dass, wenn ein Krieg sein solle, er diese Euthanasiefrage aufgreifen und durchfuehren werde.«[8] Etwa in dieselbe Richtung weist auch eine Aussage von Prof. Hermann Boehm aus dem Jahr 1961, der um das Jahr 1936 im Rahmen »privater Gespräche« (u.a. mit Reichsärzteführer Wagner) von der »Absicht, unheilbar Geisteskranke, idiotische Kinder usw. durch künstlich herbeigeführten

---

5 Vgl. Gleispach 1936, S. 371–388; dazu Benzenhöfer 2000, S. 117 f.

6 Vgl. Benzenhöfer 2000, S. 118; hier ist ein Tippfehler zu korrigieren: Die 107. und letzte Sitzung fand am 31.10.1936 (nicht 1935) statt.

7 Vgl. dazu Gruchmann 1988, S. 792–822 und Benzenhöfer 2000, S. 119.

8 Vgl. Protokolle des Nürnberger Ärzteprozesses 1999, Fiche Nr. 28, S. 2413 f. Vgl. dazu auch Generalstaatsanwaltschaft Frankfurt am Main [1962], S. 40, hier ist allerdings irrtümlich Brack als Quelle des Zitats genannt.

Tod auszuschalten«, gehört haben will.⁹ Boehm sprach sogar von einem »Entschluss« Hitlers, die Vernichtung lebensunwerten Lebens während eines zu erwartenden oder möglichen Krieges durchzuführen.¹⁰ Doch ist hier vor einer vorschnellen Übernahme des Begriffes »Entschluss« zu warnen. Die Aussage von Boehm beruhte (wie die von Brandt) auf Hörensagen. Man sollte beim derzeitigen Forschungsstand besser davon sprechen, dass sich Hitler aller Wahrscheinlichkeit nach um das Jahr 1935 »grundsätzlich« positiv zur »Euthanasie« geäußert hatte. Von einem konkreten Plan kann nicht die Rede sein.

Festzuhalten ist weiter, dass eine breitere öffentliche Diskussion über die »Vernichtung lebensunwerten Lebens« in der Zeit nach 1935 durch die Presse betreffende Zensurmaßnahmen von der Seite des Reichsministeriums für Volksaufklärung und Propaganda unterbunden wurde.¹¹ Es gelang aber nicht, Publikationen pro »Euthanasie« vollständig zu unterdrücken. Hier ist z. B. auf einen Artikel in der SS-Zeitschrift »Das Schwarze Korps« (Ausgabe vom 18.3.1937, S. 9) hinzuweisen, in dem berichtet wurde, dass ein Leser ein Gesetz gefordert hatte, wonach idiotische Kinder mit Einverständnis der Eltern getötet werden dürften.¹²

Spätestens seit 1938 war es im Umfeld Hitlers klar, dass er mit seinem außenpolitischen Vabanque-Spiel auf einen Krieg zusteuerte. Wenn man an das oben zitierte, von Karl Brandt überlieferte Hitlerwort denkt, wonach eine ausmerzende »Euthanasie« am besten im Krieg durchzuführen sei, dann rückte die Möglichkeit ihrer Durchführung also heran. »Kindereuthanasie« und »Erwachseneneuthanasie«, die im Folgenden aus Gründen der Übersichtlichkeit getrennt dargestellt werden sollen, waren dabei – dies sei betont – nicht nur ideologisch, sondern auch institutionell eng verknüpft. Bei beiden spielte die Kanzlei des Führers eine wichtige Rolle.

2. Die »Kinder- und Jugendlicheneuthanasie«

Die Anfänge der NS-»Kindereuthanasie« bzw. der NS-»Kinder-und Jugendlicheneuthanasie«, wie es eigentlich heißen müsste,¹³ sind nicht eindeutig aufgeklärt. Vielfach ist man auf Aussagen von Beteiligten in Nachkriegsprozessen oder Er-

---

9 Vgl. dazu Generalstaatsanwaltschaft Frankfurt am Main [1962], S. 41. Zu Prof. Hermann Boehm vgl. die kurzen Angaben in Weingart, Kroll, Bayertz 1992, S. 386–389. Boehm (NSDAP-Mitgliedsnummer 120) war Leiter der Abteilung Volksgesundheit der NSDAP, 1943 wurde er Ordinarius für Rassenhygiene in Gießen. In der Heyde-Anklageschrift wurde der Name fälschlich Böhm geschrieben.
10 Vgl. Generalstaatsanwaltschaft Frankfurt am Main [1962], S. 41.
11 Vgl. Rost 1987, S. 86.
12 Faksimiliert in Wuttke-Groneberg 1980, S. 24.
13 Das Alter der erfassten Kinder wurde im Laufe der Zeit heraufgesetzt, es wurden bald auch Jugendliche, in Einzelfällen auch Minderjährige bis 21 Jahre erfasst, vgl. Benzenhöfer/Oelschläger 2002, S. 14–16. Wenn im Folgenden von »Kindereuthanasie« die Rede ist, ist dies im Sinne einer Abkürzung gemeint.

mittlungsverfahren angewiesen, die oft verschleiernden Charakter hatten. Sicher ist jedoch, dass die Kanzlei des Führers eine bedeutende Rolle bei der Vorbereitung und Durchführung der »NS-Kindereuthanasie« spielte.

Diese aus Parteimitteln bezahlte »Privat«-Kanzlei Hitlers war 1934 in Berlin eingerichtet worden.[14] Von Anfang an stand ihr Reichsleiter Philipp Bouhler[15] vor. Der noch relativ junge Nationalsozialist war seit 1922 Berufspolitiker. Er gliederte die Kanzlei mehrfach um. Laut Organisationsplan vom Juli 1938 leitete der Wirtschaftswissenschaftler Viktor Brack[16] das Amt II (Bearbeitung von Eingaben, »die NSDAP, ihre Gliederungen und angeschlossenen Verbände sowie Dienststellen des Reiches und der Länder betreffend«). Das Referat II b des Amtes II sollte zur Planungszentrale der »Euthanasie« werden, es war für »Beschwerden und Angelegenheiten der Reichs- und staatlichen Ministerien und deren nachgeordneten Dienststellen« zuständig. Leiter war der promovierte Agrarwissenschaftler Hans Hefelmann[17], stellvertretender Leiter war der ehemalige kaufmännische Angestellte Richard von Hegener[18]. Das Amt II wurde – wahrscheinlich in der zweiten Hälfte des Jahres 1939 – in Hauptamt II, das Referat II b in Amt II b umbenannt.

Mit dem Thema »Kindereuthanasie« befasst wurde die Kanzlei des Führers nach den vorliegenden Aussagen durch einen konkreten Fall entweder 1938 oder 1939 (»Fall Leipzig« alias »Fall Kind Knauer«). Die Frage ist, ob sich diese »Sonderbürokratie«, in der wohlgemerkt kein Arzt tätig war, schon vor dem »Fall Leipzig« mit dem Thema »Euthanasie« beschäftigte.[19] Die vorliegenden Aussagen (vor allem von Hans Hefelmann und Richard von Hegener) sind nicht eindeutig. Man kann deshalb nur sagen, dass es durchaus sein mag, dass schon vor dem »Fall Leipzig« in der Kanzlei des Führers Diskussionen zum Thema »Vernichtung lebensunwerten Lebens« geführt wurden. Doch Anhaltspunkte für die Formulierung eines Vernichtungsprogramms vor dem »Fall Leipzig« gibt es beim derzeitigen Forschungsstand nicht.

Die näheren Umstände dieses »Falls Leipzig« schienen nach meinen Recherchen 1997/1998 geklärt.[20] Dabei folgte ich (er hatte die Richtigkeit meiner Identifikation 1998 sogar schriftlich bestätigt) dem französischen Journalisten Ph. Aziz, der angeblich 1973 mit der betroffenen Familie (er bezeichnete die Familie mit dem Namen »Kressler«) in Pomßen bei Leipzig ein Interview geführt hatte, worüber er 1975 im Rahmen eines Buches berichtete.[21] Doch 2006 wurde durch

---

14 Vgl. Benzenhöfer 2008, S. 32–50. Mein Dank für Recherchen in Berlin gilt Herrn Dr. Friedrich Hauer.
15 Zu Bouhler vgl. Benzenhöfer 2008, S. 41 f.
16 Zu Brack vgl. Benzenhöfer 2008, S. 42 f.
17 Zu Hefelmann vgl. Benzenhöfer 2008, S. 43 f.
18 Zu von Hegener vgl. Benzenhöfer 2008, S. 44–46.
19 Vgl. Benzenhöfer 2008, S. 46–50.
20 Vgl. Benzenhöfer 1998a, S. B–954 f.
21 Vgl. Aziz 1975.

eine Angehörige der von mir »identifizierten« Familie klargestellt, dass die Angabe von Aziz, er habe mit dem Vater gesprochen, erfunden war.[22] Der Vater war »im Krieg« geblieben, er kehrte nach 1945 nicht mehr nach Pomßen zurück und wurde 1987 für tot erklärt. Damit war auch die aus dem »Fall Pomßen« (das vermeintlich »identifizierte« Kind war im Februar 1939 geboren worden, es verstarb im Juli 1939) gewonnene Zeitleiste für die Vorgeschichte der »NS«-Euthanasie« hinfällig. Doch damit ist, dies gilt es zu betonen, nicht der »Fall Leipzig« erledigt. Die Aussagen von Brandt, Hefelmann und anderen weisen auf den Fall eines behinderten Kindes aus Leipzig oder Umgebung im Vorfeld der »NS-Euthanasie« hin.

Wertet man diese Aussagen kritisch aus, dann lässt sich Folgendes sagen:[23] Ein in Sachsen (wahrscheinlich in Leipzig) geborenes Kind wurde (wohl deutlich vor Kriegsbeginn) in die Universitätskinderklinik nach Leipzig gebracht, wo es der Direktor Prof. Dr. Werner Catel sah (dies gab Catel in einer Nachkriegsaussage selbst zu). Karl Brandt, der mit dem Fall befasst wurde, hatte am 4.2.1947 keinen Namen des Kindes genannt und nur von einem »Fall Leipzig« gesprochen. Hans Hefelmann gebrauchte den Namen Knauer in seinen Aussagen, doch am 6.9.1960 gab er Folgendes an: »Hinsichtlich des Namens Knauer kann ich mich eventuell irren. Sicher ist, dass der Name ähnlich geklungen hat«. Werner Catel gab ebenfalls den Namen Knauer an (wobei es durchaus denkbar ist, dass er sich auf den »eingeführten« Namen bezog und nicht auf seine »Erinnerung«). Die zentralen Aussagen stimmen dahingehend überein, dass das Kind, als es in der Leipziger Universitätskinderklinik vorgestellt wurde, relativ jung war. Eine genaue Altersangabe ist nicht möglich. Nach dem übereinstimmenden Kern der zentralen Aussagen (die im Detail voneinander abweichen) war es schwer behindert geboren worden, es waren mindestens zwei Extremitäten sichtbar betroffen. Überdies lag nach den Aussagen eine geistige Behinderung vor und das Kind war blind. Angaben zum Geschlecht wurden in den Aussagen nicht gemacht.

Aus dem Kreis der Familie (sei es der Vater, wie Brandt und Catel sagten, oder sei es, wie Hefelmann auffälligerweise behauptete, die Großmutter gewesen) wurde nach den vorliegenden Aussagen ein Schreiben an Hitler gerichtet, in dem um den »Gnadentod« für das Kind gebeten wurde. Das Schreiben landete aller Wahrscheinlichkeit nach in der für Gesuche aus der Bevölkerung zuständigen Kanzlei des Führers. Hitler wurde den Aussagen zufolge relativ rasch nach Eingang des Gesuchs über den Fall des Kindes informiert. Er schickte seinen »Begleitarzt« Karl Brandt nach Leipzig, um den Fall »prüfen« zu lassen. Brandt fuhr nach eigener Aussage nach Leipzig. Wann er diese Fahrt antrat, sagte er nicht. Nach der Aussage von Hefelmann vom 31.8.1960 erteilte Brandt die »Freigabe« für die Tötung des Kindes (er selbst gab dies nicht zu). Das Kind wurde (so gab Hefelmann Brandt wieder) »eingeschläfert«. Catel stritt zwar nicht den Fall, aber

---

22 Das Folgende nach Benzenhöfer 2008, S. 21–27 (hier genaue Nachweise).
23 Vgl. Benzenhöfer 2008, S. 51–57.

seine direkte Beteiligung an der Tötung ab, nach seiner Aussage tötete einer seiner Assistenzärzte das Kind.

Eine genaue Datierung der Ereignisse ist auf der Grundlage der Aussagen nicht möglich, sowohl das Jahr 1938 als auch das Jahr 1939 kommen für die Tötung in Frage. Durch Recherchen im Staatsarchiv Leipzig konnten 2008 zwei Kinder mit Namen Knauer nachgewiesen werden, die 1938 in Leipzig verstorben sind (1939: keines).[24] Für eines dieser Kinder, das am 12.2.1938 geboren wurde und 3.3.1938 verstorben ist, ist als Todesort im Sterbebuch »Leipzig-Reudnitz im Kinderkrankenhaus« vermerkt. Das Kinderkrankenhaus Reudnitz hatte die Adresse Oststraße 21. Es war verbunden mit der Universitätskinderklinik (»Städt. KinderKh m. UnvKinderKlin«; Direktor war W. Catel). Ob dieses im März 1938 verstorbene Kind das gesuchte ist, muss offenbleiben. Die Lebensdauer war sehr kurz, und immerhin musste im »Fall Leipzig« ein Brief nach Berlin gelangen, von der Kanzlei des Führers weitergeleitet und von Hitler zur Kenntnis genommen werden, schließlich musste Karl Brandt nach Leipzig fahren. Da es sich zeigte, dass das Namensregister der Leipziger Sterbebücher nicht vollständig ist, kann im Übrigen nicht mit letzter Sicherheit ausgeschlossen werden, dass nicht noch ein weiteres Kind Knauer 1938 oder 1939 in Leipzig verstorben ist. Die Sterbebücher selbst wurden noch nicht entsprechend durchgesehen (Stand: Mitte 2009).

Man muss also beim derzeitigen Forschungsstand beim Formulieren von »Ergebnissen« extrem vorsichtig sein. Wenn man die relevanten Nachkriegsaussagen kritisch würdigt, kann man aber doch sagen, dass entweder 1938 oder 1939 der Fall eines behinderten Kindes aus Sachsen dazu führte, dass 1.) die Kanzlei des Führers; 2.) Hitler selbst und 3.) Hitlers Begleitarzt Karl Brandt direkt mit dem Thema Krankentötung befasst wurden. Wann genau, wem gegenüber und wie explizit Hitler die »Kindereuthanasie«-Aktion nach diesem »Fall Leipzig« freigab, ist nicht geklärt. Die Kanzlei des Führers wurde auf jeden Fall zur Planungszentrale.[25] Hier waren zweifellos Philipp Bouhler (Leiter) und Hans Hefelmann (Leiter des Referates bzw. Amtes II b) involviert, wobei bei der konkreten Planung Hefelmann eine wichtige Rolle zukam. Welche Rolle Richard von Hegener zu Beginn der Planungsphase der »Kindereuthanasie« spielte, ist unklar. Auch die Rolle von Viktor Brack (Leiter des Amtes bzw. Hauptamtes II) zu Beginn der Planungsphase der »Kindereuthanasie« bleibt unklar. Er war aber sicher über das, was im Referat bzw. Amt II b passierte, informiert.[26] Unklar bleibt zuletzt auch die kon-

---

24 Vgl. Benzenhöfer 2008, S. 58–60. Mein Dank für Recherchen in Leipzig gilt Frau Wiebke Janssen, MA.
25 Vgl. zum Folgenden Benzenhöfer 2008, S. 61–64.
26 Eventuell gab Brack schon 1938 Albert Hartl, der zu dieser Zeit im Sicherheitsdienst tätig war, den Auftrag, ein »Gutachten« über die Stellung der katholischen Kirche zur »Euthanasie« einzuholen (so zumindest die Nachkriegsaussagen von Hartl). Eine entsprechendes »Gutachten«, genauer: eine Stellungnahme (abgeschlossen 1940), die mit an Sicherheit grenzender Wahrscheinlichkeit von dem katholischen Moraltheologen Prof. Joseph Mayer stammt, ist erhalten; vgl. Benzenhöfer/Finsterbusch 1998 und Benzenhöfer 2008, S. 61–64.

krete Rolle von Karl Brandt im Planungsstadium. Laut Hefelmann gab Brandt den Auftrag zur Bildung der Planungsgruppe, Brandt selbst gab zu, an mindestens einer Besprechung teilgenommen zu haben.

Laut Hefelmann wurde die Planung nach der Hinzuziehung von »ärztlichen Experten« auf jeden Fall im Laufe des Jahres 1939 konkreter.[27] Seine Angaben zur anfänglichen Zusammensetzung des »beratenden Gremiums« (besser wohl: des Planungsgremiums) für die »Kindereuthanasie« dürften im Großen und Ganzen stimmen, auch wenn Details als unsicher beurteilt werden müssen. Es klingt plausibel, dass zu diesem »kleinen Kreis« mit Dr. med. Herbert Linden früh jemand vom Innenministerium stieß. Es mag sein, dass relativ früh Dr. Hellmuth Unger involviert war, der 1935 Pressereferent der Reichsärztekammer und des Reichsärzteführers und 1938 Leiter der schriftstellerischen Leitstelle des Reichsärzteführers geworden war (er war als Verfasser des »Pro-Euthanasie«-Romans »Sendung und Gewissen« hervorgetreten). Doch in Bezug auf Unger scheint ein gewisser Vorbehalt angebracht zu sein, eventuell verwechselte Hefelmann in seiner Aussage vom 12.9.1960 die Planung der »Kindereuthanasie« mit der Planung der »Erwachseneneuthanasie«. Es klingt aber auf jeden Fall plausibel, dass der Berliner Kinderarzt Dr. Ernst Wentzler relativ früh »dabei« war (er selbst gab zumindest zu, dass er schon im Frühjahr 1939 zur Mitarbeit in der Planungsgruppe aufgefordert wurde). Dass der Pädiater Prof. Werner Catel (Leipzig) gleich zu Anfang zum beratenden Gremium gehörte, wie Hefelmann angab, erscheint nicht ausgeschlossen, Catel selbst hat dies aber vehement bestritten. Dass Catel wenig später zum engen Kreis der »Kindereuthanasieaktivisten« zählte, ist unbestritten, denn er wurde neben Dr. Hans Heinze und Dr. Ernst Wentzler Gutachter des »Reichsausschusses«. Zu Heinze ist noch zu sagen, dass die Aussage Hefelmanns vom 12.9.1960 durchaus stimmen kann, dass Heinze wenn auch nicht gleich zu Beginn, so doch relativ früh in die Planung einbezogen war.

Weitere Fragen zum Prozess der Planung der »Kindereuthanasie« im Jahr 1939 müssen offen bleiben: Es ist nicht ausgeschlossen, dass der »Reichsausschuss«, wie Hefelmann am 12.9.1961 sagte, im Mai 1939 »gegründet« wurde und dass zu diesem Zeitpunkt ein Erlass vorbereitet wurde, der dem vom 18.8.1939 (siehe unten) entsprach.[28] Es ist jedoch auch nicht ausgeschlossen, dass Hefelmann einer Gedächtnistäuschung unterlag und der »Reichsausschuss« etwas später »gegründet« wurde.

Trotz der Unsicherheit bezüglich der »Gründung des Reichsausschusses« kann man mit Sicherheit sagen, dass der August 1939 ein wichtiger Monat für die Vorbereitung der NS-»Kindereuthanasie« war.[29] Ein »streng vertraulicher« Runderlass des Reichsinnenministeriums (das Ministerium war also involviert!) trägt das Datum 18.8.1939, er markiert den Beginn der (gut getarnten) Erfassung der Opfer.

---

27 Vgl. dazu und zu weiteren Aussagen Benzenhöfer 2008, S. 65–72.
28 Vgl. Benzenhöfer 2008, S. 73–75.
29 Vgl. Benzenhöfer 2008, S. 76–80.

Laut Erlass herrschte ab sofort Meldepflicht für Kinder mit bestimmten Krankheitsgruppen. Im Erlass wurde erstmals die Existenz des zur Tarnung gegründeten »Reichsausschusses zur wissenschaftlichen Erfassung von erb- und anlagebedingten schweren Leiden in Berlin W 9, Postfach 101« publik gemacht. Es sollten zur »Klärung wissenschaftlicher Fragen auf dem Gebiete der angeborenen Missbildung und der geistigen Unterentwicklung« Kinder an den »Reichsausschuss« gemeldet werden, die mit folgenden »schweren angeborenen [!] Leiden« behaftet seien: 1. Idiotie sowie Mongolismus, 2. Mikrozephalie, 3. Hydrozephalus, 4. Missbildungen jeder Art und 5. Lähmungen. Meldepflichtig waren nicht nur Hebammen und leitende Ärzte in Entbindungsanstalten und geburtshilflichen Abteilungen von Krankenhäusern, sondern auch Allgemeinärzte. Gemeldet werden sollten Kinder bis zum 3. Lebensjahr (die Altersgrenze wurde später erhöht).[30] Mit dem Erlass vom 18.8.1939 wurde ein Meldebogen verschickt, in dem u. a. nach der »voraussichtlichen Lebensdauer« und den »Besserungsaussichten« gefragt wurde. Der eigentliche Zweck der Meldung (Erfassung zur »Euthanasie«) wurde nicht genannt.

Die Verantwortlichen legten folgendes Verfahren für die »Kindereuthanasie« fest:[31] Meldung des Arztes oder der Hebamme an den Amtsarzt; Meldung des Amtsarztes an den »Reichsausschuss«; Vorauswahl durch ein Mitglied des »Reichsausschusses« (de facto in der Kanzlei des Führers); Begutachtung durch die drei Gutachter des »Reichsausschusses« (Catel, Wentzler, Heinze); Vorbereitungen für die Aufnahme der »Behandlungsfälle« und der »Beobachtungsfälle in eine »Kinderfachabteilung« durch Schreiben an den Amtsarzt und an den Leiter der »Kinderfachabteilung«.

Die erste so genannte »Kinderfachabteilung« zur Beobachtung und Tötung der »Reichsausschusskinder« wurde Mitte 1940 in Görden (bei Brandenburg) »eröffnet«. Bis zum Ende des Krieges wurden mindestens 31 »Kinderfachabteilungen« eingerichtet, von denen einige allerdings nach einiger Zeit schon nach relativ kurzer Zeit wieder geschlossen wurden.[32] Vieles ist noch unklar, was den organisatorischen Ablauf in den verschiedenen »Fachabteilungen« betrifft (genauer: in Anstalten mit »Reichsausschusskindern«, die Kinder bzw. Jugendlichen mussten nicht auf einer Abteilung oder Station konzentriert sein).[33] Doch man kann sagen, dass die Kinder bzw. Jugendlichen, die getötet wurden, in der Regel einzeln getötet wurden, oft mit einem Barbiturat oder mit anderen Medikamenten (nicht selten verbunden mit Unterversorgung), manchmal wohl auch allein durch Unterversorgung.

---

30 Vgl. dazu Benzenhöfer/Oelschläger 2002, S. 14–16.
31 Vgl. Benzenhöfer 2008, S. 81–83. Bei genauer Betrachtung der erhaltenen Unterlagen schon der ersten »Kinderfachabteilung« in Görden zeigt sich, dass nicht alles nach diesem Schema ablief; vgl. dazu Benzenhöfer 2008, S. 84–86 (mein Dank für Hilfen und Hinweise zu diesem Punkt gilt Prof. Dr. Lothar Pelz). Auch später gab es Abweichungen.
32 Vgl. dazu Benzenhöfer 2008, S. 87–95. Hier findet sich auch eine Liste der »Kinderfachabteilungen«.
33 Vgl. Oelschläger 2003, S. 1039.

Das »Kinder- und Jugendlicheneuthanasieprogramm« lief – übrigens ohne nennenswerten Widerstand – bis zum Ende des Krieges. Die genaue Opferzahl ist nicht bekannt. Die Angaben von Beteiligten variieren zwischen ca. 3.000 und ca. 5.200 Opfern für das »Reichsausschussverfahren«.[34] Hingewiesen sei hier noch darauf, dass Kinder und Jugendliche auch im Rahmen der so genannten »Erwachseneneuthanasie« (sowohl im Rahmen der »Aktion T 4« als auch außerhalb dieser Aktion) getötet wurden.

3. Die »Erwachseneneuthanasie«

Bevor auf die große »Erwachseneneuthanasie«-Aktion im »Altreich« einzugehen ist, muss erwähnt werden, dass noch im Jahr 1939 Massentötungen von Geisteskranken im besetzten Polen und in den nahegelegenen Ostgebieten des »Altreichs« stattfanden.[35]

Diese Massentötungen begannen aller Wahrscheinlichkeit nach im besetzten Gebiet Danzig-Westpreußen, das zu dieser Zeit noch unter Militärverwaltung stand (Chef der Zivilverwaltung des Armeeoberkommandos 4 war Albert Forster, der nach Auflösung der Militärverwaltung Ende Oktober 1939 Gauleiter des neuen Reichsgaues Danzig-Westpreußen wurde). Ende September 1939 wurden etwa 1.800 polnische Patienten aus der Anstalt Kocborowo (Konradstein bei Stargard) von SS-Kommandos in der Nähe der Stadt Kocborowo erschossen. Weitere Patienten aus Anstalten in diesem Gebiet, das ab 1.11.1939 zum Reichsgau Danzig-Westpreußen wurde, wurden in der Folgezeit erschossen.

In Pommern (das zum »Altreich« gehörte) wurden laut Rieß frühestens Ende Oktober, wahrscheinlich erst ab Mitte November 1939 mehr als tausend deutsche Geisteskranke aus Heil- und Pflegeanstalten (gesichert: Lauenburg, Stralsund, Treptow an der Rega und Ueckermünde; eventuell auch Meseritz-Obrawalde) in die Nähe von Neustadt (nordwestlich von Danzig) transportiert und dort von SS-Kommandos erschossen.

Auch auf dem Gebiet des neuen Reichsgaues Posen (errichtet am 26.10.1939; Anfang 1940 umbenannt in Reichsgau Wartheland) wurden zahlreiche Anstaltspatienten getötet. Die ersten Erschießungen fanden laut Rieß um den 1.11.1939 herum statt, betroffen waren Patienten aus der Anstalt Owinska (Treskau). Bemerkenswert ist, dass im Reichsgau Posen die erste stationäre Gaskammer zum Einsatz kam. Diese wurde im sogenannten Fort VII in Poznan (Posen) installiert. Viele Details sind noch unklar, eventuell gab es laut Rieß im Oktober oder Anfang November eine Probevergasung in Posen. Als gesichert kann gelten, dass in der zweiten Novemberhälfte und im Dezember 1939 Gruppenvergasungen von

---

34 Vgl. Benzenhöfer 2008, S. 95.
35 Vgl. zum Folgenden Rieß 1995.

pommerschen Patienten im Fort VII in Posen stattfanden. Die Patienten wurden mit Kohlenmonoxyd vergast, mit der Methode also, die man wenig später in den Vernichtungszentren im »Altreich« anwandte. Im Reichsgau Posen bzw. Wartheland wurden auch – wohl Anfang des Jahres 1940 – von dem SS-Sonderkommando Lange die ersten Gaswagen eingesetzt. In diesen Gaswagen wurden mehr als tausend Patienten umgebracht.[36]

Aller Wahrscheinlichkeit nach gingen die beschriebenen »Aktionen« auf regionale bzw. lokale Initiativen zurück, die von Albert Forster (Chef der Zivilverwaltung bzw. ab Ende Oktober 1939 Gauleiter von Danzig-Westpreußen), Franz Schwede-Coburg (Gauleiter von Pommern) und Arthur Greiser (Gauleiter von Posen bzw. Wartheland) ausgingen. Sie waren also nicht von den Verantwortlichen der »Euthanasie«-Aktion im »Reich« geplant. Die genaue Zahl der Opfer dieser »Aktionen« im besetzten Polen bzw. in den »Ostgauen« ist nicht bekannt. Sie lag sicherlich schon in der ersten Phase bis Mitte 1940 bei über 10.000. Auch in der Folgezeit wurden in den »Ostgauen« zahlreiche Geisteskranke und Behinderte getötet. Nur hingewiesen werden kann hier auf die spätere Ermordung von Geisteskranken und Behinderten durch die Einsatzgruppen in der Sowjetunion.[37]

Damit zurück in das »Altreich« vor Kriegsbeginn: Die Planung der »Erwachseneneuthanasie« begann wahrscheinlich etwas später als die Planung der »Kinder- und Jugendlicheneuthanasie«.[38] Das genaue Datum steht nicht fest, aber wenn man die im Detail wieder häufig abweichenden Aussagen kritisch würdigt, kann man sagen, dass sie spätestens im Sommer 1939 begann.

Mit an Sicherheit grenzender Wahrscheinlichkeit waren Philipp Bouhler und Viktor Brack von der Kanzlei des Führers zu Beginn der Planungsphase der »Erwachseneneuthanasie« aktiv, wobei Brack den Aussagen nach zu urteilen eine wichtige Rolle zukam.[39] Hans Hefelmann war nach eigener Aussage ebenfalls involviert, seine Rolle bei der Planung der »Erwachseneneuthanasie« dürfte aber etwas weniger ausgeprägt gewesen sein als die bei der Planung der »Kindereuthanasie«. Dr. med. Herbert Linden war nach den vorliegenden Aussagen relativ früh wieder als Vertreter des Innenministeriums präsent. Die konkrete Rolle von Dr. med. Hellmuth Unger (Leiter der schriftstellerischen Leitstelle des Reichsärzteführers) muss als unklar bezeichnet werden. Unklar bleibt auch der Aktivitätsgrad von Hitlers »Begleitarzt« Karl Brandt in der Zeit vor Kriegsbeginn in Bezug auf die »Erwachseneneuthanasie«.

Nach den vorliegenden Aussagen wurden von der Kernplanungsgruppe bald psychiatrische Experten beratend hinzugezogen. Als psychiatrischer Experte wurde

---

36 Fahrbare Gaskammern wurden ab Ende 1941 auch im Vernichtungszentrum Chelmno/Kulmhof im Rahmen des Holocaust eingesetzt; vgl. dazu Kogon, Langbein, Rückerl 1983, S. 110–145.
37 Vgl. Ebbinghaus/Preissler 1987, S. 75–107.
38 Vgl. zum Folgenden Benzenhöfer 2008, S. 96–112.
39 Zu den hier und im Folgenden genannten Beteiligten vgl. auch das Kapitel »Kindereuthanasie« oben.

nach eigener Aussage im Juli 1939 Werner Heyde einbezogen. Nicht gesichert ist, wer an der »ersten Psychiaterbesprechung« zur Planung der »Erwachseneneuthanasie« teilnahm, d. h. genauer, an der Besprechung, an der erstmals mehrere Psychiater teilnahmen.[40] Nicht einmal das Datum einer solchen Sitzung ist genau zu bestimmen. Heyde sprach von einer Psychiaterbesprechung bei Bouhler Ende Juli 1939, Brack sprach von einer Besprechung »Mitte oder Anfang August« 1939, Hefelmann datierte eine solche Besprechung auf die zweite Augusthälfte 1939. Es ist beim derzeitigen Forschungsstand daher besser, summarisch zu sagen, dass im Sommer 1939, relativ bald nach Planungsbeginn der »Erwachseneneuthanasie«, Werner Heyde und weitere Psychiater in die Planungsgruppe einbezogen wurden. Um anzudeuten, welche Ärzte wahrscheinlich beteiligt waren, und auch um anzudeuten, dass in diesem Bereich einiges unklar ist,[41] sei die ausführlichste Aussage von Hefelmann (vom 13.9.1960) zur ersten »Bouhlerbesprechung« mit Psychiatern wiedergegeben: »Ich weiß auch noch mit Sicherheit, dass in der von mir angegebenen Zeit [d. h. in der 2. Hälfte des Monats August; Anmerkung U. B.] Bouhler in seinem Amtszimmer in der Reichskanzlei in meiner Anwesenheit eine Besprechung abgehalten hat, bei der etwa die von Dr. Heyde angegebene Zahl von 10–15 Herren anwesend gewesen sein mag. Ich erinnere mich noch daran, dass zu den Teilnehmern Dr. Pfannmüller, Dr. Heinze und die leitenden Ärzte von den Anstalten Buch bei Berlin [in der Heyde-Anklageschrift 1962, S. 189 als Dr. [Wilhelm] Bender identifiziert; Anmerkung U. B.], Wittenau bei Berlin [unklar; Direktor in Wittenau war Gustav Adolf Waetzoldt; eventuell war aber Ernst Hefter (Wiesengrund) gemeint, der zu den frühen Gutachtern der Aktion T 4 gehörte; Anmerkung U. B.] und von zwei weiteren Berliner Anstalten gehörten. Ich halte es auch für möglich, dass Prof. de Crinis, Prof. Brandt und Dr. Conti bei dieser Besprechung anwesend waren. Nicht ausgeschlossen ist, dass auch Dr. Unger zu den Teilnehmern gehörte. [...]. Bei dieser ersten Besprechung bei Bouhler, die meiner Erinnerung nach nur kurz gewesen ist, wurden nur grundsätzliche Fragen angeschnitten. [...]. Nach diesen Ausführungen richtete Bouhler an die anwesenden Ärzte die Frage, ob sie unter diesen Voraussetzungen bereit seien, sich an den geplanten Maßnahmen zu beteiligen, wobei er betonte, dass die Mitarbeit jedem frei stehe. Als einziger von den Anwesenden lehnte de Crinis eine Mitarbeit aus persönlichen Gründen ab, ohne jedoch grundsätzliche Bedenken gegen die geplanten Maßnahmen zu erheben. Zur Vervollständigung muß ich noch nachtragen, dass auch Brack bei dieser Besprechung anwesend gewesen ist.«

Aller Wahrscheinlichkeit nach gab es im Vorfeld der Krankenmorde eine Auseinandersetzung um die »Zuständigkeit«. Nach einigen Aussagen erhielt Reichsärzteführer Leonardo Conti (wann auch immer im Jahr 1939) den »Auftrag« zur

---

40 Vgl. Benzenhöfer 2008, S. 96–107.
41 Vgl. Benzenhöfer 2008, S. 106 f. Die Darstellung der Generalstaatsanwaltschaft Frankfurt am Main [1962], S. 187–201 ist nicht belastbar; die gewonnene Liste beruhte auf unkritischer Aussagen-»Collage«. Diese Darstellung wanderte ohne ausreichenden Nachweis in das Buch von Klee 1983, S. 83 ein und wird seither ungeprüft repetiert.

Durchführung der »Erwachseneneuthanasie«.⁴² Wenn dies so war, dann wurde ihm der Auftrag sehr bald wieder entzogen, Philipp Bouhler und Karl Brandt wurden »Euthanasiebeauftragte« Hitlers (siehe dazu unten).

Die Planungsgruppe in der Kanzlei des Führers und in ihrem Umfeld kam auf jeden Fall zu dem Ergebnis, dass auch für die »Erwachseneneuthanasie« eine Erfassungsaktion notwendig sei. Zunächst erging am 21.9.1939 ein Erlass des Reichsministeriums des Innern an die außerpreußischen Landesregierungen und vergleichbare Stellen, er trug die Unterschrift »in Vertretung gez. Dr. Conti«.⁴³ Darin hieß es, dass »zum Zwecke der Erfassung sämtlicher im Reichsgebiet befindlicher Anstalten, in denen Geisteskranke, Epileptiker und Schwachsinnige nicht nur vorübergehend verwahrt werden, [...] bis zum 15. Oktober 1939 ein Verzeichnis der im dortigen Bezirk vorhandenen Heil- und Pflegeanstalten herzureichen« sei. In diesem Erlass hieß es weiter, dass man beabsichtige, demnächst Meldebogen zu den Betriebsdaten der Anstalt und zu den vorhandenen Patienten zu versenden.

Schon vor dem angegebenen Zeitpunkt, nämlich datiert auf den 9.10.1939, wurde ein »Runderlass« des Reichsinnenministeriums mit je zwei Meldebogen und einem Merkblatt an die ersten Anstalten in Süddeutschland versandt.⁴⁴ In dem »Erlass« hieß es: »Im Hinblick auf die Notwendigkeit planwirtschaftlicher Erfassung der Heil- und Pflegeanstalten ersuche ich Sie, die anliegenden Meldebogen umgehend [...] auszufüllen und an mich zurückzusenden.«⁴⁵ Laut Merkblatt waren alle Patienten zu melden, »die 1. an nachstehenden Krankheiten leiden und in den Anstaltsbetrieben nicht oder nur mit mechanischen Arbeiten (Zupfen u.ä.) zu beschäftigen sind: Schizophrenie, Epilepsie [...], senile Erkrankungen, Therapie-refraktäre Paralyse und andere Lues-Erkrankungen, Schwachsinn jeder Ursache, Encephalitis, Huntington und andere neurologische Endzustände; oder 2. sich seit mindestens 5 Jahren dauernd in Anstalten befinden; oder 3. als kriminelle Geisteskranke verwahrt sind; oder 4. nicht die deutsche Staatsangehörigkeit besitzen oder nicht deutschen oder artverwandten Blutes sind [...].«⁴⁶

Etwa zeitgleich mit dem Beginn der Erfassungsaktion wurde in Berlin die »Euthanasiezentrale« ausgebaut. Wie bei der »Kindereuthanasie« sollte auch bei der »Erwachseneneuthanasie« die Kanzlei des Führers nicht direkt in Erscheinung treten, obwohl die institutionelle Zentrale ganz eindeutig hier lag. Es wurden also Tarnorganisationen gegründet.⁴⁷ Zunächst waren es drei: 1.) die Reichsarbeitsgemeinschaft Heil- und Pflegeanstalten, 2.) die Gemeinnützige Stiftung für An-

---

42 Von einer Involvierung Contis berichteten z. B. Hans Heinrich Lammers, Karl Brandt und Viktor Brack; vgl. dazu Benzenhöfer 2008, S. 108–111.
43 Vgl. Klee 1983, S. 87 f. Klee gab als Quelle »Js 147 Js 58/67 StA Hamburg, S. 232 f.« an (korrekt: 147 Js 58/67). Dieser Erlass wurde in der Heyde-Anklageschrift nicht erwähnt.
44 Vgl. Generalstaatsanwaltschaft Frankfurt am Main [1962], S. 207–212.
45 Vgl. Generalstaatsanwaltschaft Frankfurt am Main [1962], S. 207 und Klee 1983, S. 91.
46 Vgl. Generalstaatsanwaltschaft Frankfurt am Main [1962], S 210 f. und Klee 1983, S. 93.
47 Vgl. zum Folgenden Rost 1987, S. 94–96.

staltspflege (»Stiftung«) und 3.) die Gemeinnützige Kranken-Transport-GmbH (»Gekrat«). Eine vierte, die Zentralverrechnungsstelle Heil- und Pflegeanstalten, kam im April 1941 hinzu. Am 1.12.1939 wurden im Columbushaus (Potsdamer Platz 1) einige Räume angemietet, in denen die notwendigen Büroarbeiten erledigt wurden. Erst im April 1940 wurde eine Villa in Berlin-Charlottenburg in der Tiergartenstraße 4 bezogen. Von dieser Adresse erhielt die »Aktion« bis zum »Stopp« im August 1941 den internen Namen »Aktion T 4« oder »T 4«.

Früh schon muss klar gewesen sein, dass die Tötungen in Vernichtungszentren stattfinden sollten. Das erste dieser Zentren wurde in Grafeneck bei Reutlingen eingerichtet (im Oktober 1939 wurde das Samariterstift Grafeneck geräumt und mit dem Umbau zum Vernichtungszentrum begonnen).[48] Aller Wahrscheinlichkeit nach hatte man zu diesem Zeitpunkt noch nicht endgültig über die Tötungsart entschieden. Nach der üblichen Darstellung fiel die endgültige Entscheidung für Kohlenmonoxyd erst nach einer »Probetötung« im Januar 1940 in Brandenburg.[49] Nach mehreren Aussagen soll dabei die Gastötung mit der Tötung durch Injektion von »pharmakologischen Mitteln« verglichen worden sein (die Injektionen wurden laut Werner Heyde von Brandt und Conti gegeben). Doch man muss hier vorsichtig sein. Es mag tatsächlich sein, dass die »endgültige« Entscheidung für die Gasmordmethode erst in Brandenburg fiel. Doch warum dann der »Vergleich«? Im Prinzip hätte nach der Logik der Täter eine Probetötung mit Gas ausgereicht, um die »Qualität« der Methode zu demonstrieren. Und warum hatte man schon eine Gaskammer in Grafeneck gebaut, wenn die Entscheidung noch offen war? Eine mögliche, meines Erachtens sogar wahrscheinliche Antwort: Es gab trotz einer gewissen Tendenz zum Gasmord noch widersprüchliche Ansichten zur Mordmethode, wobei es vielleicht nicht nur um die »Qualität«, sondern auch um die »Effektivität« der Methode ging (Gruppenmord versus Einzelmord). M. E. sind aber auch weitere Punkte zu berücksichtigen, die von der Deutung der Ereignisse in Brandenburg nur als »Probetötung« abrücken lassen: Zum einen konnten zukünftige Mordärzte »eingewiesen« werden.[50] Zum anderen fand in Brandenburg auch ein symbolischer Akt statt. Es wurde zwar nicht das erste Vernichtungszentrum offiziell »eröffnet«, doch immerhin wurde in Brandenburg in Anwesenheit der ranghöchsten Verantwortlichen (Bouhler, Brandt) die »Großaktion« im »Altreich« (jenseits der »Ostgaue«) gestartet. Ein Zurück gab es danach nicht mehr.

Um der »Aktion« wenigstens den Anschein der Legalität zu geben, wurde – wohl im Oktober 1939 – ein »Geheimerlass« fixiert. Das Schreiben, auf pri-

---

48 Vgl. Generalstaatsanwaltschaft Frankfurt am Main [1962], S. 261–268.
49 Vgl. Klee 1983, S. 110. Ich habe diese Darstellung in der Erstauflage übernommen. Vgl. dazu aber schon kritisch Generalstaatsanwaltschaft Frankfurt am Main [1962], S. 287–299.
50 Die Deutung, dass es bei den Tötungen in Brandenburg »in erster Linie« (!) um »die Einweisung der als Tötungsärzte vorgesehenen Teilnehmer« ging, wie die Generalstaatsanwaltschaft Frankfurt am Main [1962], S. 299 annahm, erscheint nicht plausibel. Ein Nebeneffekt mag die Einweisung aber gewesen sein.

vatem Briefpapier Hitlers geschrieben, lautete: »Reichsleiter Bouhler und Dr. med. Brandt sind unter Verantwortung beauftragt, die Befugnisse namentlich zu bestimmender Ärzte so zu erweitern, dass nach menschlichem Ermessen unheilbar Kranken bei kritischster Beurteilung ihres Krankheitszustandes der Gnadentod gewährt werden kann. gez.: Adolf Hitler.«[51] Dieser »Erlass« wurde auf den 1.9.1939, den Tag des Kriegsbeginns also, zurückdatiert.[52]

Es war jedoch offensichtlich, dass die »geheime Reichssache« damit juristisch nicht legitimiert war. Zumindest einige der Verantwortlichen für die »NS-Euthanasie« waren mit diesem Zustand nicht zufrieden.[53] In der ersten Hälfte des Jahres 1940 (das genaue Datum steht nicht fest) wurde von den »Euthanasie«-Verantwortlichen in der Kanzlei des Führers ein Entwurf für ein »Euthanasie«-Gesetz ausgearbeitet, den Hefelmann nach eigener Aussage Anfang Juli 1940 an ca. 30 Ärzte und an Funktionäre aus dem Bereich der Gesundheits- und Sozialpolitik schickte.[54] Der Entwurf wurde überarbeitet, ein neuer Entwurf wurde am 31.8.1940 versandt. Eine Zusammenstellung diverser Stellungnahmen zu diesem neuen Entwurf ist erhalten, sie entstand nach dem 10.9.1940.[55] Die Verabschiedung eines Gesetzes wurde aber laut Hefelmann noch »im Herbst 1940« von Hitler abgelehnt, wobei die genaueren Umstände der Klärung harren. Nach gültigem Recht war die »Vernichtung lebensunwerten Lebens« im Deutschen Reich weiter strafbar.[56]

Zurück zur »Aktion«:[57] Nachdem die ersten Meldebogen (via Innenministerium) in der Kanzlei des Führers eingegangen waren, wurde ein ausgeklügeltes

---

51 Vgl. Generalstaatsanwaltschaft Frankfurt am Main [1962], S. 203.
52 So Karl Brandts Aussage am 4.2.1947; vgl. Protokolle des Nürnberger Ärzteprozesses 1999, Fiche Nr. 28, S. 2407.
53 In der ersten Auflage habe ich Roth/Aly (1984) folgend geschrieben, dass Hitlers Leibarzt Dr. Theo Morell sich im Oktober 1939 Gedanken über ein »Euthanasie«-Gesetz gemacht habe. Eine Überprüfung dieser Angabe ist dringend notwendig. Vielleicht entstanden Morells Notizen doch später.
54 Vgl. Faksimile der Aussage Hefelmanns in Roth/Aly 1984, S. 138.
55 Vorsicht: Es handelt sich bei dem von Roth/Aly als »Dokument 6« wiedergegebenen Text (S. 140–172) nicht um das Protokoll einer Diskussion zu einem »Euthanasie«-Gesetz. Es ist leicht erkennbar, dass ein Bearbeiter die schriftlichen Stellungnahmen verschiedener Beiträger exzerpiert und nach den Paragraphen des (leider nicht erhaltenen) Gesetzesvorschlags angeordnet hat; vgl. dazu Benzenhöfer 2008, S. 15.
56 Noch in der 12. Auflage des von J. von Olshausen herausgegebenen Kommentars zum RStGB, die 1943/44 erschien, hieß es: »Ein Recht auf Sterbehilfe [...] ist nach dem geltenden Recht weder dem Arzt noch sonst einer Person zuzubilligen [...]. Andere Arten von Vernichtung lebensunwerten Lebens, z. B. die Tötung unheilbar Blödsinniger, könnten erst recht nur durch Änderung der Gesetzgebung straffrei werden«; zitiert nach Gruchmann 1988, S. 499.
57 Vgl. zur »Aktion T 4« – wenn nicht anders ausgewiesen – Generalstaatsanwaltschaft Frankfurt am Main [1962], S. 207–603 und Klee 1983, passim. Diese Quellen sind aber, wie meine Forschungen zur Planungsphase und zur frühen Phase der »NS«-Euthanasie ergeben haben, nicht unproblematisch. Ich habe versucht, nur Angaben herauszuziehen, die eine »gewisse Plausibilität« haben. Um die weitere Überblicksliteratur ist es im Übrigen nicht besser bestellt (vgl. die detaillierte Kritik in Bezug auf den Beginn der »Kindereuthanasie« in Benzenhöfer 2008, S. 12–21).

Bearbeitungssystem entwickelt. Nach der Registrierung wurden Kopien der Meldebogen an jeweils drei Gutachter verschickt (auf einer 1943 entstandenen Liste waren insgesamt 40 Ärzte verzeichnet, die nach dem 17.11.1939 als Gutachter tätig wurden). Zu Beginn der »Aktion« scheint es keine festgelegten Begutachtungskriterien gegeben zu haben. Doch de facto war das wichtigste Selektionskriterium, ob der Kranke arbeitsfähig war oder nicht. Die Gutachter trugen ein »+« ein, wenn der Patient getötet werden sollte, ein »–«, wenn er am Leben bleiben sollte, und ein »?«, wenn sie sich nicht entscheiden konnten. Anschließend gingen die Unterlagen an einen Obergutachter. Zunächst übernahm Linden diese Funktion, bald darauf kam Heyde als zweiter Obergutachter dazu. Nach etwa einem halben Jahr wurde Linden durch den Psychiater Paul Nitsche[58] ersetzt. Der Obergutachter entschied endgültig über das Schicksal des Patienten. Die Unterlagen gingen dann an den Leiter der Transportabteilung (»Gekrat«), der Transportlisten zusammenstellte. Abschriften dieser Listen wurden über das Reichsministerium des Innern entweder direkt oder – bei außerpreußischen Anstalten – über die Landesministerien an die betroffenen Anstalten versandt, so dass diese die zu »verlegenden« Patienten vorbereiten konnten. Die »Gekrat«, deren Busse in den Vernichtungszentren stationiert waren, brachte die Patienten dann direkt in die Vernichtungszentren.[59] Dies wurde aus Tarnungsgründen ab ca. Herbst 1940 geändert. Nun wurden die Patienten zumeist erst nach kurzen Aufenthalten in sogenannten Zwischenanstalten (reguläre Heil- und Pflegeanstalten) in die Vernichtungszentren gebracht.

Neben Grafeneck (Tötungsbetrieb: Januar bis Dezember 1940) und Brandenburg (Probetötungen: Januar 1940, eigentlicher Tötungsbetrieb: Februar bis September 1940) waren als Vernichtungszentren zunächst Hartheim bei Linz (Tötungen seit Mai 1940) und Sonnenstein bei Pirna (Tötungen seit Juni 1940) in Betrieb.[60] Anstelle von Grafeneck nahm Hadamar im Januar 1941 den Betrieb auf, anstelle von Brandenburg wurde Bernburg »eröffnet« (Tötungen seit September 1940). Nach dem offiziellen »Stopp« der »Aktion T 4« fanden in den Zentren Bernburg, Sonnenstein und Hartheim im Rahmen anderer Vernichtungsaktionen weitere Vergasungen statt (siehe dazu unten).

In den Vernichtungszentren wurden die Patienten sofort nach der Ankunft in einer als Duschraum getarnten Vergasungskammer mittels Kohlenmonoxyd getötet. Zuvor waren sie entkleidet und kurz von einem der Tötungsärzte betrachtet und photographiert worden. Die Leichen wurden »aus seuchenpolizeilichen Gründen« – wie es hieß – sofort verbrannt. Zur Tarnung der hohen Sterbeziffern wurde in eigens eingerichteten Sonderstandesämtern in diesen Zentren

---

58 In der Sekundärliteratur liest man oft den Namen Hermann Paul Nitsche (ich habe diese Angabe in der Erstausgabe übernommen). Nitsche gebrauchte in Veröffentlichungen und Briefen nur den Vornamen Paul.
59 Die benutzten ursprünglich roten Reichspostbusse wurden nach etwa der Hälfte der »Aktion« aus Tarnungsgründen grau gestrichen.
60 Die Angaben zu den Vernichtungszentren nach Aly 1987, S. 23.

der Tod bescheinigt und die Angehörigen verständigt. Einer in Hartheim gefundenen Statistik lässt sich entnehmen, dass in diesen sechs Tötungszentren (nur von Januar 1940 bis Ende August 1941 gerechnet) mehr als 70.000 Patienten getötet wurden.

Die »geheime Reichssache« war in einer solchen Dimension natürlich nicht geheim zu halten. Die Bevölkerung – vor allem in der Umgebung der Vernichtungszentren – wusste bald relativ genau, was geschah (die voll ankommenden und leer abfahrenden Busse sprachen ebenso eine eigene Sprache wie die rauchenden Schornsteine der Verbrennungsöfen). Es gab schließlich mehr oder weniger verhaltene Proteste »auf dem Dienstweg«, z. B. von Juristen oder Theologen. Einige Psychiater, die mit der Durchführung der »Aktion« zumindest »in dieser Weise« nicht einverstanden waren, suchten informell eine Modifikation zu erreichen. Wahrscheinlich erreichte lediglich die am 3.8.1941 in Münster gehaltene Protestpredigt von Bischof Clemens August Graf von Galen eine etwas breitere Öffentlichkeit.

Doch diese Predigt und die »Unruhe« in der Bevölkerung, die gelegentlich registriert wurde, reichen sicher nicht als Begründung dafür aus, dass die »Aktion« am 24.8.1941 – aller Wahrscheinlichkeit nach von Hitler selbst – »gestoppt« wurde. Es war wohl ein Bündel von Ursachen, das zu diesem »Stopp« führte.[61] Neben den schon angeführten Gründen trugen sicherlich auch die unerwartet hohen Verluste an der »Ostfront« und die Angriffe der Royal Air Force auf Nordwestdeutschland, die zu »Stimmungseinbrüchen« bei der Bevölkerung führten, mit dazu bei, dass es Hitler geraten schien, das zentral gesteuerte Vernichtungsprogramm einzustellen.[62]

Mit dem »Stopp« hörte das Machtaggregat, das zur Durchführung der Euthanasie entstanden war, nicht zu existieren auf. Und dieser »Euthanasie«-Komplex (wenn dieses Wort gestattet sei) war weiterhin an »Aktionen« und »Programmen« zur »Vernichtung lebensunwerten Lebens« beteiligt. Die Organisationsform des »Euthanasie«-Komplexes änderte sich dabei. Diese Veränderungen der Organisationsform können hier nicht ausführlich geschildert werden, sie sind z. T. auch noch nicht ausreichend erforscht. Es seien nur drei wichtige Punkte angeführt. Zum einen wurde am 23.10.1941, also relativ bald nach dem »Stopp« der »Aktion T 4«, Herbert Linden, der als Vertreter des Innenministeriums an der Planung der »Kinder«- und der »Erwachseneneuthanasie« beteiligt war, zum Reichsbeauftragten für die Heil- und Pflegeanstalten ernannt. Formal war er weiter dem Reichsminister des Innern unterstellt, er war jedoch ermächtigt, im Einvernehmen mit dem Leiter der Reichsarbeitsgemeinschaft Heil- und Pflegeanstalten (diese aus Gründen der Tarnung der »Erwachseneneuthanasie« gegrün-

---

61 Vgl. zu den Gründen für den »Stopp« speziell Aly 1995, S. 312 f. und Faulstich 1998, S. 271–288.

62 Es sei nur am Rande vermerkt, dass der »Euthanasie«-Komplex das Erfassungsprogramm via Meldebogen und auch via Kommissionsreisen fortführte, solange es die Kriegslage zuließ.

dete Organisation bestand also fort) eigenständig die Anstalten betreffende »planwirtschaftliche Maßnahmen« zu ergreifen. Zum zweiten ist zu erwähnen, dass die Kriegsverhältnisse 1943 eine »räumliche Auseinanderziehung« und Neuorganisation der – nun so genannten – »Zentraldienststelle« des »Euthanasie«-Komplexes notwendig machten. Die »Medizinische Abteilung« der »Zentraldienststelle«, die der schon erwähnte Psychiater Paul Nitsche leitete, wurde zunächst nach Schoberstein am Attersee, später (1944) nach Hartheim verlegt. Nitsche wollte auf jeden Fall, dass die Strukturen erhalten bleiben, die eine schnelle Wiederaufnahme der »Euthanasie«-Aktion nach dem »Endsieg« möglich gemacht hätten. Zum dritten ist noch eine Veränderung zu erwähnen, die das »Umfeld« des »Euthanasie«-Komplexes betraf. Karl Brandt wurde am 28.7.1942 von Hitler zum Bevollmächtigten für das Sanitäts- und Gesundheitswesen ernannt. Er war damit u. a. zuständig für den »Ausgleich des Bedarfs an Ärzten, Krankenhäusern und Medikamenten usw. zwischen dem militärischen und zivilen Sektor«. Am 5.9.1943 wurde er Generalkommissar für das Sanitäts- und Gesundheitswesen mit dem Auftrag, »zentral die Aufgaben und Interessen des gesamten Sanitäts- und Gesundheitswesens zusammenzufassen und weisungsgemäß zu steuern«. Am 25.8.1944 wurde Brandt sogar Reichskommissar für das Sanitäts- und Gesundheitswesen, seine Dienststelle wurde Oberste Reichsbehörde. Brandt, der u. a. für die Einrichtung von »Ersatzkrankenhäusern« für Bombenopfer und für die Verlegung von Kranken aus »luftgefährdeten« Anstalten zuständig war, arbeitete in seiner neuen Funktion auch mit Linden und mit den fortbestehenden Teilen des »Euthanasie«-Komplexes zusammen.[63]

Einige der Aktivitäten des »Euthanasie«-Komplexes nach dem »Stopp« der »Aktion« seien hier noch kurz skizziert. Zunächst ist daran zu erinnern, dass der »Komplex« – als »Reichsausschuß« getarnt – das »Kindereuthanasieprogramm« fortführte, auf das oben eingegangen wurde.

Der »Komplex« führte auch die schon im Frühjahr 1941 begonnene »Sonderbehandlung 14f13« in Kooperation mit dem Inspekteur der Konzentrationslager der SS fort.[64] Dabei übernahmen SS-Ärzte in den Lagern eine Vorauswahl »kranker« (d. h. arbeitsunfähiger oder missliebiger) Häftlinge. Ärzte, die vom »Euthanasie«-Komplex bestimmt wurden, besuchten die Lager allein oder in Gruppen und führten die endgültige Selektion durch. Die Verlegung der Häftlinge in die Vernichtungszentren übernahm die »Gekrat«. Im Zuge dieser »Sonderbehandlung« wurden in den Vernichtungszentren Bernburg, Sonnenstein und Hartheim (hier bis Ende 1944) Schätzungen zufolge ca. 30.000 KZ-Häftlinge vergast.

Beteiligt war der »Euthanasie«-Komplex auch an 1942 eingeleiteten Maßnahmen gegen »kriminelle Geisteskranke«, die nach §42 b des »Gesetzes ge-

---

63 Vgl. dazu Aly 1987, S. 56, Kaminsky 1995, S. 435 f.; Faulstich 1998, S. 587–633.
64 Vgl. dazu Grode 1987 und Friedlander 1997, S. 237–248. 14f13 war ein Aktenzeichen des Inspekteurs der Konzentrationslager beim Reichsführer SS. Die »Sonderbehandlung wurde im Lauf des Krieges wohl aufgrund ökonomischer Interessen auf der Seite der SS, die an »arbeitsfähigen« Häftlingen interessiert war, eingeschränkt.

gen gefährliche Gewohnheitsverbrecher« in einer Heil- und Pflegeanstalt untergebracht waren.[65] Federführend hierbei war das Reichsministerium der Justiz. Zwei Ärzte des »Euthanasie«-Komplexes bereisten seit dem 3.10.1942 deutsche Heil- und Pflegeanstalten und führten Selektionen durch. Es ist nicht bekannt, wie viele »Sicherheitsverwahrte« (nicht selten wegen Bagatelldelikten »verwahrt«) im Zuge dieser »Aktion« der Polizei »zur Unterbringung« zur »Verfügung gestellt« wurden und z. B. nach Verbringung in die Anstalt Hadamar zu Tode kamen.

Erwähnt sei ferner, dass der »Euthanasie«-Komplex auch zur »Endlösung der Judenfrage« Personal und »know how« lieferte.[66] So überließ Brack dem Leiter der sogenannten »Aktion Reinhard«, SS-Brigadeführer Odilo Globocnik, Mitarbeiter der ehemaligen »Aktion T 4«.[67] Die ersten »Helfer« trafen zwischen Ende Oktober und Ende Dezember 1941 im Generalgouvernement ein. Ehemalige »T 4-Angehörige« (darunter auch der Arzt Irmfried Eberl) stellten schließlich fast das gesamte deutsche Personal der drei im Zuge der »Aktion Reinhard« errichteten Vernichtungslager Belzec, Sobibor und Treblinka. In diesen Vernichtungslagern wurden vom März 1942 bis zum Oktober 1943 mindestens 1,75 Millionen Juden vergast.

Eine weitere Vernichtungsaktion unter Beteiligung des »Euthanasie«-Komplexes betraf seit Mitte 1943 psychisch und physisch kranke »Ostarbeiter«.[68] Bei dieser Aktion, die vom Reichssicherheitshauptamt, dem Generalbevollmächtigten für den Arbeitseinsatz und der Reichsgesundheitsführung gesteuert wurde, wurden Zwangsarbeiter unter Mitwirkung der Reichsarbeitsgemeinschaft Heil- und Pflegeanstalten und der »Gekrat« in »Sammelanstalten« durch Verhungernlassen oder durch Medikamente getötet.

Die gerade dargestellten »Aktionen«, an denen der »Euthanasie«-Komplex nach dem »Stopp« der »Aktion T 4« beteiligt war, zeigen, dass die »Euthanasie« im Sinne der Tötung Geisteskranker und Behinderter im Dritten Reich Ausdruck einer *umfassenden* Ideologie der Vernichtung angeblich »lebensunwerten Lebens« war (auch sogenannte »Asoziale« und »Fremdrassige« galten als »lebensunwert«).

---

65 Vgl. Aly 1987, S. 49–55. »Sicherheitsverwahrte« waren schon auf den Meldebogen der »Aktion T 4« erfasst und im Rahmen dieser »Aktion« in unbekannter Zahl getötet worden. Mit Erlass vom 6.2.1942 wurde vom Reichsministerium der Justiz zunächst angeordnet, die nach §42 untergebrachten Juden in einer »Sammelanstalt« zu konzentrieren. Danach wurden die »arischen« Sicherheitsverwahrten gezielt erfasst. Nota bene: Mein Exzerpt aus dem Aufsatz von Aly in der Erstauflage enthielt Fehler.
66 Einige jüdische Patienten aus deutschen Anstalten für Geisteskranke waren schon im Rahmen der »Aktion T 4« ermordet worden (wobei das Verfahren ab Mitte 1940 über »Sammelanstalten« lief). Nach dem »Stopp« der »Aktion T 4« wurden jüdische Patienten laut Friedlander den »Transporten nach Osten« hinzugefügt und ermordet; vgl. Friedlander 1987, S. 429–448.
67 Vgl. dazu Friedlander 1997, S. 467–473. Im Rahmen der »Aktion Reinhard« eingesetztes »T 4«-Personal wurde anschließend nach Istrien verlegt. In San Saba bei Triest betrieb man ein Internierungslager für italienische Juden, die zur Deportation nach Auschwitz vorgesehen waren.
68 Vgl. dazu Hamann 1987, S. 121–187.

Ausdrücklich muss noch darauf hingewiesen werden, dass auch außerhalb dieser »Aktionen« (vor allem nach dem August 1941, aber auch schon davor)[69] zahlreiche Kranke und Behinderte in Anstalten zu Tode kamen, und zwar über die »üblichen« Todesfälle hinaus. Dafür verantwortlich waren: 1.) das »Hungersterben« in vielen Anstalten (dabei waren in der Regel alle Stationen betroffen); 2.) die Tötung durch Unterversorgung bzw. Verhungernlassen einzelner Patienten (oft auf bestimmten Stationen); 3.) die Tötung von einzelnen Patienten durch Medikamente bzw. Gift (oft auf bestimmten Stationen). Die Beantwortung der Frage, was die Todesursache eines bestimmten Menschen in einer bestimmten Anstalt war, ist für den Historiker oft nicht möglich. Es lassen sich jedoch mit großer Sicherheit bestimmte Anstalten als »Mordanstalten« identifizieren, wenn man die Sterberaten bestimmt.

Faulstich ging in seiner grundlegenden Untersuchung von einer Basissterberate (d. h. der Sterberate mit den »üblichen« natürlichen Todesfällen) von ca. 5 % aus (einer Zahl, die er in einer Stichprobenuntersuchung für das Ende der 20er Jahre fand und die er auch für 1933 ansetzte).[70] Laut Faulstich stieg die durchschnittliche Sterberate schon vor Kriegsbeginn an. Für das Jahr 1938 errechnete er auf der Grundlage einer Stichprobe von 59 deutschen Anstalten eine Sterberate von ca. 7 %.[71] Nach seiner Einschätzung ist dieser Anstieg auf eine Reduzierung der Verköstigungssätze zurückzuführen. Eine weitere Verringerung der Verköstigungssätze nach Beginn des Krieges führte zu einem weiteren Anstieg der Sterblichkeit. Zur Zeit der massiven Ernährungskrise 1941 gingen nach Faulstich die meisten Anstalten dazu über, die arbeitenden Patienten auf Kosten der nichtarbeitenden »besser« zu verpflegen. Die durchschnittliche Sterberate in den von ihm untersuchten Anstalten lag 1942 bei ca. 15 % (darin enthalten sind, dies hat Faulstich nicht bedacht, auch gezielte Einzeltötungen, die nicht unter den Begriff »Hungersterben« fallen).[72] In einzelnen Anstalten stieg die Sterberate in der Folgezeit weiter an. Mit Faulstich ist davon auszugehen, dass in diesen Anstalten in erheblichem Ausmaß gezielter Nahrungsentzug eingesetzt wurde und/

---

69 Häufig wird von einer »Euthanasie der zweiten Phase« gesprochen. Dieser Begriff kann dazu verführen, eine einheitliche Form der Krankenmorde anzunehmen. Die Krankentötungen nach dem August 1941 waren aber, wie gleich deutlich werden wird, vielgestaltig. Überdies gab es »Hungersterben«, Unterversorgung mit Todesfolge und Einzeltötungen in Anstalten auch schon vor dem August 1941 (wenn auch in geringerem Ausmaß). Wenn man einen Oberbgeriff für die Tötungen und das verordnete Hungersterben in der Zeit zwischen 1939 und 1945 jenseits von »Reichsausschussaktion« und »Aktion T 4« sucht, dann wäre an »Nicht-Reichsausschuss-Nicht-T 4«-»Euthanasie« zu denken.
70 Vgl. Faulstich 1998, S. 85 und S. 140. Die Sterberate definierte er auf S. 61 als Zahl der Todesfälle mal 100 geteilt durch die »Gesamtpatientenzahl« (= Zahl der Patienten am Jahresbeginn plus Zahl der Zugänge).
71 Vgl. Faulstich 1998, S. 233.
72 Berechnung auf der Grundlage der nach der Standardmethode bestimmten Sterberaten von 59 Anstalten nach der Tabelle von Faulstich 1998, S. 583 f.

oder durch Medikamente bzw. Gift[73] getötet wurde. Anstalten mit hoher Sterberate lagen vor allem in den Provinzen Hessen-Nassau und Sachsen sowie im Land Sachsen. Es waren dies zum einen Anstalten, in denen beim Abbruch der »Aktion T 4« Patienten zurückgeblieben waren, die zur Tötung in einem Vernichtungszentrum vorgesehen waren. Es waren zum anderen Anstalten, die Patienten aufgenommen hatten, die im Zuge der luftkriegsbedingten Räumungen norddeutscher Anstalten im Herbst 1941 verlegt worden waren.[74] Zu den genannten Regionen, in denen Patienten auch nach der »Aktion T 4« eine begrenzte Überlebenschance hatten, kam 1942 die Provinz Pommern (mit der Anstalt Meseritz-Obrawalde) und 1943 Bayern (mit den sogenannten »Hungerabteilungen« in bestimmten Anstalten) hinzu. In Anstalten dieser Regionen (mit Ausnahme des Landes Sachsen, das Aufnahmen verweigerte) wurden ab Herbst 1942 zahlreiche weitere Patienten aus »luftgefährdeten« Gebieten verlegt, worauf die Sterberate in den betreffenden Anstalten weiter anstieg (z. B. betrug in Hadamar, das solche Transporte aufnahm, die Sterberate 1942 59,9 %, 1943 75,2 %, 1944 75,8 %). Diese Transporte fanden wohl auf Initiative der »Gauleiter« der »Abgabegebiete« statt, über die Verteilung der Patienten entschied jedoch der Reichsbeauftragte Herbert Linden. Linden war auch an der Evakuierung von Anstalten in der Rheinprovinz, in Westfalen, in Brandenburg und in Hamburg beteiligt, die unter der Hauptverantwortung von Karl Brandt im Sommer 1943 begann.[75] Man kann generell sagen, dass die Verlegung oft für die Kranken das Todesurteil war, sei es, dass sie durch gezielte Tötung oder durch »allgemeine« Unterversorgung bzw. Hunger in den »Aufnahmeanstalten« zu Tode kamen.

Nach den Berechnungen von Faulstich sind von 1939 bis 1945 – über die »Aktion T 4« hinaus, die ca. 70.000 Patienten das Leben kostete – noch mindestens 90.000 Menschen allein aus den staatlichen Anstalten der deutschen Länder und Provinzen als Opfer der »NS-Psychiatrie« anzusehen.

---

73 In diesem Zusammenhang ist auch eine »Aktion« zu nennen, bei der die Zentrale des »Euthanasie«-Komplexes zwar nicht steuernd, aber doch »anregend« und unterstützend tätig war. Diese »Aktion« ist mit dem Namen von Karl Brandt verknüpft (»Euthanasie-Auftrag Prof. Brandt«), obwohl die Initiative von Paul Nitsche und Max de Crinis ausging. De Crinis und Nitsche hatten am 23.6.1943 Brandt getroffen und mit ihm eine bestimmte Form der »Euthanasie« abgesprochen. Am 17.8.1943 hielt Nitsche eine Besprechung mit willigen Anstaltsdirektoren ab. Die »Aktion« lief an, wobei die zugesagte Lieferung von Medikamenten für die Tötung durch die »Zentrale« in Berlin zumindest am Anfang nicht reibungslos funktionierte; vgl. dazu Benzenhöfer 2003, S. 29–33.
74 Faulstich 1998, S. 612 bezeichnet diese Räumungen als »frühe Aktion Brandt«.
75 Diese Räumungen ab Sommer 1943 werden von Faulstich 1998, S. 620–633 als »Hauptphase der Aktion Brandt« bezeichnet.

VIII. Zur Diskussion um »Euthanasie« und Sterbehilfe im deutschsprachigen Raum (1945 bis ca. 1980)

Naturgemäß können im Folgenden nur einige Aspekte der Diskussion um »Euthanasie« und Sterbehilfe im deutschsprachigen Raum nach 1945 dargestellt werden. Dabei wird zunächst das Augenmerk auf die »Aufarbeitung« (bzw. »Nichtaufarbeitung«) der »NS-Euthanasie« zu richten sein. In einem Exkurs ist dann auf die »neuen Möglichkeiten« der Intensivmedizin der 50er Jahre einzugehen, die bald auch Auswirkungen auf die »Sterbehilfe«-Diskussion hatten. Schließlich ist die Entwicklung der »Euthanasie«-Debatte in Deutschland bis ca. 1980 nachzuzeichnen (wichtige Stichworte sind dabei: »Enttabuisierung« und »Ärztliche Richtlinien«).

1. Zur »Aufarbeitung« der »NS-Euthanasie«

Die Diskussion um »Euthanasie« und Sterbehilfe in Deutschland nach 1945 wurde erst einmal durch das Thema »NS-Euthanasie« bestimmt: »Soweit nach dem Kriege überhaupt über den Problembereich geschrieben wurde, nahm die Auseinandersetzung mit der Vernichtung ›lebensunwerten Lebens‹ den breitesten Raum ein.«[1] Bestätigt wird diese Auffassung durch die kursorische Betrachtung der »Euthanasie«-Bibliographie von G. Koch: Bei weit mehr als der Hälfte der verzeichneten Beiträge in deutscher Sprache aus der Zeit von 1945 bis 1960 wird allein schon aus dem Titel ein Bezug zur »NS-Euthanasie« deutlich.[2] Die Feststellung, das Thema »NS-Euthanasie« habe die »Euthanasie«-Diskussion der 50er und 60er Jahre in Deutschland dominiert, sollte allerdings nicht zu dem Fehlschluss verführen, dass die »NS-Euthanasie« in dieser Zeit Gegenstand intensiver *öffentlicher* Auseinandersetzung gewesen sei. Nimmt man als grobes Maß für eine solche Auseinandersetzung die Zahl der Artikel in den Wochenschriften »Der Spiegel« und »Die Zeit«, dann ist festzuhalten, dass vor der gleich näher zu besprechenden Heyde-Sawade-Affäre 1959/60 kaum längere Artikel publiziert wurden, die vom Titel her dem Thema »NS-Euthanasie« zuzuordnen sind.[3]

Dennoch gilt: Wer sich über die »NS-Euthanasie« informieren wollte, konnte dies in der Nachkriegszeit tun, z.B. anhand von Publikationen, die im Zu-

---

1 Möllering 1977, S. IV.
2 Vgl. Koch 1990, S. 126–183.
3 Ich danke Herrn Arnd Schweitzer, der »Spiegel« und »Zeit« diesbezüglich untersucht hat, für die entsprechende Information.

sammenhang mit dem Nürnberger Ärzteprozess standen. Im Rahmen dieses Prozesses, der vom 9.12.1946 bis zum 19.7.1947 dauerte, wurde auch die »NS-Euthanasie« thematisiert. Wegen ihrer Beteiligung an den »Euthanasie«-Verbrechen wurden in Nürnberg allerdings nur Viktor Brack und Karl Brandt angeklagt; beide wurden zum Tode verurteilt.[4] Noch während des Prozesses erschien im März 1947 die Dokumentation »Das Diktat der Menschenverachtung« von Privatdozent Dr. med. Alexander Mitscherlich und cand. med. Fred Mielke, beide aus Heidelberg, die als Mitglieder der deutschen »Ärztekommission« den Prozess beobachteten.[5] Aus den in diesem Buch publizierten Dokumenten und den Kurzkommentaren der Herausgeber entstand – trotz der aus heutiger Sicht zu konstatierenden Mängel – ein in den Grundzügen zutreffendes Bild der Kranken- und Behindertentötungen.[6]

Informieren konnte man sich auch in dem 1948 gedruckten Buch von Alice Platen-Hallermund mit dem Titel »Die Tötung Geisteskranker in Deutschland«. Die Verfasserin, die als Ärztin in Bamberg tätig war, gehörte wie Mitscherlich und Mielke zu der den Ärzteprozess beobachtenden »Ärztekommission«.[7] Sie stellte in ihrer Veröffentlichung die »NS-Euthanasie« auf der Grundlage von Dokumenten des Nürnberger Ärzteprozesses und des vor dem Landgericht Frankfurt im Januar 1947 geführten Kalmenhof-Prozesses ausführlicher dar, als es im Buch von Mitscherlich und Mielke geschehen war. Für Platen-Hallermund stand fest, dass der Arzt nur die Aufgabe habe, Krankheiten zu heilen oder Leiden zu lindern, jedoch nicht die, Richter über Leben und Tod zu sein. Sie wandte sich von daher auch gegen aktuelle Forderungen nach »Euthanasie mit Einwilligung«, wie sie etwa 1947 in den USA von Ärzten gestellt worden seien: »Diese freiwillige Euthanasie, die als so human gepriesen wird, kann nur dort vertreten werden, wo ein flacher Eudaimonismus die wirklichen Grundlagen des Menschseins erschüttert hat und der Mensch von Tod und Leiden nichts wissen will.«[8]

Anders als Mitscherlich/Mielke und Platen-Hallermund ging Viktor von Weizsäcker in seinem 1947 veröffentlichten Text »Euthanasie und Menschenversuche« auf Einzelheiten der Krankentötungen nicht ein.[9] Weizsäcker, der von 1920 bis 1941 Leiter der Nervenabteilung der Medizinischen Klinik in Heidelberg war und dann bis 1945 als Ordinarius für Neurologie und Leiter des Neurologischen Forschungsinstituts in Breslau wirkte, war nach dem Krieg an

---

4 Zur Auswahl der Angeklagten im Nürnberger Ärzteprozess vgl. Benzenhöfer 1996.
5 Vgl. Mitscherlich/Mielke 1947. Zum Schicksal dieses Buches vgl. Peter 1994. Die Dokumentation wurde 1949 in erweiterter Form unter dem Titel »Wissenschaft ohne Menschlichkeit« gedruckt. 1960 erschien sie unter dem Titel »Medizin ohne Menschlichkeit« erneut im Druck.
6 Vgl. Mitscherlich/Mielke 1960, S. 109–149.
7 Vgl. Platen-Hallermund [1993].
8 Platen-Hallermund [1993], S. 10. Im Bundesstaat New York wurde 1947 mit Unterstützung der Euthanasia Society ein Gesetzesentwurf eingebracht. Ein entsprechendes Gesetz wurde jedoch nicht verabschiedet. Vgl. Otlowski 1997, S. 364.
9 Vgl. Weizsäcker [1987], S. 91–134.

der Universität Heidelberg Ordinarius für Allgemeine Klinische Medizin geworden.[10] Weizsäcker verwarf die »NS-Euthanasie« im Rückblick als »unärztlich« und »unsittlich«.[11] Bemerkenswert war sein Interpretationsansatz, wonach die Taten der Angeklagten nicht zuletzt Ausdruck einer »überlebten Art von Medizin« gewesen seien: »Denn es kann kein Zweifel darüber bestehen, dass die moralische Anästhesie gegenüber den Leiden der zu Euthanasie und Experimenten Ausgewählten *begünstigt* war durch die Denkweise einer Medizin, welche den Menschen betrachtet wie ein chemisches Molekül oder einen Frosch oder ein Versuchskaninchen.«[12] Da die »Denkweise« dieser »Medizin« fortbestand, war laut Weizsäcker auch nach dem Nürnberger Ärzteprozess die Gefahr einer »vernichtenden Euthanasie« nicht ausgeräumt.

Nicht unerwähnt bleiben darf ein spektakuläres Verfahren bezüglich der »NS-Euthanasie«: das Verfahren gegen Werner Heyde.[13] Heyde, der im Juli 1947 aus der Untersuchungshaft entflohen war, war Ende 1959 in Kiel festgenommen worden.[14] Hier hatte er als nervenärztlicher Gutachter unter dem Namen »Dr. Sawade« gearbeitet. Das Verfahren gegen ihn wurde von der Generalstaatsanwaltschaft in Frankfurt übernommen. Generalstaatsanwalt Fritz Bauer recherchierte gründlich und stellte 84.000 Seiten Gerichtsprotokolle, NS-Akten und Zeugenaussagen zur Vorbereitung des Prozesses gegen Heyde und seine Mitangeklagten Friedrich Tillmann, Gerhard Bohne und Hans Hefelmann von der Zentrale des »Euthanasie«-Komplexes zusammen: Seine mehr als 800 Seiten starke Anklageschrift wurde zur bis dahin besten Darstellung der »NS-Euthanasie«. Bauer versprach sich von dem Prozess nach eigener Aussage »in erster Linie nationalpädagogische Effekte: auf das Volk, dem das Leben wieder heilig werden soll, auf die Ärzte, die sich niemals mehr als Werkzeuge hergeben dürfen, und nicht zuletzt [...] auf Richter und Staatsanwälte«.[15] Doch im Februar 1964 – nur

---

10 Zu Weizsäcker vgl. Benzenhöfer 2007. Es steht fest, dass in dem von Weizsäcker geleiteten Neurologischen Forschungsinstitut in Breslau Gehirn- und Rückenmarkspräparate von Minderjährigen untersucht wurden, die in der wohl schon Ende 1941 eingerichteten »Kinderfachabteilung« in Loben (Lubliniec) getötet worden waren. Alle Befundberichte wurden von Dr. Hans-Joachim Scherer unterzeichnet, dem Leiter der morphologischen Abteilung des Neurologischen Forschungsinstituts. Sicher war also Weizsäckers Institut in die »Kindereuthanasie« verstrickt. Doch ebenso gewiss erscheint, dass er selbst nicht als Initiator des mörderischen Forschungsprogramms angesehen werden kann. Untersuchungen an Gehirn- und Rückenmarkspräparaten entsprachen nicht seiner Forschungsrichtung. Er war an der Klärung von Funktionen beim Lebenden interessiert.
11 Weizsäcker gab allerdings einen Fall an, bei dem er die Abkürzung des Lebens durch ärztliche Handlung oder deren Unterlassung als sittlich anzuerkennen bereit sei: bei einem an einem Karzinom unter Qualen Sterbenden. Diesbezüglich forderte er aber keine »Legalisierung« der »Euthanasie«: »Indem der Arzt hier gesetzlich Verbotenes tut, sich also selbst in Gefahr begibt, bekundet er etwas von jener Gegenseitigkeit, die hier als Voraussetzung sittlicher Handlungsweise behauptet wurde« (Weizsäcker [1987], S. 112).
12 Weizsäcker [1987], S. 135.
13 Zu Heyde vgl. oben Kapitel VII.3.
14 Vgl. [Anonym] 1964, S. 28–38.
15 Zitiert nach [Anonym] 1964, S. 38

wenige Tage vor Beginn des Prozesses, der in Limburg stattfinden sollte – entzog sich der Hauptangeklagte Heyde dem Verfahren durch Suizid. Sieben Monate zuvor, im Juli 1963, hatte sich sein Mitangeklagter Bohne nach Südamerika abgesetzt. Einen Tag vor Heyde hatte Tillmann Suizid begangen. Als Angeklagter blieb somit nur noch Hefelmann übrig. Wegen seines angeblich »angegriffenen Gesundheitszustands« wurde das Verfahren gegen ihn vom Landgericht Limburg am 14.9.1964 vorläufig eingestellt.[16] Die quasi »kathartische« Wirkung, die sich Bauer von dem Verfahren gegen Heyde versprochen hatte, blieb aus.[17]

Nur kurz sei noch erwähnt, dass im Zusammenhang mit dem »Fall Heyde-Sawade« auch ein weiterer Beteiligter an der »NS-Euthanasie« ins Rampenlicht der Öffentlichkeit geriet: Werner Catel. Catel war einer der Ärzte, die für die NS-»Kindereuthanasie« verantwortlich waren (vgl. dazu oben). Catel wirkte 1959 unbehelligt als Professor für Kinderheilkunde in Kiel.[18] Nachdem sein Name im Zusammenhang mit der Heyde-Affäre in die Schlagzeilen kam, ließ er sich 1960 »freiwillig« emeritieren. Die Staatsanwaltschaft Hannover nahm am 5.4.1962 Vorermittlungen gegen ihn auf.[19] In diesem Jahr veröffentlichte Catel quasi als Vorabverteidigung ein unsägliches Buch mit dem Titel »Grenzsituationen des Lebens. Beitrag zum Problem der begrenzten Euthanasie.«[20] Unter völliger Verdrehung der Tatsachen suchte er sich als skrupulösen Intellektuellen darzustellen, der sich im Dritten Reich nach eingehender Überlegung zum Einsatz für eine »begrenzte Euthanasie« bei »idiotischen Kindern« durchgerungen habe. Das Wort »Reichsausschuss«, für den Catel als Gutachter tätig gewesen war, fiel in seinem Buch bezeichnenderweise nicht! Dass er, wie aus einem von G. Aly aufgefundenen Protokoll hervorgeht,[21] gezielt »Reichsausschusskinder« für seine Forschungen einsetzte, wurde natürlich ebenfalls verschwiegen. Catels apologetische Absicht wurde jedoch durchschaut. Von den zahlreichen kritischen Stimmen, die sich gegen das Buch erhoben, sei hier nur die des Psychiaters Hoimar von Ditfurth zitiert: »Bei diesem Buch handelt es sich auch gar nicht, wie der Titel behauptet, um einen diskussionswürdigen Beitrag zum Problem der Euthanasie, sondern um etwas ganz anderes: um einen Versuch, die öffentliche Meinung für eine Geisteshaltung zu gewinnen, die es für moralisch, gerechtfertigt und ver-

---

16 Vgl. Klee 1986, S. 53 f. Im Oktober 1972 wurde Hefelmann für dauernd verhandlungsunfähig erklärt. Das Verfahren gegen ihn wurde eingestellt.
17 Es sei noch erwähnt, dass nur bis 1949 harte Strafen wegen der Krankentötungen (bis hin zur Todesstrafe, wenn sie als Morde beurteilt wurden) verhängt wurden. Nach der Gründung der BRD wurden die Urteile deutlich milder. In vielen Fällen wurden die Angeklagten sogar freigesprochen; vgl. dazu Dreßen 1997.
18 Zu Catel vgl. Schultz 1985, S. 107–124, Petersen/Zankel 2003, S. 139–173 und Benzenhöfer 2008, passim.
19 Vgl. Hannover, Staatsanwaltschaft 2 Js 237/56, Bd. XI, S. 1. Vorermittlungen gegen Catel hatte es 1949 in Hamburg und Wiesbaden gegeben. Sie wurden abgeschlossen, ohne dass es zu Hauptverfahren gekommen wäre.
20 Vgl. Catel 1962.
21 Vgl. Reichsausschußkinder [1987], S. 134 f.

nünftig hält, schwachsinnige Kinder zu beseitigen.«[22] Ditfurth fasste sein Urteil wie folgt zusammen: »Ein geschmackloses, unwahrhaftiges und sehr gefährliches Buch, das viele Köpfe verwirren wird. Wer die Tendenz des Verfassers erst einmal durchschaut hat, wird nach der Lektüre erst einmal das dringende Bedürfnis verspüren, sich die Hände zu waschen.«[23] Die Vorermittlungen gegen Catel führten übrigens zu keinem Hauptverfahren. Catel wurde Ende 1964 außer Verfolgung gesetzt, nicht jedoch, wie er in späteren Veröffentlichungen suggerierte, wegen erwiesener Unschuld, sondern allein deshalb, weil der von der Staatsanwaltschaft Hannover konstatierte Tatbestand des Totschlags am 8.5.1960 (nach 15 Jahren) verjährt war.[24]

Während die Gerichte noch mehr oder weniger intensiv mit der Strafverfolgung der »NS-Euthanasie« beschäftigt waren, wurde skandalöserweise in der ersten Nachkriegsausgabe des einflussreichen Strafrechtskommentars von Prof. Dr. Adolf Schönke (Freiburg) aus dem Jahr 1949 die »NS-Euthanasie« mit keinem Wort erwähnt. Lapidar hieß es nur: »Ein Recht auf Vernichtung lebensunwerten Lebens besteht nicht«.[25] Bei den »strafrechtlichen Reformarbeiten« (gemeint waren die strafrechtlichen Reformarbeiten der NS-Zeit!) hätte sich die von Binding und Hoche erhobene Forderung nach Zulassung der »Sterbehilfe« nicht durchgesetzt (das war aus nationalsozialistischer Sicht auch nicht notwendig gewesen, wie man inzwischen wusste).

2. Exkurs: Die neuen Möglichkeiten der Medizin

Von der Jurisprudenz zur Medizin: Die neuere Diskussion um »Euthanasie« und Sterbehilfe wurde zweifellos durch die Entwicklung der Intensivmedizin in den 50er und 60er Jahren stark beeinflusst. Diese Entwicklung sei im folgenden Exkurs kurz vorgestellt:

In den Jahren 1957 bis 1959 konnte eine Gruppe um den amerikanischen Anästhesiologen Peter Safar in experimentellen und klinischen Studien zeigen, dass die Mund-zu-Mund-Beatmung den bislang üblichen »manuellen« Methoden bei der Notfallbeatmung überlegen war.[26] Es dauerte bis ca. 1965, bis sich diese Me-

---

22 Ditfurth 1962, S. 13.
23 Doch Catel wurde damit nicht zum Schweigen gebracht. 1964 suchte er sich in einem Gespräch mit Redakteuren des »Spiegels« zu rechtfertigen. Zwei Jahre später forderte er in einem Buch mit dem angesichts seiner Vergangenheit dreisten Titel »Leidminderung richtig verstanden« (Nürnberg 1966) erneut die »Auslöschung« von »idiotischen Wesen«; vgl. Schultz 1985, S. 109 und S. 113.
24 Vgl. Hannover, Staatsanwaltschaft 2 Js 237/56, Bd. XI, S. 280–315.
25 Vgl. Schönke 1949, S. 448–450.
26 Vgl. Schellong 1990, S. 38. Die »manuellen Methoden« beruhten auf dem Prinzip der Erweiterung und Verengung des Brustkorbs von außen. Bei der Silvestermethode wurde z. B. der auf dem Rücken liegende Verunglückte vom Nothelfer, der am Kopf kniete, an den Armen gefasst. Diese wurden gestreckt über den Kopf geführt (Einatmung), dann gebeugt gegen den Brustkorb gedrückt (Ausatmung).

thode in der BRD durchgesetzt hatte. 1960 erschien eine Publikation, in der eine Forschergruppe aus Baltimore (W. B. Kowenhoven, J. R. Jude, G. G. Knickerbocker) über die Wirksamkeit der extrathorakalen Herzmassage (Kompression des Brustkorbs von außen) als Reanimationsmaßnahme bei Herzstillstand berichtete.[27] Bis zu diesem Zeitpunkt wurde als das beste Verfahren zur Behandlung eines Herzstillstands die »interne« Herzmassage nach Eröffnung des Brustkorbs angesehen, die auch von geschulten Chirurgen nur als letzte Möglichkeit in verzweifelten Fällen durchgeführt wurde. Außerhalb des Operationssaals galt die Injektion von Adrenalin als einzige Behandlungsmethode mit einer gewissen Aussicht auf Erfolg. In der BRD wurde die extrathorakale Herzmassage schon 1961 vereinzelt angewandt und bald akzeptiert. Zusammen mit neuen Medikamenten, mit der seit 1957 in den USA ausgearbeiteten elektrischen Defibrillation des Herzmuskels bei geschlossenem Brustkorb und mit der temporären Anwendung eines Herzschrittmachers ergab sich damit Anfang der 60er Jahre ein umfassender Behandlungsansatz für den Herzstillstand. Anfang der 60er Jahre wurde auch die Infusion von Blutersatzmitteln, die teilweise seit Mitte der 50er Jahre schon durchgeführt wurde, als wirksame Maßnahme der Schockbehandlung allgemein akzeptiert, wodurch das Konzept der »Wiederbelebung« vervollständigt wurde.[28]

Eine weitere wichtige medizinische Neuerung mit Folgen für die Sterbehilfediskussion, die in den 50er Jahren eingeführt und in den 60er Jahren in vielen Ländern der westlichen Welt akzeptiert wurde, war die Beatmung über eine längere Zeit bzw. die Langzeitbeatmung (wobei die Übergänge relativ fließend waren). Die Beatmung über eine längere Zeit war keine »Erfindung nach Plan«. Die Elemente, die bei der Entwicklung »zusammengesetzt« wurden, gab es teilweise schon seit längerer Zeit.

Seit dem 19. Jahrhundert waren »Lebensrettungsgeräte« konstruiert worden, die für eine bestimmte Zeit eine apparative Beatmung ermöglichten. Wichtig wurde in diesem Bereich der in Deutschland in der 1. Hälfte des 20. Jahrhunderts durch Rudolf Eisenmenger entwickelte »Biomotor«. Der »Biomotor«, eine an eine Saugglocke erinnerndes Gerät, bildete über Brust und Bauch einen luftdichten Hohlraum.[29] Mit einer Pumpe wurde in dem Hohlraum zur Einatmung Unterdruck, zur Ausatmung Überdruck erzeugt. Die später entwickelte amerikanische und französische Variante des »Biomotors« hieß Cuirass-Respirator. Über einen etwas längeren Zeitraum als der »Biomotor« und der Cuirass-Respirator wurde in der Beatmungspraxis die »Eiserne Lunge« eingesetzt (Erstpublikation: Drinker und McKhann 1929; Prinzip: Herstellung von Unter- bzw. Überdruck in einer tankartigen Kammer, die den Brustkorb umschließt). Die »Eiserne Lunge« wurde vor allem zur »Überbrückungsbehandlung« bei der mit Atemläh-

---

27 Vgl. Schellong 1990, S. 54 f.
28 Vgl. Schellong 1990, S. 58.
29 Es gab laut Schellong 1990, S. 67 nur wenige Versuche, den »Biomotor« für eine länger dauernde Beatmung im Krankenhaus zu verwenden.

mung einhergehenden Poliomyelitis (»Kinderlähmung«), aber auch bei Vergiftungen verwendet.[30] Unabhängig davon gab es in der Anästhesiologie (vor allem in den USA) schon seit der Wende zum 20. Jahrhundert die Möglichkeit der kurzzeitigen Narkosebeatmung über die oberen Luftwege mit Intubation, Kohlendioxidabsorption und Atembeutel.

Das Konzept der Beatmung über eine längere Zeit über die oberen Luftwege kristallisierte sich um 1950 heraus. Seit 1948 benutzten A. G. Bower und V. R. Bennett im Los Angeles County Hospital Überdruck-Respiratoren zur Behandlung von Poliomyelitispatienten.[31] Der Respirator wurde, angeschlossen über ein Tracheostoma, meist zusätzlich zur Unterdruckbeatmung in der Eisernen Lunge eingesetzt. Doch es gab auch schon ein Überdruckbeatmungssystem, das über eine Maske angeschlossen wurde.[32] Dieses System war ursprünglich zur Beatmung über längere Zeiträume gedacht gewesen, hatte sich aber in der Praxis nicht bewährt (die Patienten konnten die Maske wegziehen).

Mitte 1952 griffen der dänische Anästhesist Björn Ibsen, der die Veröffentlichung von Bower et al. kannte, und sein Kollege Mogens Björneboe auf die Überdruck-Methode zurück, sie beatmeten kurzzeitig (manuell) ein an Tetanus erkranktes Kind über ein Tracheostoma, dabei gaben sie auch Curare und Barbiturate i. v.[33] Eine längere Beatmung mit dieser Methode wollten sie zu diesem Zeitpunkt nicht riskieren. Das Kind starb wenig später.

Eine wichtige Weichenstellung in Richtung auf die Beatmung über einen längeren Zeitraum erfolgte während der Poliomyelitisepidemie 1952 in Dänemark. In dem für Kopenhagen zuständigen Blegdams (gesprochen: Blaidams) Hospital standen nur eine »Eiserne Lunge« und sechs Cuirass-Respiratoren zur Verfügung. Man stellte fest, dass in Fällen von Schlucklähmung und starkem Speichelfluss die Atemwege nicht ausreichend freigehalten werden konnten. Viele Patienten erstickten. In dieser kritischen Situation behandelte der schon erwähnte Björn Ibsen im August 1952 im Blegdams Hospital ein schwer erkranktes Mädchen mit den Mitteln der Anästhesiologie.[34] Er machte einen Luftröhrenschnitt, legte einen Tubus mit aufblasbarer Manschette und versuchte, nach Absaugen manuell zu beatmen. Das Mädchen wehrte sich aber gegen die Beatmung, die Lungen wurden nicht genug belüftet. Ibsen leitete darauf hin eine kurz dauernde Barbituratnarkose ein, die Beatmung wurde möglich. Nach dem Erwachen gewöhnte

---

30 Vgl. Schellong 1990, S. 66–93. Dabei waren die Patienten in der Regel bei Bewusstsein. Gilbertson 1995, S. 462 erwähnt aber auch (ohne Datumsangabe; vor 1940) die Behandlung einer (anfänglich) bewusstlosen Frau, die zehn Tage lang durchgängig und dann noch einen Monat lang während der Nacht in der »Eisernen Lunge« lag und überlebte.
31 Vgl. Bower et. al. 1950, S. 561–582. Für den Hinweis auf den Artikel danke ich Frau Luise Reisner-Sénélar.
32 Vgl. Bower et al. 1950, S. 572.
33 Für die Informationen zu diesem Fall danke ich Frau Luise Reisner-Sénélar.
34 Zu Ibsen und zur Polio-Epidemie 1952 vgl. Schellong 1990, S. 74–77 und demnächst die Frankfurter medizinhistorische Dissertation von Luise Reisner-Sénélar.

sich das Mädchen an die manuelle Beatmung über das Tracheostoma. Die Polio-Behandlung im Blegdams Hospital wurde daraufhin umgestellt. Patienten mit beginnender Verlegung der Atemwege wurden tracheotomiert, anschließend wurde entschieden, ob sie beatmet werden mussten oder nicht. Falls eine Beatmung nötig war, wurde sie (in der ersten Zeit) manuell mit dem Atembeutel durchgeführt. Auf dem Höhepunkt der Epidemie beatmeten in Kopenhagen über 200 Medizinstudenten von Hand in drei Schichten bis zu 70 Patienten. Nach und nach wurden die menschlichen »Ventilateure« durch Apparate ersetzt (z. B. kam der 1949/50 in Schweden entwickelte Engström-Respirator zum Einsatz).

Im Mai 1953 behandelte Ibsen ein weiteres Kind mit einer schweren Tetanuserkrankung mit Curare (wodurch die Krämpfe verschwanden).[35] Der Junge wurde tracheotomiert und über einen an das Tracheostoma angeschlossenen Tubus mit einer Lachgas-Sauerstoff-Mischung beatmet. Die manuelle Beatmung des bewusstlosen Jungen wurde 17 Tage lang durchgeführt, dann kam die Spontanatmung zurück. Der Patient wurde während dieser Zeit über eine Magensonde ernährt, es wurden mehrere Bluttransfusionen gegeben.[36] Ende der 50er/Anfang der 60er Jahre hatte sich die Methode der Langzeitbeatmung über die oberen Luftwege bei verschiedenen Krankheiten durchgesetzt (am Anfang wohl meist über ein Tracheostoma).

3. »Enttabuisierung«

Vor allem den intensivmedizinisch tätigen Ärzten wurde bald bewusst, dass mit den »neuen Möglichkeiten« der Medizin auch neue ethische Problemstellungen verbunden waren. Seit Ende der 50er Jahre nahm auf jeden Fall die Zahl der Publikationen zu ethischen Fragen der Reanimation und Lebensverlängerung inklusive Sterbehilfe stetig zu.[37] Diese Publikationen können hier nicht untersucht werden. Für den deutschsprachigen Raum gilt wohl aber, dass bis Anfang der 70er Jahre kaum für »aktive Sterbehilfe« argumentiert wurde, dass sich jedoch ein gewisser Konsens dahingehend herausbildete, dass die Nichtaufnahme bzw. der Abbruch einer Intensivtherapie unter bestimmten Umständen zulässig sei.[38]

---

35 Vgl. Ibsen 1968, S. 275 und Björneboe, Ibsen und Johnsen 1954, S. 129–131. Für den Hinweis auf diese Behandlung danke ich Frau Luise Reisner-Sénélar.
36 Dieser Junge war sicher schon ein »Intensivpatient« im heutigen Sinn (»Intensiv«-Behandlung und Dauerüberwachung). »Intensiv«-Überwachung gab es z. B. auf chirurgischen Aufwachstationen schon länger. Nur nebenbei: Berthelsen/Cronqvist 2003, S. 1190 sprechen Ibsen die Eröffnung der ersten »Intensivbehandlungsstation« der Welt im Dezember 1953 im Kommunehospital in Kopenhagen zu (Hauptkennzeichen: Beobachtung und Behandlung schwerkranker Patienten über 24 Stunden pro Tag mit dem Ziel, die Funktion der lebenswichtigen Organsysteme aufrechtzuerhalten). »Intensivpatienten«, die den ganzen Tag über beobachtet und »intensivmedizinisch« behandelt wurden, gab es, wie man sieht, schon früher.
37 Vgl. Koch 1990, S. 114–183 (Deutschland) und S. 183–252 (Ausland).
38 Vgl. dazu die Übersicht von Lohmann 1975.

Diese Position war schon 1957 von Papst Pius XII. vertreten worden, wie in Kapitel III.2. dargelegt wurde. In dieselbe Richtung wies auch der evangelische Theologe Helmut Thielicke in einem 1968 veröffentlichten Aufsatz mit dem Titel »Ethische Fragen der modernen Medizin. Mit besonderer Berücksichtigung der künstlichen Lebensverlängerung und der Organtransplantation«.[39] Thielicke stimmte Papst Pius XII. darin zu, dass im Falle von Moribunden der Abbruch von lebensverlängernden Maßnahmen durch den Arzt zulässig sei. Er warnte die Ärzte ausdrücklich vor bedenklichen Implikationen der modernen hochtechnisierten Medizin: »Wir sollten aber wissen, dass [...] Regionen existieren, in denen kraft des Vermögens heutiger Medizin der Heilauftrag des Arztes in einen Terror der Humanität umzuschlagen droht.«[40]

In den 50er und 60er Jahren war in der BRD nur selten öffentlich für die »aktive Sterbehilfe« eingetreten worden. Dies änderte sich in den 70er Jahren. Nun wurde auch hier (in Großbritannien und in den USA war dies auch in den 50er und 60er Jahren der Fall gewesen)[41] für die Freigabe der »aktiven Sterbehilfe« plädiert. Doch es musste – aus der Sicht der Befürworter – erst einmal das »Tabu« über dem »Euthanasiethema« in Deutschland gebrochen werden. Dies geschah (spätestens) 1973. Anlass bot ein Prozess, der in den Niederlanden geführt wurde.

Im Februar 1973 musste sich die Ärztin Geertruida Postma-van Boven aus Noordwolde vor einem Gericht in Leeuwarden verantworten.[42] Sie hatte im Oktober 1971 ihre 78-jährige Mutter, die nach einem Schlaganfall teilweise gelähmt war und in einem Heim gepflegt wurde, auf deren Bitte durch die Injektion von 200 mg Morphin getötet. Die Ärztin wurde zu einer eher symbolischen Strafe von einer Woche Freiheitsentzug auf Bewährung verurteilt. Dies war nun sicher kein Fall, der ethisches oder juristisches »Neuland« eröffnet hätte. Es war ein klassischer Fall von Tötung auf Verlangen bei einer zwar schwerkranken, aber nicht moribunden Frau. Einflussreiche deutsche Journalisten, offenkundig durchweg mit Sympathien für die »aktive Sterbehilfe«, versuchten, im Zuge ihrer Berichterstattung über diesen Fall, die »Euthanasie«-Diskussion in Deutschland zu »enttabuisieren« und eine »neue Euthanasie-Debatte« einzuleiten. Dies wird bei der näheren Betrachtung der einschlägigen Artikel in den Wochenschriften »Der Spiegel«, »Die Zeit« und »Stern« deutlich.

Zunächst erschien am 5.2.1973 ein (namentlich nicht gezeichneter) kurzer Artikel im »Spiegel«.[43] Im »Aufmacher« hieß es, dass die holländische Ärztin »ihre todkranke [!] Mutter mit Morphium erlöste [!]«. Im Artikel wurde pflichtschul-

---

39 Vgl. Thielicke 1968, S. 1–34.
40 Thielicke 1968, S. 15.
41 Vgl. dazu die Kapitel IX.1. und IX.2.
42 Vgl. dazu die im Folgenden zitierten Beiträge in deutschen Wochenschriften sowie Lohmann 1975, S. 17–19.
43 Vgl. [Anonym] 1973, S. 74. Alle Zitate im laufenden Text wurden dieser Seite des »Spiegels« entnommen.

dig darauf hingewiesen, dass in der Bundesrepublik diesbezüglich die Rechtslage eindeutig sei, »Sterbehilfe« dieser Art sei vorsätzliche Tötung. In einer seltsamen Denkbewegung fuhr der Verfasser dann fort: »Für deutsche Nachkriegsmediziner ist das Thema Euthanasie wegen der grausamen Verzerrung des Begriffs vom guten Tod durch NS-Ärzte ohnedies [!] tabu, obwohl Krankenhausärzte auch hierzulande täglich mindestens mit dem Problem des indirekten oder passiven Gnadentods konfrontiert sind.« Als einer der wenigen deutschen Ärzte, die »das beim Namen nennen«, wurde der Bonner Neurochirurg Peter Röttgen genannt, der für Patienten, die »ohne Bewußtsein unrettbar dahindämmern [!]«, das »Recht zu sterben« fordere. Was Röttgen genau darunter verstand, wurde nicht erklärt. Es wurde noch darauf hingewiesen, dass die »American Hospital Association«, der 700 Kliniken angeschlossen waren, im Januar 1973 eine »Bill of Rights« für Patienten (eine »Urkunde der Patientenrechte«) vorgelegt hatte, nach der ein unheilbar Kranker künftig lebensverlängernde Maßnahmen ablehnen dürfe. Die Wortwahl und der Duktus dieses Artikels belegen, dass der Verfasser nicht nur der »passiven«, sondern auch der »aktiven Euthanasie« aufgeschlossen gegenüberstand, auch wenn er dies nicht explizit machte.

Im »Stern« vom 15.2.1973 erschien ein Bericht von Peter Grubbe mit dem reißerischen Titel »Sterbehilfe. 200 Milligramm Morphium in die Vene«.[44] Es wurden dabei zunächst Aussagen aus dem Gerichtssaal von Leeuwarden zitiert. Mit dem Hinweis darauf, dass vor dem Gerichtsgebäude Tafeln mit den Worten »Du sollst nicht töten!« und »Euthanasie ist heimlicher Mord« aufgestellt waren und ein Demonstrant auf einem Transparent forderte: »Zurück zu Gottes Wort«, leitete der Autor über zu eigenen Überlegungen. Er schrieb, dass mit solchen Argumenten überall auf der Welt gegen »Euthanasie« und Sterbehilfe gekämpft werde. Seit die moderne Medizin aber nicht nur das Leben, sondern auch das Leiden der Menschen verlängern könne, würden sich Ärzte und Patienten fragen, »ob das richtig ist« (Grubbe 1973, S. 127). In Deutschland sei »eine offene Diskussion dieser Frage durch Erinnerungen [!] an die Nazis belastet, die viele Tausend Menschen ermorden ließen [!], weil sie ihnen nicht ›lebenswert‹ erschienen« (Grubbe 1973, S. 127). Als ob er thematisch noch nicht genug gesprungen sei, fügte der Verfasser hinzu, dass in England in den letzten 37 Jahren viermal vergeblich versucht worden sei, die »Euthanasie« durch das Parlament zu legalisieren, und auch der Hinweis auf die »Patient's Bill of Rights«, welche die »American Hospital Association« 1973 vorgelegt hatte, fehlte nicht. Der Artikel schloss mit dem Hinweis darauf, dass die angeklagte niederländische Ärztin weder vom Gericht noch von der Ärztekammer eine Berufsbeschränkung zu gewärtigen habe, so dass sie »praktisch heute schon freigesprochen [sei], noch ehe das Gericht am 21. Februar seinen Urteilsspruch fällt« (Grubbe 1973, S. 128). Der aus diesem Artikel zu gewinnende Eindruck, dass der »Stern« im Hinblick auf die »aktive Sterbehilfe« durchaus permissiv eingestellt war, wurde noch verstärkt durch einen Kommen-

---

44 Vgl. Grubbe 1973, S. 126–128.

tar von Sebastian Haffner mit dem Titel »Ein Recht auf den Tod«.⁴⁵ Der Publizist plädierte, auch wenn er auf Gegenargumente hinwies, letztlich doch für die Freigabe der »aktiven Sterbehilfe« auf Verlangen: »[...] wenn ein für allemal ganz klargemacht wird, dass die Entscheidung bei ihm [dem Patienten] liegt und nicht beim Arzt – warum dann eigentlich nicht Euthanasie? Mir scheint, das Recht auf einen leichten Tod ist ein Menschenrecht.«⁴⁶

In der »Zeit« vom 16. Februar 1973 nahm Theo Löbsack unter dem Titel »Töten Sie mich, sonst sind Sie mein Mörder« den niederländischen Prozess zum Anlass, über »Euthanasie« und Sterbehilfe im Allgemeinen zu räsonieren.⁴⁷ Der Hauptteil des Artikels war ein Plädoyer für die »passive Sterbehilfe«. Erst am Ende wurde dann erkennbar, dass der Verfasser auch die »aktive Euthanasie« unterstützte. Das zum Titel erhobene Kafka-Zitat: ›Töten Sie mich, sonst sind Sie mein Mörder‹, das sich nur auf »aktive Euthanasie« beziehen lässt, beendete nämlich den Artikel.

Ob es die Wirkung dieser Veröffentlichungen von »Avantgardisten« war⁴⁸ oder ob sich einfach der »Zeitgeist« verändert hatte (und die zitierten Veröffentlichungen nur den veränderten »Zeitgeist« widerspiegelten), ist unklar, doch laut einer EMNID-Umfrage stimmten im Mai 1973 52 % der befragten Erwachsenen in Deutschland für den »Gnadentod auf Wunsch«.⁴⁹

Die offiziellen Stellen in Deutschland reagierten zurückhaltend, was eine Gesetzesänderung anging. Dies geht z. B. aus der Beantwortung einer Anfrage im Bundestag hervor. Im September 1974 richtete eine CDU-Abgeordnete folgende Frage an den Bundesminister der Justiz: »Wie ist die von Medizinern sogenannte ›passive Sterbehilfe‹ rechtlich zu beurteilen, und erwägt die Bundesregierung auf diesem Gebiet Änderungen des geltenden Rechts?«⁵⁰ Die Antwort gab der zuständige parlamentarische Staatssekretär. Ob und gegebenenfalls in welchem Umfang ein Arzt eine Behandlung fortsetzen müsse, hänge – so der Staatssekretär – von der »Ausgestaltung des konkreten Einzelfalles ab«. Die Notwendigkeit einer Änderung der bestehenden Gesetze gebe es nicht. Dem Staatssekretär waren »aus der höchstrichterlichen Rechtsprechung keine Urteile bekannt geworden [...], die für das Bedürfnis nach einer korrigierenden gesetzlichen Regelung sprechen würden.«

---

45 Vgl. Haffner 1973, S. 128.
46 Haffner 1973, S. 128.
47 Löbsack 1973, S. 57 f.
48 Hinweise auf weitere einschlägige Artikel finden sich bei Lohmann 1975, S. 17 f. Im Jahr 1973 erschien auch ein Buch des in Deutschland lebenden amerikanischen Journalisten Paul Moor, zunächst unter dem Titel »Death is not the worst« in englischer Sprache, wenig später unter dem Titel »Die Freiheit zum Tode« in deutscher Übersetzung. Moor schilderte darin das Sterben seiner krebskranken Schwester. Er sprach sich explizit für aktive »Euthanasie« und für die Tötung behinderter Kinder aus; vgl. Lohmann 1975, S. 18.
49 Vgl. Lohmann 1975, S. 18.
50 Vgl. Verhandlungen des Deutschen Bundestages [1974], S. 7881.

4. »Ärztliche Richtlinien«

Ein wichtiger Impuls für die weitere Sterbehilfe-Diskussion in Europa kam Anfang 1976 aus Straßburg. Hier tagte vom 26. bis 30.1.1976 die Parlamentarische Versammlung des Europarates. Es wurde eine Empfehlung »betreffend die Rechte der Kranken und Sterbenden« verabschiedet.[51] In der Empfehlung hieß es, dass seit einiger Zeit allgemeine Übereinstimmung darüber herrsche, dass die Ärzte in erster Linie den Willen der kranken Menschen respektieren sollten. Die Verlängerung des Lebens »als solches« dürfe nicht das ausschließliche Ziel der medizinischen Praxis sein. Der Arzt habe aber »kein Recht, den natürlichen Verlauf des Sterbens absichtlich zu beschleunigen«. Der Europarat regte an, die Regierungen der Mitgliedsländer aufzufordern, die Rechte der Kranken und Sterbenden zu stärken und nationale Enquetekommissionen einzurichten, »um ethische Grundsätze für die Behandlung von Sterbenden auszuarbeiten, ärztliche Richtlinien für die Anwendung von außergewöhnlichen Maßnahmen zur Verlängerung des Lebens festzulegen«.

Die Empfehlung, ärztliche Richtlinien für die Sterbehilfe auszuarbeiten, wurde zunächst in der Schweiz umgesetzt. Es wurde allerdings keine »nationale Enquetekommission« gebildet, sondern die Schweizerische Akademie der Medizinischen Wissenschaften nahm sich des Themas an. Ende 1976 veröffentlichte sie ihre »Richtlinien für die Sterbehilfe«.[52] Darin hieß es, dass der Arzt den Willen des urteilsfähigen Patienten zu respektieren habe. Beim bewusstlosen oder sonst urteilsunfähigen Patienten sei nach »medizinischen Indikationen« im Sinne einer Geschäftsführung ohne Auftrag vorzugehen. Hinweise auf den mutmaßlichen Willen des Patienten seien zu berücksichtigen. Wichtig war der folgende Passus: »Beim Sterbenden, auf den Tod Kranken oder lebensgefährlich Verletzten [neue Zeile] – bei dem das Grundleiden mit infauster Prognose einen irreversiblen Verlauf genommen hat und [neue Zeile] – der kein bewußtes und umweltbezogenes Leben mit eigener Persönlichkeitsgestaltung wird führen können [neue Zeile] lindert der Arzt die Beschwerden. Er ist aber nicht verpflichtet, alle der Lebensverlängerung dienenden therapeutischen Möglichkeiten einzusetzen.«[53] Damit war die »passive Sterbehilfe« bei bestimmten Patienten zulässig. Auf die Strafbarkeit der »aktiven Sterbehilfe« wurde ausdrücklich hingewiesen. Als medizinischer »Sonderfall« wurde das apallische Syndrom erwähnt. In diesem Fall müsse der Arzt nach »längerer Beobachtung« beurteilen, ob der Prozess irreversibel sei. Dann könne auf lebensverlängernde Maßnahmen verzichtet werden (genannt wurden explizit »die Unterlassung oder das Nichtfortsetzen von Medikationen sowie von technischen Maßnahmen, z. B.

---

51 Vgl. Verhandlungen des Deutschen Bundestages [1976], S. 27–29 und S. 31 f.
52 Vgl. Schweizerische Akademie der Medizinischen Wissenschaften 1976.
53 Schweizerische Akademie der Medizinischen Wissenschaften 1976, S. 2.

Beatmung, Sauerstoffzufuhr, Bluttransfusionen, Hämodialyse, künstliche Ernährung«.[54]

Die »Richtlinien für Sterbehilfe« der »Schweizerischen Akademie der Medizinischen Wissenschaften« wurden in Deutschland bald wahrgenommen. Am 8.12.1977 richtete ein FDP-Abgeordneter an die Bundesregierung folgende Frage: »Ist die Bundesregierung bereit, ähnlich dem Vorbild der Schweizerischen Akademie der Wissenschaften [!] eine interdisziplinäre Expertenkommission einzusetzen, die sich [...] unter ethischen, medizinischen und juristischen Gesichtspunkten mit den nachstehenden Fragekomplexen befassen und gegebenenfalls richtungsweisende Stellungnahmen ausarbeiten sollte: Organspende, -transplantation; bundeseinheitlicher Organspenderpaß; Definition und Diagnose des Todeszeitpunktes; passive Sterbehilfe; denkbare Formen einer Ausbildung von auf das Todesgeschehen spezialisierten Personals?«[55] Der zuständige parlamentarische Staatssekretär antwortete, dass es die Bundesregierung »in Übereinstimmung mit der Parlamentarischen Versammlung des Europarates« für wünschenswert halte, vor allem »die Fragen um das Thema Sterbehilfe zu vertiefen [!]«. Er betonte, dass auch wenn eine gesetzliche Regelung dieses Problemkreises von der Bundesregierung derzeit nicht angestrebt werde, sie doch eine »Erörterung mit Wissenschaftlern der hier in Betracht kommenden Disziplinen für wünschenswert« halte.

Die »Richtlinien für Sterbehilfe« der »Schweizerischen Akademie der Medizinischen Wissenschaften« und die vorausgegangene »Empfehlung« des Parlamentarischen Ausschusses des Europarates wurden auch in einer Fragestunde des Bundestages am 23. Juni 1978 erwähnt. Ein FDP-Abgeordneter hatte folgende Fragen gestellt: »Was hat die Bundesregierung bisher zur Ausführung des Beschlusses des Europarats vom 26. Januar 1973 über die Rechte der Kranken und Sterbenden unternommen, insbesondere im Hinblick auf die Forderung nach nationalen Untersuchungsausschüssen [...]? Ist die Bundesregierung bereit, die am 26. Januar 1973 vom Europarat verabschiedeten Erklärungen über die Rechte der Kranken und Sterbenden in ähnlicher Weise auch für die Bundesrepublik durchzusetzen, wie dies die Schweiz [!] in ihren ›Richtlinien für die Sterbehilfe‹ getan hat?«[56] Die Antwort des zuständigen parlamentarischen Staatssekretärs vom Justizministerium auf die erste Frage des Abgeordneten war diplomatisch nichtssagend: »Bezüglich der Behandlung ethischer und juristischer Fragen im Zusammenhang mit der Hilfe für Sterbende verfolgt die Bundesregierung die wachsende Diskussion mit großer Aufmerksamkeit; sie behält sich vor, sich verstärkt und initiativ in die Diskussion einzuschalten, wenn sich eingehende Konturen dieses ungemein sensiblen Sachverhaltes abzeichnen.« Bezüglich der zweiten Frage des Abgeordneten hieß es: »Bei der Regelung über Sterbehilfe in der Schweiz handelt es sich

---

54 Vgl. Schweizerische Akademie der Medizinischen Wissenschaften 1976, S. 3. Zum apallischen Syndrom vgl. Kapitel X.4. der Studie (Kemptener Fall).
55 Vgl. Verhandlungen des Deutschen Bundestages [1977/78], S. 4766.
56 Verhandlungen des Deutschen Bundestages [1978], S. 8089.

um Richtlinien der dortigen Akademie der Wissenschaften [!] vom 5. November 1976 und nicht um eine regierungsseitige Maßnahme. Über entsprechende Vorschläge der deutschen Ärzteschaft liegen keine Erkenntnisse vor. Zur Haltung der Bundesregierung darf ich auf die Antwort zu Ihrer vorhergehenden Frage hinweisen.«

»Vorschläge« bzw. »Richtlinien« der deutschen Ärzteschaft ließen nicht lange auf sich warten. Im April 1979 wurden von der Bundesärztekammer »Richtlinien für die Sterbehilfe« verabschiedet.[57] Diese »Richtlinien« folgten weitgehend dem Text der 1976 verabschiedeten »Richtlinien« der »Schweizerischen Akademie der Medizinischen Wissenschaften«.[58] Zunächst wurde darauf hingewiesen, dass bei der Behandlung nach angemessener Aufklärung der Wille des urteilsfähigen Patienten zu respektieren sei (Bundesärztekammer 1979, S. 957). Beim bewusstlosen oder sonst urteilsfähigen Patienten seien die erforderlichen Behandlungsmaßnahmen unter dem Gesichtspunkt der Behandlungsführung ohne Auftrag durchzuführen. Hinweise auf den mutmaßlichen Willen des Patienten sollten berücksichtigt werden. In Bezug auf die Zulässigkeit der »passiven Sterbehilfe« wurde festgelegt: »Beim Sterbenden, einem dem Tode nahe Erkrankten oder Verletzten [neue Zeile] – bei dem das Grundleiden mit infauster Prognose einen irreversiblen Verlauf genommen hat und [neue Zeile] – der kein bewußtes und umweltbezogenes Leben mit eigener Persönlichkeitsgestaltung wird führen können, lindert der Arzt die Beschwerden. Er ist aber nicht verpflichtet, alle der Lebensverlängerung dienenden therapeutischen Möglichkeiten einzusetzen« (Bundesärztekammer 1979, S. 957 f.). Im Kommentarteil wurde zu dem Begriff »Sterbender« Folgendes ausgeführt: »Ein Sterbender ist ein Kranker oder Verletzter, bei dem der Arzt aufgrund einer Reihe klinischer Zeichen zur Überzeugung kommt, dass die Krankheit irreversibel oder dass die traumatische Schädigung infaust verläuft und der Tod in kurzer Zeit eintreten wird« (Bundesärztekammer 1979, S. 958). Beim Eintritt des Todes, der, wie es in nicht ganz korrekter Formulierung hieß, »nach dem Stand der medizinischen Wissenschaft mit dem Hirntod gleichzusetzen ist«,[59] ende die »ärztliche Hilfe«. Sterbehilfe »als Beschränkung auf eine Linderung von Beschwerden bei gleichzeitigem Verzicht auf lebensverlängernde

---

57 Vgl. Bundesärztekammer 1979, S. 957–960.
58 An einem wichtigen Punkt unterschieden sie sich von diesen: In den »Richtlinien« der Bundesärztekammer wurden nämlich die Patienten mit persistierendem apallischem Syndrom nicht erwähnt. Wenn man das Schweigen diesbezüglich richtig deutet, dann sollte es in Deutschland nicht erlaubt sein, bei diesen Patienten, die ja keine »Sterbende« im Sinne der »Richtlinien« waren, die künstliche Ernährung einzustellen.
59 Die Zeichen des Hirntods sind keine »sicheren Todeszeichen«, sondern eben nur Zeichen des Hirn-Tods. Das Hirntodkonzept wurde Ende der 50er Jahre von französischen Forschern entwickelt und Ende der 60er Jahre international akzeptiert. Die Akzeptanz dieses Konzepts hatte natürlich auch Auswirkungen auf die Sterbehilfe-Debatte. Der Zustand des Hirntods wurde nämlich nicht als sehr spätes Stadium des Sterbens definiert, sondern als erstes – unumkehrbares – Stadium des Todes. Da »Tote« nicht mehr behandelt werden müssen, durfte (ja musste) der Arzt nach der entsprechenden Diagnose noch laufende Behandlungsmaßnahmen (wie z. B. die Beatmung) abbrechen.

Maßnahmen« (Bundesärztekammer 1979, S. 958) konnte nach den »Richtlinien« also nur bei einem »Sterbenden« bzw. »Todkranken« zur Anwendung kommen. Explizit genannt wurden »die Unterlassung oder das Nichtfortsetzen von Medikation sowie von technischen Maßnahmen, zum Beispiel Beatmung, Sauerstoffzufuhr, Bluttransfusion, Hämodialyse, künstliche Ernährung« (Bundesärztekammer 1979, S. 958). In Bezug auf die »aktive Sterbehilfe« wurde auf das Strafgesetzbuch verwiesen: »Die gezielte Lebensverkürzung durch künstliche Eingriffe in die restlichen Lebensvorgänge, um das Eintreten des Todes zu beschleunigen, ist nach dem Strafgesetzbuch strafbare vorsätzliche Tötung (§ 216)« (Bundesärztekammer 1979, S. 958).

IX. Zur Diskussion um »Euthanasie« und Sterbehilfe in anderen Ländern

Bislang behandelte die Untersuchung in Bezug auf das 19. und 20. Jahrhundert vorrangig den deutschsprachigen Raum. Im Folgenden soll die Entwicklung in drei angelsächsischen Ländern (Großbritannien, USA, Australien) und in den Niederlanden skizziert werden, nicht zuletzt deshalb, weil in diesen Ländern sehr intensiv über »Euthanasie« und Sterbehilfe gestritten wurde. Auf die Entwicklung in Kolumbien[1], in der Schweiz[2], in Belgien[3] und in Luxemburg[4] kann nur »fußnotenhaft« eingegangen werden. Da die öffentliche Auseinandersetzung um diese Themen in Großbritannien und in den USA – anders als in Australien und in den Niederlanden – schon in der zweiten Hälfte des 19. Jahrhunderts begann, muss die Darstellung für diese Länder etwas weiter zurückgreifen.

---

1 Diversen Internetquellen zufolge fällte das kolumbianische Verfassungsgericht 1997 ein Urteil, wonach die aktive Sterbehilfe auf Verlangen bei todkranken Menschen unter bestimmten Umständen nicht zu bestrafen sei. Entsprechende Gesetzesinitiativen scheiterten allerdings bis dato (Stand: Mitte 2009).

2 In der Schweiz ist Beihilfe zum Suizid (dies gilt für Ärzte und für Nichtärzte) straflos, wenn sie nicht aus selbstsüchtigen Beweggründen geschieht. In den letzten Jahren war hier nicht der ärztlich assistierte Suizid zentrales Thema (obwohl Ärzte durch Verschreiben tödlicher Mittel oft beim Suizid helfen). Die Schlagzeilen beherrschten Sterbehilfeorganisationen wie »Exit« und »Dignitas«, also »Laien«-Organisationen. Mit Hilfe von »Dignitas« (Gründer: Ludwig A. Minelli) starb z. B. 2006 Craig Ewert (siehe unten). Tötung auf Verlangen ist in der Schweiz strafbar. Vgl. als Überblick die Beiträge in Rehmann-Sutter et al. 2006.

3 Der Gesetzgebungsprozess in Belgien begann 1999. Mitte 2001 verabschiedete der Senat, am 28.5.2002 die Abgeordnetenkammer das Euthanasie-Gesetz, das am 23.9.2002 in Kraft trat. Es ist am niederländischen Modell orientiert. Aktive Sterbehilfe durch einen Arzt ist straffrei gestellt, wenn ein Patient in einer »medizinisch aussichtslosen Verfassung« den Arzt freiwillig, wohlinformiert, wiederholt und ohne Zwang um Sterbehilfe ersucht. Der Vorgang muss dokumentiert und an eine Kommission gemeldet werden. Der assistierte Suizid wird im Text nicht erwähnt. Zum belgischen Gesetz vgl. Adams/Nys 2005, S. 5–33, eine englische Übersetzung des Gesetzes findet sich in Schotsmans und Meulenbergs 2005, S. 245–254.

4 Diversen Internetquellen zufolge hatte das Luxemburger Parlament am 19.2.2008 in erster Lesung, am 18.12.2008 in zweiter Lesung für die Annahme des »Gesetzes über die Euthanasie und die Beihilfe zum Suizid« votiert. Das Gesetz, veröffentlicht am 16.3.2009 im Amtsblatt des Großherzogtums Luxemburg, trat am 17.3.2009 in Kraft. Es ist am niederländischen bzw. belgischen Modell orientiert. Im Gegensatz zum belgischen Gesetz wird die Beihilfe zum Suizid explizit erwähnt und bei Einhaltung der Sorgfaltskriterien straffrei gestellt.

1. Großbritannien

Wie die deutschen Ärzte waren auch die englischen Ärzte bis in die zweite Hälfte des 19. Jahrhunderts hinein wohl relativ einheitlich der Ansicht, dass es nicht erlaubt sei, bewusst Maßnahmen zu ergreifen, durch die das Leben eines Patienten (auch eines unheilbar Kranken) verkürzt würde.[5] Eine erste – wenn auch sehr begrenzte – Auseinandersetzung um die »ärztliche Euthanasie« bei unheilbar körperlich Kranken gab es in England nach derzeitigem Kenntnisstand erstmals in den 70er Jahren des 19. Jahrhunderts. Der Lehrer und Schriftsteller Samuel D. Williams jr. aus Birmingham forderte in einem 1870 erschienenen Essay mit dem Titel »Euthanasia«, dass der Arzt Patienten mit »hoffnungsloser und schmerzhafter Krankheit« auf deren Verlangen Chloroform oder andere Anästhetika geben dürfe, um ihnen so zu einem »raschen und schmerzlosen Tod« zu verhelfen.[6] Der Herausgeber der Zeitschrift »Spectator« kritisierte Williams daraufhin im März 1871.[7] 1873 griff der englische Philosoph Lionel L. Tollemache in die Debatte ein und verteidigte den von Williams gemachten Vorschlag bezüglich der »aktiven Euthanasie auf Verlangen« in einem »The New Cure for Incurables« betitelten Essay in der Zeitschrift »The Fortnightly Review«. Als Antwort darauf erschien im »Spectator« umgehend ein »Editorial«, in dem es hieß, dass die Freigabe dieser Form der »Euthanasie« auch »aktive Euthanasie« ohne explizites Verlangen legitimieren würde. Die Freigabe würde auf jeden Fall zu »Ungeduld« Moribunden gegenüber führen. Im selben Jahr 1873 schloss sich Francis William Newman, ein emeritierter Professor der Altphilologie, in einem Leserbrief im »Spectator« Tollemache an, wobei er mehr oder weniger verklausuliert den Vorschlag machte, auch Insassen von Irrenanstalten der »Euthanasie« zuzuführen.[8] In einem weiteren »Editorial« im »Spectator« wurde darauf noch im Jahr 1873 entgegnet, dass man dazu kein Recht habe. Die Begründung: Wenn es erlaubt sei, Invalide und Geisteskranke zu töten, dürfe man dann nicht auch Arme töten? In mehreren Leserbriefen wurde anschließend Stellung gegen Tollemache und Newman bezogen, so dass die Debatte mit einer »Niederlage« der »Euthanasie«-Anhänger endete. Der Arzt und Professor für Rechtsmedizin Charles Tidy gab 1882 sicherlich

---

5 Vgl. Fye 1979, S. 492. Indirekt lässt sich diese Grundposition auch aus zwei Publikationen des englischen Arztes Joseph Bullar erschließen. Er empfahl in einer Veröffentlichung aus dem Jahr 1856 die Gabe von Opium, in einer zweiten aus dem Jahr 1866 die Gabe von Chloroform bei sterbenden Patienten zur Erlangung der »Euthanasie«, betonte in beiden Publikationen jedoch, dass seiner Ansicht nach dadurch das Leben der Patienten eher verlängert als verkürzt werde; vgl. dazu Fye 1979, S. 497.

6 Vgl. Fye 1979, S. 498.

7 Vgl. zu der Debatte im »Spectator« und in seinem Umfeld van der Sluis 1979, S. 132f.

8 Es sei daran erinnert, dass Darwin sich 1871 andeutungsweise positiv zu einer möglichen »Ausscheidung der Schwachen« geäußert hatte (vgl. Kapitel V.1. der Studie). Ob Newman sich auf ihn bezog, ist nicht bekannt.

die »herrschende Meinung« wieder, wenn er bemerkte, dass die hier diskutierte Form der »Euthanasie« mit bewusster Lebensabkürzung als Mord zu werten sei.[9]

In der Folgezeit entzündete sich die »Euthanasie«-Debatte in Großbritannien immer wieder an Veröffentlichungen in Tageszeitungen, die Zustimmung zur Freigabe der »aktiven Euthanasie« signalisierten. Urteilt man nach den einschlägigen Beiträgen in der führenden medizinischen Fachzeitschrift, war die Reaktion der englischen Ärzte darauf eindeutig. Denn zwischen 1901 und 1915 erschienen im »British Medical Journal« mehrere Artikel zum Thema »aktive Euthanasie«, in denen eine ablehnende Position in Bezug auf die Legalisierung vertreten wurde. In einem »Editorial« aus dem Jahr 1904 hieß es z. B., dass die Rede vom »Right to die« und vom Fehlverhalten der Ärzte, die Leben »sinnlos« verlängerten, vor allem modernem »Sentimentalismus« und Egoismus entspringen würde.[10]

Die Zeit von ca. 1915 bis ca. 1930 war dann relativ ruhig, was die Debatte um die »Euthanasie« angeht. Dies sollte sich jedoch Anfang der 30er Jahre ändern. 1931 startete der Arzt und »public health officer« Dr. C. Killick Millard eine Initiative pro »ärztliche Euthanasie«.[11] Millard betonte im Rahmen eines Vortrags, den er vor der »Society of Medical Officers of Health« am 16.10.1931 hielt (der Vortrag wurde noch im selben Jahr veröffentlicht), dass es ihm bei seiner Gesetzesinitiative nicht um die Tötung von Geisteskranken gehe, sondern nur um Hilfe für leidende Schwerkranke. Er erhielt Unterstützung durch die im Herbst 1935 gegründete »Voluntary Euthanasia Legalization Society«. Nach der ersten öffentlichen Versammlung der »Voluntary Euthanasia Legalization Society« entspann sich eine Kontroverse, die durch mehrere Beiträge im »British Medical Journal« dokumentiert ist.[12] In den meisten der hier veröffentlichten Beiträge wurde gegen die Legalisierung der »Euthanasie« argumentiert. Nichtsdestotrotz arbeitete die »Voluntary Euthanasia Legalization Society« einen Gesetzentwurf aus, der am 4.11.1936 im Oberhaus auch in erster Lesung diskutiert wurde. Am 1.12.1936 wurde er jedoch im Rahmen der zweiten Lesung abgelehnt.[13]

Für England gilt (wie für die anderen angelsächsischen Länder), dass das Bekanntwerden der »NS-Euthanasie« zunächst dafür sorgte, dass die Forderungen nach aktiver »ärztlicher Euthanasie« zurückgingen. Doch im November 1950 wurde mit Unterstützung der britischen »Euthanasie-Gesellschaft« ein neuer Antrag im Oberhaus eingebracht, um die »Euthanasie« zu legalisieren.[14] Nach eingehender Debatte zog man diesen Antrag aber wieder zurück, wohl, weil man sich in einer Abstimmung keine Chancen ausrechnete. Nach dem Scheitern dieses Versuchs wurde die öffentliche Auseinandersetzung um die »Euthanasie« in Großbritannien erst Mitte/Ende der 60er Jahre neu entfacht, nicht zuletzt un-

---

9 Vgl. Fye 1979, S. 501.
10 Vgl. van der Sluis 1979, S. 136 f.
11 Vgl. van der Sluis 1979, S. 148 f. und Otlowski 1997, S. 269.
12 Vgl. van der Sluis 1979, S. 150 f.
13 Vgl. van der Sluis 1979, S. 152 und Otlowski 1997, S. 334.
14 Vgl. van der Sluis 1979, S. 161 f.

ter dem Eindruck von Berichten über intensivmedizinische »Übertherapie« bei Sterbenden.[15] Erneut wurde die britische »Euthanasie-Gesellschaft«, die sich seit 1969 »The Voluntary Euthanasia Society« nannte, aktiv.[16] Am 6.3.1969 brachte sie über ein Mitglied einen Gesetzentwurf im Oberhaus ein, der die Möglichkeit der »aktiven Euthanasie« durch einen Arzt bei unheilbar kranken Patienten vorsah. Dabei war nicht nur an »Euthanasie auf direktes Verlangen« bei urteilsfähigen Patienten gedacht. Mit diesem Gesetz sollte auch die Möglichkeit einer Vorausverfügung (»Advanced declaration«) der Anwendung »aktiver Euthanasie« im Falle von Krankheit und Geschäftsunfähigkeit rechtsverbindlich eingeführt werden.[17] Dieser Entwurf wurde im Zuge der zweiten Lesung am 25.3.1969 abgelehnt. Im selben Jahr wiederholte die »British Medical Association« ihre 1950 ausgesprochene Ablehnung der »aktiven Euthanasie«.[18]

Die Kampagne der britischen »Euthanasie-Gesellschaft« ging dennoch weiter.[19] Anfang der 80er Jahre wurde ein neuer Gesetzentwurf vorgestellt, der jedoch weder im Ober- noch im Unterhaus zur Debatte angenommen wurde. Im Jahr 1990 wurde im Oberhaus ein Vorschlag für ein »Euthanasie«-Gesetz kurz diskutiert, doch mit deutlicher Mehrheit abgelehnt, bevor ein Gesetzgebungsverfahren im engeren Sinn beginnen konnte. Weitere Vorstöße der »Voluntary Euthanasia Society«, die sich 2005 in »Dignity in Dying« umbenannte, folgten. Eine wichtige Rolle spielte dabei der Rechtsanwalt Joel Joffe, ein langjähriges Mitglied der Voluntary Euthanasia Society. Joffe, seit 2000 als Lord Joffe Mitglied des Oberhauses, hatte 2002 einen Gesetzentwurf vorgelegt, der »aktive Sterbehilfe auf Verlangen« und »ärztlich assistierten Suizid« legalisieren sollte.[20] Der Entwurf wurde ebenso wie zwei weitere Entwürfe abgelehnt. Lord Joffe legte 2005 einen vierten Entwurf vor (»Assisted Dying for the Terminally Ill Bill«), der im Mai 2006 im Oberhaus diskutiert wurde.[21] Demnach wäre es einem Arzt erlaubt, einem »terminal Kranken«, bei dem der Tod innerhalb von sechs Monaten zu erwarten ist, durch Verschreibung eines tödlichen Mittels beim Suizid zu helfen. Damit wäre das Suizid-Gesetz aus dem Jahr 1961 (»Suicide Act«), das Suizid bzw. Suizidversuch straffrei stellte, aber Beihilfe zum Suizid verbot, partiell aufgehoben

---

15 Vgl. van der Sluis 1979, S. 165 f. Im Jahr 1950 hatte die »British Medical Association« im Übrigen die Resolution der »World Medical Association« vom April 1950 angenommen, in der den Ärztevereinigungen der Mitgliedsländer empfohlen wurde, »aktive Euthanasie« abzulehnen.
16 Otlowski 1997, S. 270 f. erwähnt nur, dass die »Voluntary Euthanasia Legalization Society« »at one time« die Wörter »Voluntary« und »Legalization« aus ihrem Namen gestrichen habe. 1969 wurde der Name »The Voluntary Euthanasia Society« gewählt, der 1979 in »Exit« geändert wurde. Nach der Verurteilung des Geschäftsführers und eines langjährigen Mitglieds wegen Beihilfe zur Selbsttötung nahm die Gesellschaft 1981 wieder den Namen »The Voluntary Euthanasia Society« an. Seit 2005 heißt sie »Dignity in Dying«.
17 Vgl. van der Sluis 1979, S. 166 und Otlowski 1997, S. 334 f.
18 Vgl. van der Sluis 1979, S. 167.
19 Vgl. Otlowski 1997, S. 335.
20 Vgl. Mulholland 2005, o. S.
21 Vgl. Assisted Dying for the Terminally Ill Bill (HL) [2005].

worden. Am 12.5.2006 stimmte das Oberhaus für die Verschiebung der zweiten Lesung.[22] Eine solche Lesung fand bis dato (Mitte 2009) nicht statt.

Vier wichtige Fälle sind noch darzustellen, welche die öffentliche Debatte in Bezug auf »Euthanasie« und Sterbehilfe in Großbritannien nach 1990 bestimmten.

Dr. Nigel Cox, ein in einem Krankenhaus in Winchester als »Consultant« tätiger 47jähriger Rheumatologe, hatte am 16.8.1992 einer 70-jährigen Patientin, die trotz hochdosierter Morphintherapie an starken Schmerzen aufgrund von Rheumatoider Arthritis litt und die ihn fünf Tage zuvor um ihren Tod gebeten hatte, durch Injektion von Kaliumchlorid getötet.[23] Der Fall war entdeckt worden, als eine Krankenschwester den entsprechenden Eintrag des Arztes in der Krankenakte fand. Dr. Cox wurde im September 1992 wegen versuchten Mordes angeklagt und zu einer Gefängnisstrafe von einem Jahr auf Bewährung verurteilt. Nach diesem Urteil blieb die »aktive Euthanasie« auf Verlangen in Großbritannien weiterhin strafbar.[24]

Der zweite Fall betraf den Bereich Sterbehilfe bei Patienten mit apallischem Syndrom. Der 18-jährige Anthony Bland wurde am 15.4.1989 bei dem Unglück im Hillsborough-Fußballstadion in Sheffield schwer verletzt.[25] Es wurde ein apallisches Syndrom diagnostiziert. Nachdem sich sein Zustand auch nach drei Jahren nicht verändert hatte, wollte der behandelnde Arzt im Airedale Hospital in Keighley (West Yorkshire) mit Billigung der Familie des Patienten die künstliche Ernährung einstellen. Deshalb wurde 1993 das zuständige Gericht angerufen. Es genehmigte ebenso wie das wenig später von dem »Solicitor«, der Bland vertrat, angerufene Berufungsgericht die Einstellung der Sondenernährung als Maßnahme, die im »best interest« des Patienten liege. Wegen der Bedeutung des Falles brachte ihn der »Solicitor« vor die Law Lords im Oberhaus, vor die höchsten Richter Englands also.[26] Diese urteilten im Februar 1993 einstimmig, dass in diesem besonderen Fall kein Rechtsbruch vorliegen würde, sollten die Ärzte die Sondenernährung einstellen.[27] Durch die Einstellung der Sondenernährung würden die Ärzte nicht »töten«, sondern nur »erlauben, dass der Patient sterben könne.«[28] Es wurde weiter festgelegt, dass in vergleichbaren Fällen die Ärzte zukünftig ein Gericht einschalten müssten, wenn sie lebenserhaltende Maßnahmen einstellen

---

22 Vgl. Naughton 2006, o. S.
23 Vgl. zum Fall Dr. Cox die kurzen Bemerkungen von Dyer 1992a, S. 731 und Otlowski 1997, S. 144 f.
24 Dies wurde durch einen Ausschuss des Oberhauses, der sich mit dem Thema »Medizinische Ethik« beschäftigte, im Jahr 1994 bekräftigt; vgl. Kingman 1994, S. 553 f.
25 Vgl. zum Fall Bland die kurzen Bemerkungen von Dyer 1992b, S. 732 und Otlowski 1997, S. 38–40.
26 Eine Verfassungsreform im Jahre 2005 übertrug die Funktionen der Law Lords auf ein neu zu schaffendes Verfassungsgericht, das im Herbst 2009 erstmals zusammentreten soll.
27 Vgl. Dyer 1993, S. 413 f.
28 Vgl. Otlowski 1997, S. 39.

wollten.[29] Am 3.3.1993 starb Anthony Bland. Seither wurde die Einstellung von Sondenernährung bei Patienten mit apallischem Syndrom mehrfach von Gerichten genehmigt.

Beim dritten Fall ging es um Beihilfe zum Suizid durch einen Nichtarzt. 2001 hatte Diane Pretty (geboren 1958), die an Amyotropher Lateralsklerose litt, vor dem britischen High Court gegen das Suizid-Gesetz aus dem Jahr 1961 geklagt, das die Beihilfe zum Suizid, die sie von ihrem Ehemann erbat, unter Strafe stellte.[30] Das Gericht beschied ihren Antrag negativ. Im November 2001 lehnten auch die Law Lords des House of Lords als höchstes britisches Gericht ihren Antrag ab. Pretty zog vor den Europäischen Gerichtshof für Menschenrechte. Dieser lehnte mit Spruch vom 29.4.2002 ihren Antrag ab. Das britische Gesetz verletze nicht die europäische Menschenrechtskonvention. Diane Pretty starb am 11.5.2002 in einem Hospiz.

Der vierte Fall endete in der Schweiz. Da er einen in England lebenden Amerikaner betraf und in England intensiv diskutiert wurde, sei er hier noch kurz dargestellt.[31] Craig Ewert, ein frühpensionierter Professor, hatte im April 2006 erfahren, dass er an Amyotropher Lateralsklerose litt. Er wurde auf eigenen Wunsch von Harrogate (North Yorkshire) nach Zürich gebracht, wo er am 26.9.2006 in der »Klinik« der Sterbehilfeorganisation »Dignitas« sein Leben beendete (Kostenpunkt inklusive Rücktransport der Asche: ca. 3.000 britische Pfund). Für Aufsehen sorgte vor allem, dass sein Suizid in einem Film am 10.12.2008 auf Sky TV in England landesweit zu sehen war.

2. USA

Wie in England begann – wenn man den Aussagen in der Literatur trauen darf – auch in den USA die intensive Auseinandersetzung um die »Euthanasie« erst in der zweiten Hälfte des 19. Jahrhunderts. So veröffentlichte eine in Philadelphia erscheinende populäre medizinische Zeitschrift 1873 ein »Editorial« mit dem Titel »The Euthanasia«, in dem behauptet wurde, dass amerikanische Ärzte häufig Opium und andere Narkotika bei Sterbenden in so hohen Dosen geben würden, dass diese nicht mehr erwachen würden.[32] Bekannt ist ferner, dass 1879 ein Ausschuss der »South Carolina Medical Association« über »aktive Euthanasie« diskutierte und zu dem Schluss gelangte, dass eine solche Maßnahme als Mord anzusehen sei. Doch im Zuge der Diskussion des Ausschussberichts äußerte ein

---

29 Vgl. Otlowski 1997, S. 40.
30 Vgl. International Task Force on Euthanasia and Assisted Suicide Update 2002, Volume 16, Number 1, und Update 2002, Volume 16, Number 2.
31 Vgl. International Task Force on Euthanasia and Assisted Suicide Update 2009, Volume 23, Number 1.
32 Es handelte sich um den »Medical & Surgical Reporter« (Bd. 29, 1873, S. 122f.); vgl. Fye 1979, S. 500.

Mitglied der Ärztevereinigung auch die Ansicht, dass diese Form der »Euthanasie« eines Tages selbstverständlich sein werde.[33]

Anfang der 80er Jahre erschienen sporadisch Artikel in medizinischen Fachzeitschriften in den USA, in denen die »aktive Euthanasie« thematisiert wurde. Obwohl einige Ärzte zugaben, diese Form der »Euthanasie« schon praktiziert zu haben, und andere ihre Zustimmung signalisierten, war die Gesamttendenz doch eindeutig ablehnend.[34] Bemerkenswert aus heutiger Sicht ist ein 1884 erschienenes »Editorial« im angesehenen »Boston Medical and Surgical Journal« mit dem Titel »Permissive Euthanasia«, in dem – quasi als Kompromiss – für die »passive Euthanasie« eingetreten wurde. Darin hieß es u. a.: »Vielleicht ist es vom Standpunkt der Logik schwierig [zu verstehen], mehr für einen passiven als für einen aktiven Ansatz in Bezug auf die ›Euthanasie‹ einzutreten; aber sicher ist dieser [passive Ansatz] für unsere Gefühle weniger abstoßend. Stärkeren Kräften zu weichen ist nicht dasselbe, wie den Angriff des Feindes auf die eigenen Freunde zu führen.«[35] Dies war wohl der Zeitpunkt, an dem erstmals bewusst die Unterscheidung zwischen aktiver und passiver Euthanasie im heutigen Sinn durchgeführt wurde!

Wenig später schrieb der Richter Simeon Eben Baldwin einen Artikel mit dem Titel »The Natural Right to a Natural Death«, in dem es hieß, dass der Arzt nicht in jedem Fall von den Möglichkeiten der »modernen Medizin« Gebrauch machen und Leben verlängern müsse, vor allem dann nicht, wenn die restliche Lebenszeit von »Agonie« geprägt sei.[36] Wesentlich akzentuierter war der Beitrag von Reverend Merle St. Clair Wright, der beim jährlichen Festessen der »New York State Medical Association« am 21.10.1903 vorschlug, die »ärztliche Euthanasie« für Unheilbare in New York City zu legalisieren.[37] Dazu sollte die Stadt in »Euthanasie«-Distrikte aufgeteilt werden, in jedem Distrikt hätte eine Prüfungskommission über die Euthanasie-Anträge zu entscheiden. Offenkundig blieb dieser Vorstoß ohne praktische Folgen.

Die erste ernstzunehmende Gesetzesinitiative pro »aktive Euthanasie« wurde nur wenig später im Bundesstaat Ohio gestartet. Hier wurde 1906 ein Gesetzentwurf eingebracht, wonach ein Schwerverletzter oder unheilbar Kranker von seinem Arzt schmerzlos getötet werden dürfe, wenn er dies verlange.[38] Doch der Entwurf wurde abgelehnt.[39] Auch in Iowa wurde 1906 ein Gesetzentwurf ein-

---

33 Vgl. Fye 1979, S. 500.
34 Vgl. Fye 1979, S. 500 f.
35 Eigene Übersetzung nach Fye 1979, S. 501.
36 Laut van der Sluis 1979, S. 134 erschien der Artikel Baldwins 1899 im »Saint Paul Medical Journal«. Laut Woodbine 1928, S. 546 wurde ein Artikel mit diesem Titel schon 1889 im »Journal of Social Science« gedruckt.
37 Vgl. van der Sluis 1979, S. 134.
38 Vgl. Otlowski 1997, S. 363.
39 Vgl. Otlowski 1997, S. 363. Zu korrigieren ist demnach van der Sluis 1979, S. 135, der angab, dass 1906 in Ohio ein »Euthanasie«-Gesetz verabschiedet wurde.

gebracht, diesfalls des Inhalts, dass nicht nur unheilbar Kranke (auf ihr Verlangen hin), sondern auch missgestaltete und idiotische Kinder (ohne Einwilligung) mittels Anästhetika getötet werden könnten.[40] Auch dieser Entwurf wurde abgelehnt.

Es gab aber nicht nur Initiativen pro »aktive Euthanasie«.[41] Auch Gegner meldeten sich zu Wort. Im Bundesstaat New York wurde 1906 sogar ein (letztlich nicht angenommenes) Gesetz vorgeschlagen, wonach Propaganda für »Euthanasie« strafbar geworden wäre. Im einflussreichen »Journal of the American Medical Association« erschienen zwischen 1901 und 1915 sieben Beiträge zum Thema »Euthanasie«, die alle gegen eine Legalisierung Stellung bezogen, und auch das »New York Medical Journal« druckte zwischen 1901 und 1909 mehrere Stellungnahmen gegen »aktive Euthanasie«.

Wie in England war auch in den USA in der Zeit von 1915 bis ca. 1930 »Euthanasie« nur selten Thema öffentlicher Auseinandersetzung. Doch nach dem Bekanntwerden der Initiative der englischen »Voluntary Euthanasia Legalization Society« wurde schon im Februar 1937 im Bundesstaat Nebraska ein dem britischen Vorbild folgender Gesetzentwurf eingebracht (der letzten Endes nicht verabschiedet wurde).[42] Ein ähnlicher Entwurf im Bundesstaat New York vom selben Jahr gelangte nicht zur Abstimmung, sondern wurde im Vorfeld gestoppt.[43]

1938 wurde nach dem Vorbild der britischen »Voluntary Euthanasia Legalization Society« die »National Society for the Legalization of Euthanasia« gegründet, die sich wenig später »Euthanasia Society of America« nannte.[44] Offiziell sollte sie nur der Legalisierung der »freiwilligen Euthanasie« dienen, doch Äußerungen des Schatzmeisters Charles E. Nixdorff vom Januar 1939 im kleineren Kreis lassen darauf schließen, dass man längerfristig auch an die Tötung von »Nicht-Freiwilligen« (»non-volunteers«) dachte, denen die Medizin nicht mehr helfen

---

40 Vgl. Otlowski 1997, S. 363.
41 Es gab in dieser Zeit weitere Vorschläge zur Legalisierung der »aktiven Euthanasie«; vgl. hierzu und zum Folgenden van der Sluis 1979, S. 136 f.
42 Vgl. Otlowski 1997, S. 363.
43 Vgl. Otlowski 1997, S. 363.
44 Vgl. van der Sluis 1979, S. 154, Otlowski 1997, S. 273–276, Dowbiggin 2003 und Marker [2005]. Die Geschichte dieser amerikanischen »Euthanasie-«Gesellschaft ist kompliziert. Erwähnt sei hier nur, dass 1967 der »Euthanasia Educational Fund« als steuerbefreiter Ableger gegründet wurde, der 1969 zum »Euthanasia Educational Council« wurde. Die Gesellschaft selbst nannte sich seit 1975 »Society for the Right to Die«. Der »Council« gab sich 1979 den Namen »Concern for Dying«. 1991 wurde aus der »Society for the Right to Die« und aus »Concern for Dying« »Choice in Dying«. In der Folgezeit bildeten sich wieder Splittergruppen (dies scheint ein Charakteristikum der Sterbehilfegesellschaften zu sein). Zu erwähnen sind noch zwei weitere wichtige amerikanische »Euthanasie«-Gesellschaften: 1980 gründete der Journalist Derek Humphry die »Hemlock Society«, 1993 formierte sich in Seattle »Compassion in Dying« (geleitet von dem unitarischen Geistlichen Ralph Mero). Es entstanden wieder »spin offs«, die nicht im Einzelnen darzustellen sind. Wichtig ist, dass 2001 aus der »Hemlock Society« »End-of-Life-Choices« wurde. Diese Gruppe vereinigte sich 2004 mit »Compassion in Dying« zu »Compassion and Choices«, einer Organisation, die bis dato (Mitte 2009) besteht.

könne. Für diesen letzten Punkt sei, so Nixdorff, die Öffentlichkeit in den USA jedoch noch nicht »reif«!⁴⁵

Nach dem Bekanntwerden der »NS-Euthanasie« wurde es auch in den USA wieder etwas ruhiger, was die Bemühungen um die Legalisierung der »aktiven Euthanasie« angeht. Doch ganz verstummten die Stimmen pro »Euthanasie« nicht. So wurde 1947 im Staat New York mit Unterstützung der »Euthanasia Society of America« ein neuer Gesetzentwurf eingebracht, der jedoch nicht akzeptiert wurde.⁴⁶ Nichtsdestotrotz gab es in einzelnen Bundesstaaten auch in der Folgezeit immer wieder Gesetzesinitiativen »pro Euthanasie«, die allerdings durchweg scheiterten.⁴⁷ Zu erwähnen ist noch, dass 1952 englische und amerikanische Befürworter der »aktiven Euthanasie«, darunter viele Prominente, eine Petition an die »Vereinten Nationen« in New York schickten.⁴⁸ Es wurde beantragt, einen Zusatzartikel zur »Erklärung der Menschenrechte« von 1948 zu verabschieden, der unheilbar Kranken das Recht geben sollte, auf ihr Verlangen hin getötet zu werden. Doch offenkundig wurde dieser Antrag nicht positiv beschieden.

Die angeführten Stimmen »pro aktive Euthanasie« blieben nicht ohne Widerspruch: 1951 wies der Rat der »Presbyterian Church« Legalisierungsbestrebungen mit dem Hinweis auf das biblische Gebot »Du sollst nicht töten« zurück, 1952 äußerte sich die Generalversammlung der »Protestant Episcopal Church of America« ähnlich.⁴⁹ Die Position der »American Medical Association« war in den 50er und 60er Jahren ebenfalls eindeutig ablehnend, was die »aktive Euthanasie« anging. Doch erst 1973 bezog die Delegiertenversammlung ausdrücklich Stellung. In einer Erklärung vom 4.12.1973 hieß es: »Die vorsätzliche Beendigung des Lebens eines Menschen durch einen anderen – Sterbehilfe – widerspricht sowohl dem, was der Arztberuf nach außen hin verkörpert, als auch den Richtlinien des Amerikanischen Ärzteverbands. Im Fall unwiderlegbarer Anzeichen für den unmittelbar bevorstehenden biologischen Tod des Patienten liegt die Entscheidung zum Verzicht auf Anwendung besonderer Maßnahmen zur Verlängerung der physischen Existenz beim Patienten selbst und/oder bei seinen nächsten Angehörigen. Von dem Rat und dem Urteil des Arztes sollten der Patient und/oder seine nächsten Angehörigen ungehindert Gebrauch machen können.«⁵⁰ Nach dieser Erklärung sollte »passive Sterbehilfe« nur dann zulässig sein, wenn der Tod des

---

45 Vgl. van der Sluis 1979, S. 154.
46 Vgl. Otlowski 1997, S. 364.
47 Otlowski 1997, S. 364 erwähnt sechs Initiativen von 1952 bis 1973: Connecticut 1950, New York 1952, Connecticut 1959, Idaho 1969, Oregon 1973, Montana 1973.
48 Vgl. van der Sluis 1979, S. 163.
49 Vgl. Roberts/Gorman 1996, S. 59.
50 Zitiert nach Rachels 1989, S. 254. Der Philosoph James Rachels kritisierte diese Erklärung in einem 1975 im »New England Journal of Medicine« veröffentlichten Aufsatz. Entscheidend für die moralische und juristische Bewertung einer Handlung seien die Konsequenzen der jeweiligen Maßnahme. Wegen der Verlängerung von »Leiden« durch die »passive Euthanasie« plädierte er für die »aktive Euthanasie«; vgl. Rachels 1989, S. 254–264.

Patienten unmittelbar bevorstand. Dieses Kriterium galt jedoch nicht im Fall Quinlan, der wenig später Schlagzeilen machte.

Am 15.4.1975 erlitt eine junge Frau namens Karen Ann Quinlan (geboren 1954) im Bundesstaat New Jersey einen Atemstillstand.[51] Sie wurde reanimiert, in einem Krankenhaus maschinell beatmet und künstlich ernährt, erlangte das Bewusstsein jedoch nicht wieder, sondern blieb im Zustand des apallischen Syndroms. Im September 1975 ging der Fall durch die Presse, als sich die behandelnden Ärzte weigerten, dem Ersuchen des Vaters nachzukommen, den Respirator abzustellen. Der Vater zog daraufhin vor Gericht. Der zuständige Richter lehnte am 10.11.1975 seinen Antrag auf Therapieabbruch mit dem Hinweis darauf ab, dass Karen Ann Quinlan nicht tot sei und dass die Tötung eines Menschen – auch aus »humanitären Motiven« – nach den Grundsätzen des »Common Law« nicht zulässig sei. Der Oberste Gerichtshof von New Jersey hob diese Entscheidung jedoch am 31.3.1976 auf und bestimmte, dass die lebenserhaltenden Geräte mit Zustimmung des Vaters, der zum Pfleger in persönlichen Angelegenheiten ernannt worden war, abgeschaltet werden dürften. Dabei wurde ausdrücklich festgestellt, dass das seit Mitte der 60er Jahre in der amerikanischen Rechtsprechung entwickelte »Right of Privacy« auch das Recht eines nicht entscheidungsfähigen Patienten umfasse, lebensverlängernde medizinische Maßnahmen abzulehnen.[52] Am 17.5.1976 wurde das Beatmungsgerät trotz heftiger Proteste von »Anti-Euthanasie«-Aktivisten abgestellt. Doch Karen Ann Quinlan, zwischenzeitlich von einer Krankenschwester schrittweise vom Respirator »entwöhnt«, starb nicht. Sie atmete spontan weiter, blieb jedoch im Zustand des apallischen Syndroms. Über eine Magensonde wurde sie weiter künstlich ernährt und mit Flüssigkeit versorgt. Erst 1985 starb sie an einer Lungenentzündung.[53]

Schon vor dem Fall Quinlan hatte in den USA die Auseinandersetzung um die Zulässigkeit von Patientenverfügungen begonnen. Hier spielte der Rechtsanwalt Luis Kutner (Chicago) eine wichtige Rolle, der Ende 1967 seine (wie er selbst in den 70er Jahren mehrfach konstatierte, schon um 1930 entwickelte) »Idee« der Patientenverfügung (»Living Will«) der »Euthanasia Society of America« vorstellte.[54] Nach dem Vorschlag Kutners sollte ein geschäftsfähiger Verfasser in einem »Living Will« festlegen können, in welchem Ausmaß er bei Verlust der Geschäftsfähigkeit einer Behandlung zustimmen würde.[55] Nicht zuletzt die

---

51 Zum Fall Quinlan vgl. Koop 1989, S. 35–43 und Roberts/Gorman 1996, S. 99. Der Atemstillstand entstand wahrscheinlich durch die Einnahme von Tranquilizern und anschließenden Alkoholgenuss in einer Bar (wohl nicht in suizidaler Absicht); vgl. Koop 1989, S. 36.
52 Vgl. zum »Right of Privacy« Eisenbart 1998, S. 30 f.
53 Vgl. Roberts/Gorman 1996, S. 99.
54 Vgl. dazu Benzenhöfer/Hack-Molitor 2009, S. 411–413. Sichere Belege für die »Erfindung« der Patientenverfügung etwa um 1930 wurden bislang nicht gefunden. Es ist möglich, dass Kutner seinerzeit auch an ein Instrument zur Verfügung von »aktiver Euthanasie« dachte.
55 Vgl. Kutner 1969, S. 551. Laut Kutner konnte man z.B. festlegen, dass bei »komplettem vegetativem Zustand« die Behandlung eingestellt werden solle. Die Verfügung sollte durch zwei Zeugen beglaubigt werden, vor Behandlungseinstellung sollte ein »hospital committee« konsultiert werden.

»Euthanasia Society of America« und ihre Ableger sorgten in der Folgezeit für die Verbreitung der »Idee«. Man verschickte (spätestens 1969) auch »Living Will«-Formulare an Mitglieder und Interessierte.

Zunächst gab es für solche Verfügungen jedoch keine gesetzliche Grundlage. Der erste Versuch, den »Living Will« in einem Gesetz zu verankern, wurde 1968 in Florida unternommen. Er scheiterte ebenso wie ähnliche Versuche in fünfzehn anderen Bundesstaaten vor 1976.[56] Es ist anzunehmen, dass es nicht zuletzt die Debatte um den Fall Quinlan war (hier lag allerdings, dies sei nicht vergessen, eine schriftliche Patientenverfügung gerade nicht vor), die noch im Jahr 1976 zur Verabschiedung des ersten Gesetzes in einem Bundesstaat führte, das Patientenverfügungen zuließ.

Das Gesetz, das am 30.9.1976 im Bundesstaat Kalifornien verabschiedet wurde, trug den Titel »Natural Death Act«.[57] Nach diesem Gesetz, das am 1.1.1977 in Kraft trat, war es Ärzten bei Vorliegen einer entsprechenden Erklärung gestattet, auf »künstliche Mittel« zur Lebensverlängerung bei unheilbar Kranken zu verzichten. Eine Patientenverfügung (hier »Directive to Physicians« genannt) sollte nur verbindlich sein, wenn der Patient sie frühestens 14 Tage, nachdem er (von zwei Ärzten) als unheilbar krank diagnostiziert worden war, aufgesetzt oder bestätigt hatte. Eine straf- oder zivilrechtliche Haftung des Arztes bei Nichtbeachtung sollte durch das Gesetz nicht begründet werden. Es hieß aber, dass der Arzt, der einer solchen Verfügung nicht Folge leisten wollte, verpflichtet sei, den Patienten an einen Kollegen zu überweisen, der hierzu bereit sei. Im Falle der Verweigerung einer solchen Überweisung sollte sein Verhalten als »berufswidrig« gelten und disziplinarisch geahndet werden (genannt wurde als mögliche Maßnahme die Aufhebung der Approbation). Falls der Patient erst nach Ausfertigung einer Verfügung unheilbar erkrankt sei und diese nach Mitteilung der Diagnose nicht erneuert habe (z. B. weil er zuvor bewusstlos wurde), dann sei das Dokument nicht bindend, aber doch ein wichtiges Indiz für die Ermittlung seines mutmaßlichen Willens.

Angelehnt an das kalifornische »Natural Death«-Gesetz verabschiedeten bald weitere Bundesstaaten ähnliche Gesetze. 1977 lagen in 42 Staaten Gesetzentwürfe vor, bis 1989 hatten 38 Staaten und der District of Columbia »Natural Death«-Gesetze erlassen.[58] Diese Gesetze konnten jedoch nur Anwendung finden, wenn eine schriftliche Patientenverfügung vorlag. Eine solche fehlte allerdings beim nächsten zu besprechenden Fall, der in den USA – wie schon der Fall Quinlan – mit großer Intensität öffentlich diskutiert wurde.

Am 11.1.1983 verlor die 25-jährige Nancy Cruzan auf einer Landstraße im Bundesstaat Missouri die Kontrolle über ihren Wagen und verunglückte.[59] Sie wurde von Rettungssanitätern ohne Zeichen von Atmungs- und Kreislauftätig-

---

56 Vgl. dazu Roberts/Gorman 1996, S. 171.
57 Vgl. dazu Eisenbart 1998, S. 32–34. Der englische Text findet sich in dem Buch von Roberts/Gorman 1996, S. 171f. (Übersetzung in Auszügen: Eisenbart 1998, S. 245).
58 Vgl. Eisenbart 1998, S. 34.
59 Vgl. dazu Baird/Rosenbaum 1989, S. 179–212 und Roberts/Gorman 1996, S. 17f. und S. 86.

keit vorgefunden und reanimiert. Nach Aufnahme in ein Krankenhaus wurde sie intensivmedizinisch behandelt. Zunächst wurde ihr Zustand als »tief komatös« beschrieben, nach einigen Wochen diagnostizierte man ein apallisches Syndrom. Nancy Cruzan wurde nicht maschinell beatmet, sie musste jedoch über eine Sonde künstlich ernährt und mit Flüssigkeit versorgt werden. Rehabilitationsmaßnahmen erbrachten keine Besserung ihres Zustands. 1987, also vier Jahre nach dem Unfall, bat die Familie schließlich die behandelnden Ärzte, die künstliche Ernährung einzustellen. Diese weigerten sich jedoch, dies ohne gerichtliche Freigabe zu tun (eine Patientenverfügung lag, wie schon erwähnt, nicht vor). Die Familie beantragte daraufhin bei dem zuständigen Jasper County Circuit Court, man möge den Ärzten erlauben, die Magensonde zu entfernen. Diese Erlaubnis wurde erteilt. In der Urteilsbegründung verwies das Gericht darauf, dass Nancy Cruzan in einem Gespräch einmal geäußert habe, sie wolle nicht mehr weiterleben, wenn sie z. B. infolge eines Unfalls in einen Zustand kommen würde, der nicht mehr »halbwegs normal« wäre. Doch der Oberste Gerichtshof von Missouri hob 1988 dieses Urteil auf.[60] Es sei der Familie nicht gelungen, zu beweisen, dass ihre Tochter den ernsthaften Wunsch geäußert habe, »im Falle eines Falles« nicht künstlich ernährt zu werden. Deshalb hätten ihre Eltern auch kein Recht, das Absetzen der Maßnahmen zu verlangen. Die Eltern legten gegen dieses Urteil Beschwerde ein. Der Oberste Gerichtshof der Vereinigten Staaten ließ diese Beschwerde noch im Jahr 1989 zu und überprüfte anschließend, ob Nancy Cruzan »under the United States Constitution« ein Recht habe, welches das Krankenhaus zur Einstellung der genannten Maßnahmen verpflichten könne. Am 25.6.1990 erging die Entscheidung des Obersten Gerichtshofes im Fall Cruzan. Das höchste Gericht der USA bestätigte zwar ein »Recht zu sterben« als ein von der Verfassung garantiertes »Freiheitsrecht«. Doch es bestätigte auch den Spruch der Vorinstanz, wonach es der Familie nicht gelungen sei, »klare und überzeugende Beweise« für eine mögliche Präferenz von Nancy Cruzan vorzubringen, in einem Zustand wie dem ihren nicht mehr künstlich ernährt zu werden. Die vom Staat Missouri verfolgten Grundsätze, in einem solchen Fall den Wünschen der Eltern nicht zu entsprechen, seien verfassungsgemäß. Die Cruzans zogen daraufhin im August 1990 erneut in Missouri vor Gericht, um nachzuweisen, dass ihre Tochter einen entsprechenden Wunsch »klar« geäußert habe. Das Gericht urteilte am 14.12.1990 nach einer ausführlichen Anhörung, dass die nötige Evidenz vorliege. Die Magensonde wurde gezogen. Umgeben von ihrer Familie starb Nancy Cruzan am 26.12.1990. Während dieser Zeit wurde das Pflegeheim von protestierenden Menschen belagert, die teilweise sogar versuchten, eine erneute Sondenernährung zu erzwingen.

Nach der Entscheidung des Obersten Bundesgerichts im Fall Cruzan wurde ein Bundesgesetz verabschiedet, um den Bereich Patientenverfügung bzw. Stell-

---

60 Vgl. International Task Force on Euthanasia and Assisted Suicide Update 1996, Volume 10, Number 4.

vertretung in Gesundheitsangelegenheiten einheitlich zu regeln.[61] Das Gesetz mit dem Titel »Patient Self-Determination Act« wurde vom Kongress im November 1990 gebilligt und trat am 1.12.1991 in Kraft.[62] Alle Kliniken und Pflegeeinrichtungen, denen vom staatlichen Medicare- oder Medicaid-Programm Unterstützung zukommt, sind seither verpflichtet, ihre Patienten bei der Aufnahme über die Möglichkeit der Abfassung einer Patientenverfügung bzw. der Bestimmung eines Stellvertreters in Gesundheitsangelegenheiten zu informieren. In der Krankenakte muss festgehalten werden, ob der Patient von seinem Recht Gebrauch gemacht hat. Das Gesetz enthielt aber keine Vorschriften bezüglich Form und Inhalt der Patientenverfügungen. Er wurde in den USA durchaus auch kritisiert, nicht zuletzt deshalb, weil man daran zweifelte, ob die Krankenhausaufnahme der richtige Zeitpunkt für eine Aufklärung über die Möglichkeiten der »passiven Sterbehilfe« sei.[63]

Nachzutragen ist, dass im Bundesstaat Kalifornien mittels eines Wählerreferendums im Jahr 1988 – also noch vor der endgültigen Entscheidung im Fall Cruzan – ein Gesetzentwurf mit weiteren Regelungen zur Sterbehilfe als Ergänzung zu dem oben erwähnten »Natural Death«-Gesetz von 1976 eingebracht wurde.[64] Mit diesem »Humane and Dignified Death Act« benannten Gesetz sollte das »Right of Privacy« im Bundesstaat Kalifornien explizit so definiert werden, dass es auch das Recht des unheilbar Kranken in der letzten Lebensphase auf »ärztliche Sterbehilfe« umfasse. Damit wäre sowohl die »aktive freiwillige Euthanasie« als auch die ärztliche Beihilfe zum Suizid zulässig gewesen. Doch es kamen nicht genug Unterschriften zusammen, um den Entwurf in das Volksabstimmungsverfahren des Jahres 1988 einzubringen. Dies gelang mit dem sogenannten »California Death with Dignity«-Gesetz (einer überarbeiteten Fassung des »Humane and Dignified Death«-Gesetzes), das 1992 zur Abstimmung gestellt wurde. Dieser Entwurf wurde jedoch von den Wählern abgelehnt. Im Bundesstaat Washington war ein ähnlicher Entwurf im November 1991 gescheitert.

Einen Erfolg konnte die »Right to Die«-Bewegung im Bundesstaat Oregon erzielen. Am 8.11.1994 wurde hier in einer Volksabstimmung das »Oregon Death with Dignity Act« betitelte Gesetz mit knapper Mehrheit akzeptiert.[65] Nach diesem Gesetz sollte es Ärzten in Oregon erlaubt sein, terminal kranken Patienten straffrei Mittel zu verschreiben, mit denen sie ihr Leben beenden könnten. Terminal krank wurde so definiert, dass der Tod des Patienten innerhalb der nächs-

---

61 Vgl. dazu Eisenbart 1998, S. 36 f. und Roberts/Gorman 1996, S. 18 f. Die »Stellvertretung in Gesundheitsangelegenheiten« (»Durable Power of Attorney« oder »Health Care Proxy«) wurde als Rechtsinstrument in den 70er Jahren entwickelt. Durch eine schriftliche Erklärung wird der Stellvertreter (in Deutschland: der Bevollmächtigte) ermächtigt, Entscheidungen in Gesundheitsangelegenheiten für einen Patienten zu treffen, falls dieser dazu nicht mehr in der Lage ist.
62 Der englische Text findet sich bei Roberts/Gorman 1996, S. 173–176.
63 Vgl. dazu Eisenbart 1998, S. 37.
64 Vgl. dazu Otlowski 1997, S. 365–369.
65 Vgl. Otlowski 1997, S. 369–372. Der englische Text findet sich in Roberts/Gorman 1996, S. 188–194.

ten sechs Monate zu erwarten sei. Das Bewilligungsverfahren sah so aus: Zunächst sollte das Gesuch mündlich bei einem Arzt vorgetragen und gleichzeitig schriftlich fixiert werden. Nicht weniger als 15 Tage nach dem ersten mündlichen Gesuch sollte der Patient erneut einen Arzt aufsuchen und sein Gesuch wiederholen. Zwei Zeugen sollten bestätigen, dass der Patient freiwillig handle. Zumindest einer der Zeugen sollte nicht verwandt sein mit dem Patienten. Der Arzt dürfe das tödliche Mittel nicht selbst geben, die Tathoheit müsse beim Patienten liegen (»aktive Euthanasie« wurde also nicht erlaubt).

Das Gesetz sollte am 8.12.1994 in Kraft treten.[66] Doch eine Gegeninitiative, die von der »National Right to Life Organization« unterstützt wurde, reichte Klage gegen den Staat Oregon ein. Die Kläger argumentierten, dass durch dieses Gesetz Behinderte diskriminiert und möglicherweise zum Suizid »genötigt« würden, deshalb sei es verfassungswidrig. Mittels einstweiliger Verfügung wurde das Inkrafttreten im Dezember 1994 gestoppt. Am 18.4.1995 begann vor einem Distriktgericht die Hauptverhandlung, in der geprüft wurde, ob das Gesetz verfassungsgemäß sei. Am 3.10.1995 erklärte der zuständige Richter das Gesetz wegen Verletzung des im 14. Zusatzartikels fixierten Gleichheitsgrundsatzes für verfassungswidrig. Die Befürworter wandten sich daraufhin an das für Oregon zuständige »Ninth Circuit«-Berufungsgericht.[67] Dieses Berufungsgericht kam im Zuge eines Urteils bezüglich des Gesetzes zum Verbot der Beihilfe zum Suizid im Bundesstaat Washington am 6.3.1996 (auf dieses Verfahren wird noch näher einzugehen sein) auch auf das Urteil des Distriktgerichts zum »Oregon Death with Dignity«-Gesetz zu sprechen und erklärte es für nichtig.[68] Doch damit war das Gesetz nicht gestoppt. In einer Volksabstimmung Ende 1997 wurde es akzeptiert. Es trat am 27.10.1997 in Kraft.

Das Gesetz gilt nur für Bürger, die ihren Wohnsitz in Oregon haben.[69] Um noch einmal den wichtigsten Punkt zu nennen: Es muss eine terminale Krankheit mit einer Lebenserwartung von weniger als sechs Monaten vorliegen, um legal ärztlich assistierten Suizid begehen zu können. Zwischen 1998 und Ende 2008 begingen nach der offiziellen Statistik 401 Menschen einen solchen ärztlich assistierten Suizid. 2008 waren es 60 Menschen. Dies entspricht einer Rate von 19,4 bezogen auf 10.000 Todesfälle pro Jahr, also ca. 2 Promille. Die Zahl der »verschriebenen« tödlichen Medikamente war deutlich höher (z. B. wurden 2008 88 Rezepte ausgestellt). Aus der offiziellen Statistik wird erkennbar, dass die Zahl der assistierten Suizide anstieg: 1998 bis 2001 waren es jeweils unter 20, 2002 bis 2007 waren es 30 bis 50, 2008 waren es 60. Die Suizidenten waren im Durchschnitt ca. 70 Jahre alt, weiß, gebildet, in der Regel hatten sie eine Krebserkrankung.

---

66 Vgl. dazu Otlowski 1997, S. 372f.
67 Vgl. Otlowski 1997, S. 373. Oregon und Washington gehören zu den neun Staaten, für die das »Ninth Circuit«-Berufungsgericht zuständig ist.
68 Vgl. Otlowski 1997, S. 373.
69 Zum Gesetz und zur Praxis vgl. Oregon Government [2009]. Es war nicht das erste Gesetz der Welt, das ärztlich assistierten Suizid legalisierte. Das Gesetz im Northern Territory of Australia (siehe unten) war am 1.7.1996 in Kraft getreten.

Kritisiert wird an dem Gesetz,[70] dass die »wiederholte« Bitte nach 15 Tagen nicht beim selben Arzt vorgebracht werden muss. Der zweite Arzt erfährt nur, dass ein entsprechender Antrag gestellt wurde, nicht, wie sich der erste Arzt dazu geäußert hat. Wenn der zweite Arzt eine abweichende Meinung zur Prognose hat, muss er diese nicht begründen. Kritisiert wird weiter, dass in vielen Fällen (geschätzt: ca. 75 %) in Oregon die Sterbehilfeorganisation »Compassion in Dying« bzw. (seit der Vereinigung mit der Hemlock Society) »Compassion and Choices« involviert ist, die dabei hilft, »geeignete« Ärzte zu finden. Kritisiert wird auch, dass trotz eines öffentlich geäußerten Suizidwunsches keine Untersuchung durch einen Psychiater verpflichtend vorgeschrieben ist (sie wird nur im »Guidebook for Health Care Providers« in Oregon empfohlen). Kritisiert wird schließlich, dass zwar verlangt wird, den Patienten auf Alternativen (Palliativbehandlung) hinzuweisen, dass oft aber keine entsprechenden Angebote gemacht werden.

Bevor auf die juristische und legislative Entwicklung in anderen Bundesstaaten einzugehen ist, sei ein kurzer Exkurs zu dem Arzt gestattet, der in den 90er Jahren wie kein anderer die Schlagzeilen zum Thema ärztliche Beihilfe zum Suizid in den USA beherrschte: Dr. Jack Kevorkian alias »Dr. Death«, so sein Spitzname.[71]

Der ursprünglich als Pathologe tätige Kevorkian (geb. 1928) wurde bekannt, als er am 4.6.1990 der 54jährigen Janet Adkins »zum Tode verhalf«. Janet Adkins, die an Morbus Alzheimer litt, hatte 1989 Kontakt mit Kevorkian aufgenommen, auf seinen Rat hin nahm sie – ohne Erfolg – vom Dezember 1989 bis März 1990 an einem Behandlungsprogramm mit einem neuentwickelten Medikament teil. Kevorkian beurteilte sie trotz ihrer Alzheimer-Krankheit als bei vollem Verstand, nur ihr Gedächtnis habe gelitten.[72] Der erste »Medizid« (»Medicide«) – so nannte Kevorkian seine »medizinische« Beihilfe zum Suizid – fand in seinem VW-Bus auf einem Campingplatz in der Nähe von Holly, Michigan statt.[73] Dabei kam das 1989 von Kevorkian entwickelte »Mercitron« zum Einsatz, eine von einem Elektromotor angetriebene »Todesmaschine«, durch die, vom Patienten mit einem Schalter bedient, über einen intravenösen Zugang zunächst Thiopental (ein Narkotikum), dann Kaliumchlorid (ein Mittel, das Herzstillstand bewirkt) injiziert werden. In Michigan gab es, anders als in Oregon, dem Staat, aus dem Janet Adkins stammte, kein Gesetz, das Beihilfe zum Suizid verbot. Dennoch wurde Kevorkian am 3.12.1990, also sechs Monate nach dem von ihm gemeldeten Suizid von Janet Adkins, wegen Mordes angeklagt. Er wurde kurzzeitig inhaftiert, doch am 13.12.1990 stellte der zuständige Richter in Clarkston, Michigan, das Verfahren ein. Der Staatsanwalt ging in die Berufung. In einem von diesem Ver-

---

70 Vgl. dazu Hendin/Foley 2006, S. 1613–1640.
71 Vgl. zu Kevorkian, wenn nicht anders ausgewiesen, die detaillierte Darstellung von Brovins/Oehmke 1993.
72 Kevorkian dokumentierte den Wunsch der Frau, ihr beim Sterben zu helfen, auf einem Videoband. Auch bei fast allen späteren »Meziden« kam diese Form der Dokumentation zur Anwendung.
73 Kevorkian hatte zuerst daran gedacht, diesen »Medizid« in einem Heim oder in einer Klinik durchzuführen, doch alle Einrichtungen, die er diesbezüglich fragte, lehnten sein Ansinnen ab.

fahren unabhängigen Zivilprozess lehnte es eine Richterin zunächst ab, dem Begehren der Staatsanwaltschaft zu entsprechen und eine einstweilige Verfügung zu erlassen, die Kevorkian daran hindern sollte, vor einer endgültigen gerichtlichen Klärung weiteren Menschen Beihilfe zum Suizid zu leisten. Im Februar 1991, zwei Monate nach der Einstellung des Verfahrens gegen Kevorkian wegen Mordes, erließ dieselbe Richterin dann jedoch eine einstweilige Anordnung, die ihm weitere »Medizide« in Michigan zunächst untersagte.

Doch trotz dieses Verbots leistete Kevorkian weiter Beihilfe zum Suizid. Nur noch eine Patientin starb dabei durch das »Mercitron«, die weiteren »Medizide« wurden mittels einer ebenfalls von Kevorkian entwickelten Kohlenmonoxyd-Methode verübt. Ein Kanister mit Kohlenmonoxyd wurde dabei mit einer Gesichtsmaske verbunden. Nach dem Öffnen eines Zuleitungsventils (in einer später entwickelten Variante musste nur noch eine Heftklammer entfernt werden, die den Zuleitungsschlauch abklemmte) atmeten die Sterbewilligen das tödliche Kohlenmonoxyd ein. Nur wenige Wochen, nachdem Kevorkian am 23.10.1991 zwei Frauen Beihilfe zum Suizid geleistet hatte, wurde ihm im November 1991 die Approbation als Arzt in Michigan entzogen.[74] Wegen dieser »Medizide« Nr. 2 und 3 entschied eine Grand Jury im Februar 1992, Kevorkian wegen Mordes anzuklagen, doch am 21.7.1992 wies der zuständige Richter in Rochester (Michigan) diese Anklage mit der Begründung ab, dass ärztliche Beihilfe zum Suizid in Michigan »kein Verbrechen« sei. Der Staatsanwalt legte Widerspruch gegen dieses Urteil ein. In der Folgezeit half Kevorkian drei weiteren Menschen beim Suizid. Ende November 1992 verabschiedete das House of Representatives in Michigan ein wenig später vom Senat bestätigtes Gesetz, wonach Beihilfe zum Suizid in Michigan strafbar werden sollte. Das Gesetz sollte am 1.4.1993 in Kraft treten. Doch zuvor wurde Kevorkian erneut aktiv, sieben weitere »Medizide« (die meisten betrafen Krebspatienten) folgten bis zum 18.2.1993. Die Politiker in Michigan reagierten: Das Gesetz, das Beihilfe zum Suizid unter Strafe stellte, wurde im Sinne einer einstweiligen Anordnung am 25.2.1993 mit sofortiger Wirkung in Kraft gesetzt. Daraufhin strengte die »American Civil Liberties Union«, die Kevorkian unterstützte, am 1.3.1993 einen Prozess an, in dem überprüft werden sollte, ob das Gesetz verfassungsgemäß sei.[75] Im Mai 1993 fällte die zuständige Richterin (Wayne County Circuit Court) das Urteil, dass das neue Gesetz nicht verfassungskonform sei. Sie hielt dafür, dass es durchaus ein von der Verfassung garantiertes »due process right to commit suicide« gebe.[76] In einem davon unabhängigen Verfahren urteilte ein Richter vom selben Gericht ebenfalls im Jahr 1993 ähnlich. Doch das Berufungsgericht (Michigan Court of Appeals) hob diese Urteile Anfang 1994 auf, so dass das Verbotsgesetz (zunächst nur vorläufig) in Kraft trat.

---

74 Kevorkian war damit aber immer noch in Kalifornien, seinem zweiten Wohnsitz, approbiert. Die Approbation in Kalifornien wurde ihm dann 1993 entzogen.
75 Vgl. Roberts/Gorman 1996, S. 73.
76 Vgl. zum Folgenden Otlowski 1997, S. 94 f.

Der Oberste Gerichtshof von Michigan bestätigte dieses Revisionsurteil noch im Jahr 1994. Am 7.12.1994 beschloss der Senat von Michigan, dass das bislang nur vorläufig geltende Gesetz, das Beihilfe zum Suizid untersagte, dauerhaft gültig sein sollte.[77] Das House of Representatives schloss sich dem wenig später an. Doch Kevorkian ließ sich davon nicht von weiteren »Mediziden« abhalten. Auch die Tatsache, dass er im Februar 1996 wegen zweier »Medizide« aus dem Jahr 1993 angeklagt wurde, konnte ihn nicht stoppen, denn am 8.3.1996, kurz nach dem für ihn günstigen Urteil des »Ninth Circuit«-Berufungsgerichts im Fall »Compassion in Dying versus Washington« vom 6.3.1996 (siehe dazu unten), wurde er auch in diesem Verfahren freigesprochen. Am 24.7.1996 reichte Kevorkian eine Petition beim Obersten Gerichtshof der Vereinigten Staaten ein. Er wollte ein höchstrichterliches Urteil über die Frage der Zulässigkeit der ärztlichen Beihilfe zum Suizid erreichen. Doch der Gerichtshof lehnte die Annahme des Verfahrens ab.

Die Debatte um eine Gesetzesänderung »pro Kevorkian« war in Michigan nicht abgeschlossen. 1998 wurde ein Gesetzentwurf vorgestellt, wonach es Ärzten erlaubt gewesen wäre, Patienten tödliche Mittel zu verschreiben (damit wäre natürlich das Gesetz, das direkte Beihilfe zum Suizid verbot, aufgehoben worden). Doch in der Volksabstimmung vom 3.11.1998 wurde dieser Entwurf abgelehnt.[78] Wohl als Reaktion darauf übergab Kevorkian Ende November 1998 dem US-Fernsehsender CBS ein Videoband, das zeigte, wie er am 17.9.1998 einem 52-jährigen Mann, der an Amyotropher Lateralsklerose litt, eigenhändig ein tödliches Mittel injizierte. Kevorkian, nun 71 Jahre alt, wollte damit wohl endgültig zum Märtyrer der »pro-Euthanasie«-Bewegung in den USA werden. Reportern gegenüber begründete er die Übergabe des Bandes damit, dass er seine Festnahme provozieren und damit die öffentliche Debatte über »aktive Euthanasie« befördern wolle. CBS zeigte am 22.11.1998 Ausschnitte aus dem Band in einer Nachrichtensendung. Am 23.11.1998 erhob die Staatsanwaltschaft in Oakland Mordanklage gegen Kevorkian. Er wurde im April 1999 wegen Mordes 2. Grades zu 10 bis 25 Jahren Haft verurteilt.[79] Am 1.6.2007 wurde er auf Bewährung entlassen.[80] Er sagte zu, keine Beihilfe zum Suizid mehr zu leisten.

Im Rahmen der Darstellung zu Leben und »tödlichem Werk« von Dr. Kevorkian wurde schon die Entscheidung des »Ninth Circuit«-Berufungsgerichts bezüglich der Suizidgesetzgebung im Bundesstaat Washington erwähnt. Das entsprechende Verfahren begann 1993. Dem Beispiel der »American Civil Liberties Union« vom 1.3.1993 in Michigan folgend, strengte eine Gruppe von Klägern (darunter mehrere Ärzte und terminal kranke Patienten) mit Hilfe der »Euthanasie«-Gesellschaft »Compassion in Dying« ein Gerichtsverfahren im Bundesstaat Washington (im

---

77 Vgl. zum Folgenden Roberts/Gorman 1996, S. 75–82.
78 Vgl. International Task Force on Euthanasia and Assisted Suicide Update 1998, Volume 12, Number 4.
79 Vgl. International Task Force on Euthanasia and Assisted Suicide Update 1999, Volume 13, Number 2.
80 Vgl. Davey 2007, o. S.

äußersten Nordwesten der USA) an.[81] Es sollte dadurch geprüft werden, ob das seit 1854 in diesem Bundesstaat bestehende Gesetz, das Beihilfe zum Suizid verbot, verfassungskonform sei. Am 24.1.1994 wurde die Klage bei einem Gericht in Seattle eingereicht. Die Kläger nahmen zum einen Bezug auf das im 14. Zusatzartikel angesprochene Freiheitsrecht (»Liberty Interest«), das terminal Kranken ihrer Ansicht nach erlaube, zum Mittel des ärztlich assistierten Suizids zu greifen. Das Beihilfeverbot wurde zusätzlich attackiert mit dem Verweis auf den Gleichheitsgrundsatz (»Equal Protection Clause«) des 14. Zusatzartikels. Durch das Suizidverbot in Washington würden verfassungswidrig zwei Gruppen von einwilligungsfähigen terminal Kranken entstehen: Die eine Gruppe, die von lebenserhaltenden Maßnahmen (z. B. Respiratoren) abhängig sei, hätte nach geltendem Recht einen Anspruch darauf, dass diese abgesetzt werden, während es der anderen Gruppe verwehrt sei, das Sterben mit ärztlicher Hilfe zu beschleunigen. Die zuständige Richterin urteilte am 3.5.1994 in beiden Punkten im Sinne der Kläger und erklärte das Verbot der Suizidbeihilfe im Staat Washington für verfassungswidrig. Der Staat Washington legte dagegen Widerspruch ein, das Verfahren ging an das zuständige Berufungsgericht (U. S. Court of Appeals for the Ninth Circuit). Hier wurde am 9.3.1995 das Urteil der Richterin aufgehoben und das Gesetz wurde für verfassungskonform erklärt. Doch eine erneute Revision im Rahmen einer sogenannten »en banc«-Anhörung vor nun elf Richtern des »Ninth Circuit«-Berufungsgerichts in San Francisco erbrachte das gegenteilige Ergebnis. Mit deutlicher Mehrheit beschloss das Gericht am 6.3.1996, dass das ursprüngliche Urteil der Richterin Bestand haben sollte. In der Begründung wurde betont, dass der 14. Zusatzartikel der Verfassung nach Ansicht der Richter tatsächlich garantiere, dass ein Bürger der USA »die Zeit und die Umstände seines Todes« selbst wählen dürfe. Doch auch dieses Urteil wurde angefochten. Der Generalstaatsanwalt des Bundesstaates Washington legte Widerspruch beim Obersten Gerichtshof der Vereinigten Staaten ein. Der Oberste Gerichtshof fällte sein Urteil in diesem Verfahren am 26.6.1997 zusammen mit dem Urteil über das nun noch kurz darzustellende Verfahren, das im Bundesstaat New York seinen Ausgang nahm.

Nach dem Erfolg der Befürworter der ärztlichen Beihilfe zum Suizid in der ersten Instanz im Bundesstaat Washington strengte im Jahr 1994 im Bundesstaat New York eine Gruppe von Klägern eine analoge Klage an.[82] Das zunächst »Quill et al. versus Koppell« genannte Verfahren begann am 29.7.1994.[83] Der

---

81 Vgl. Otlowski 1997, S. 97–115.
82 Vgl. Otlowski 1997, S. 115–124.
83 Vgl. Roberts/Gorman 1996, S. 74 und Otlowski 1997, S. 115–124. Dr. Timothy Quill war 1991 bekannt geworden, als er im »New England Journal of Medicine« berichtete, wie er einer unheilbar kranken Leukämiepatientin auf ihren Wunsch hin Barbiturate verschrieben und ihr erklärt hatte, welche Menge sie einnehmen müsse, um sich zu töten. Der ermittelnde Staatsanwalt wollte ein Verfahren wegen Beihilfe zum Suizid gegen Quill einleiten, doch eine Grand Jury lehnte dies ab. Koppell war der Name des Generalstaatsanwalts, der zu Beginn des Verfahrens den Bundesstaat New York vertrat.

zuständige Richter in New York lehnte mit Entscheidung vom 15.12.1994 den Antrag der Kläger auf Aufhebung des Verbots der Beihilfe zum Suizid ab. Diese zogen daraufhin vor das für New York, Connecticut und Vermont zuständige »Second Circuit«-Berufungsgericht. Am 1.9.1995 fand die mündliche Anhörung statt. Am 2.4.1996, nur wenige Wochen nach der Entscheidung »Compassion in Dying versus State of Washington (en banc)« des »Ninth Circuit«-Berufungsgerichts, fiel dann die Entscheidung in dem nun – zwischenzeitlich hatte der Generalstaatsanwalt des Bundesstaates New York gewechselt – »Quill et al. versus Vacco« genannten Fall. Das Berufungsgericht entschied, dass Ärzte einwilligungsfähigen unheilbar Kranken Medikamente verschreiben dürften, die zum Suizid verwendet werden können. Dabei wurde das Argument der Kläger, das sich auf das Gleichheitsgebot des 14. Zusatzartikels bezog, für gültig befunden, der alternative Begründungsansatz der Kläger, wonach eine Verletzung des im 14. Zusatzartikel niedergelegten »Liberty Interest« vorliege, wurde jedoch zurückgewiesen. Der Oberste Gerichtshof der Vereinigten Staaten nahm den nachfolgenden Widerspruch des Generalstaatsanwalts von New York gegen diese Entscheidung an.

Am 26.6.1997 entschied der Oberste Gerichtshof die beiden nun »Washington versus Glucksberg« und »Vacco versus Quill« genannten Verfahren.[84] In beiden Verfahren wurde der bundesstaatlichen Seite Recht gegeben. Kein Amerikaner habe ein verfassungsmäßiges »Recht auf Suizid«. Deshalb seien Gesetze, die Beihilfe zum Suizid verbieten würden, verfassungskonform. Doch so klar, wie es auf den ersten Blick scheinen mag, war dieses Urteil nicht. Denn der Oberste Gerichtshof erklärte den »ärztlich assistierten Suizid« nicht grundsätzlich für verfassungswidrig. Entsprechende Gesetze können demnach auf bundesstaatlicher Ebene verabschiedet werden. Anders ausgedrückt: In jedem Staat kann nach diesem Urteil separat über ein entsprechendes Gesetz entschieden werden.

Der in der Öffentlichkeit am heftigsten diskutierte Einzelfall nach den Fällen Quinlan und Cruzan war der Fall Terri Schiavo.[85] Die 26-jährige Theresa (»Terri«) Schiavo wurde am frühen Morgen des 25.2.1990 von ihrem Ehemann Michael Schiavo in St. Petersburg (Florida) bewusstlos aufgefunden. Sie wurde von »Paramedics« behandelt und in ein Krankenhaus gebracht. Die Ursache für den »Kollaps« bzw. für den »Herzstillstand« wurde nicht geklärt, bei der Aufnahme in das Krankenhaus war aber der Kaliumspiegel deutlich erniedrigt.[86] Die Frau wurde zunächst beatmet, nach dem Absetzen atmete sie spontan. Die Diagnose lautete: apallisches Syndrom. Im Juni 1990 wurde ihr Ehemann zu ihrem Betreuer (»guardian«) ernannt. Er ließ sie nach Kalifornien bringen, wo von Gehirn-

---

84 Vgl. International Task Force on Euthanasia and Assisted Suicide Update 1997, Volume 11, Number 3.
85 Vgl. dazu die Darstellung auf der Homepage der Terri Schindler Schiavo Foundation [2009] und Didion 2005.
86 Es wurde gelegentlich vermutet, dass der Kaliumspiegel durch Erbrechen im Rahmen einer Bulimie erniedrigt worden sei. Als bewiesen kann dies nicht gelten.

chirurgen als experimentelle Therapie ein »thalamischer Stimulator« implantiert wurde. 1992 strengte der Ehemann einen Kunstfehlerprozess u. a. gegen den Allgemeinarzt und den Gynäkologen seiner Frau an. Der Vorwurf lautete, dass sie eine Essstörung übersehen hätten, die letzten Endes zu ihrem »Kollaps« geführt habe. Der Ehemann gewann den Prozess, ihm wurden 600.000 Dollar, seiner Frau 1,5 Millionen Dollar zugesprochen. Anfang 1993 kam es zu Auseinandersetzungen zwischen den Eltern der Frau und dem Ehemann. Ab Sommer 1993 wollten die Eltern dem Ehemann die Betreuung per Gerichtsbeschluss entziehen. Er hatte die Antibiotikabehandlung einer Infektion der Harnwege seiner Frau abgelehnt. Der Entzug der Betreuung gelang nicht, aber der Ehemann erteilte die Einwilligung in die Antibiotikatherapie. 1995 zog der Ehemann mit einer Bekannten zusammen, das Paar bekam in der Folgezeit zwei Kinder. Eine Scheidung von seiner Frau lehnte der Ehemann nach Aussage der Eltern aber ab. Seit 1997 ließ er sich durch einen bekannten Rechtsanwalt der »Right to Die«-Bewegung vertreten, der im Mai 1998 den Antrag stellte, die lebenserhaltenden Maßnahmen einzustellen. Nach einigen juristischen Auseinandersetzungen kam es im Januar 2000 zu einer Anhörung vor einem Richter in Clearwater. Der Ehemann gab an, dass seine Frau in den 80er Jahren einmal anlässlich eines Fernsehfilms gesagt habe, sie wolle keine lebenserhaltenden Maßnahmen. Zwei Verwandte des Ehemannes sagten ähnlich aus. Der Richter ordnete am 11.2.2000 das Absetzen der Magensonde an. Theresa Schiavo wurde in ein Hospiz gebracht. Das zuständige Berufungsgericht bestätigte anschließend die Entscheidung des Richters. Am 21.4.2001 wurde die Sonde gezogen. Doch drei Tage danach gelang es den Eltern, eine einstweilige Verfügung zur Wiederaufnahme der Sondenernährung zu erreichen. Eine frühere Freundin des Ehemannes hatte ausgesagt, er habe ihr gestanden, dass er nie mit seiner Ehefrau über Behandlungswünsche am Lebensende gesprochen habe. Es kam zu weiteren Gerichtsverhandlungen. Die Eltern argumentierten dabei, dass der Zustand ihrer Tochter besser sei als bislang angenommen. Ein Neurologe, der sie untersuchte, brachte vor, dass ihr Zustand nicht einem apallischen Syndrom, sondern einem »minimally conscious state« entspreche, bei dem zumindest gelegentlich Zeichen von Selbst- und Umweltwahrnehmung zu erkennen sind.[87]

Im Oktober 2002 wurde von demselben Richter wie im ersten Prozess in Clearwater die medizinische »Evidenz« geprüft. Der Richter blieb bei seiner Entscheidung, die vom Berufungsgericht bestätigt wurde. Das Einstellen der Sondenernährung wurde für den 15.10.2003 angesetzt. In der Folgezeit setzte sich der bekannte republikanische Gouverneur Jeb Bush für die Eltern von Theresa Schiavo ein. Es wurde noch im Oktober 2003 ein Gesetz erlassen, das dem Gouverneur das Recht gegeben hätte, die Sondenernährung wieder anzusetzen. Der Rechtsanwalt des Ehemanns focht die Verfassungsmäßigkeit des Gesetzes an, am 5.5.2004 erhielt er von einem unteren Gericht Recht. Am 23.9.2004 urteilte

---

87 Vgl. zum »minimally conscious state« auch Kapitel X.4.

auch der Oberste Gerichtshof von Florida, dass das Gesetz nicht verfassungsgemäß sei. Im Januar 2005 lehnte der Oberste Gerichtshof der Vereinigten Staaten die Annahme des Falles ab. Am 25.1.2005 ordnete der zuständige Richter in Clearwater das Ziehen der Sonde für den 18.3.2005 an. Nach einer nochmaligen intensiven juristischen und legislativen Auseinandersetzung, in die auch der Kongress in Washington einbezogen war, wurde eine Revision nicht zugelassen. Die Sonde wurde gezogen. Am 31.3.2005 starb Theresa Schiavo. Dieser Fall machte einer breiteren Öffentlichkeit deutlich, dass die Einschätzung des mutmaßlichen Willens schwierig sein kann, wenn keine schriftliche Patientenverfügung vorliegt und wenn man auf Aussagen von Personen angewiesen ist, bei denen man ein »Eigeninteresse« zumindest nicht ausschließen kann.

Zurück nach Oregon: Obwohl das »Death with Dignity«-Gesetz in Oregon im Oktober 1997 in Kraft trat und in einer Volksabstimmung im November 1997 von den Wählern bestätigt wurde, gaben die Gegner des »ärztlich assistierten Suizids« ihren Widerstand nicht auf. Nach der Volksabstimmung hatte die Drug Enforcement Agency (DEA) eine Erklärung publiziert, in der darauf hingewiesen wurde, dass ein Arzt, der einem Patienten ein »Suizidmittel« verschreibe, das Risiko eingehe, seine DEA-Lizenz zu verlieren. Doch Generalstaatsanwältin Janet Reno erklärte am 5.6.1998, dass es keine gesetzliche Grundlage für einen solchen Entzug der Lizenz gebe.[88] Die DEA-Erklärung wurde aber von dem neuen Generalstaatsanwalt John Ashcroft im Jahr 2001 wieder in Kraft gesetzt. Das »Death with Dignity«-Gesetz wurde darauf hin für kurze Zeit aufgehoben. Am 17.4.2002 urteilte aber ein Bundesrichter in Oregon, dass Ashcroft nicht das Recht habe, die Absichten der Gesetzgeber von Oregon zu vereiteln. Die US-Regierung legte gegen dieses Urteil Berufung beim »Ninth Circuit«-Berufungsgericht in San Francisco ein. Am 26.5.2004 bestätigte dieses Gericht das Urteil des ersten Gerichts. Ashcroft legte erneut Widerspruch dagegen ein. Sein Nachfolger Alberto Gonzalez vertrat den Fall vor dem Obersten Gerichtshof der Vereinigten Staaten, der 2006 entschied, dass der Generalstaatsanwalt nicht das Recht habe, das »Death with Dignity«-Gesetz in Oregon de facto aufzuheben.

Der zweite Staat der USA, in dem ein »Death with Dignity«-Gesetz erlassen wurde, war Washington. In einer Volksabstimmung im November 2008 votierten die Bürger hier für ein Gesetz, das nach dem Oregon-Modell aufgebaut ist.[89] Es trat am 4.3.2009 in Kraft.

Erfolglos blieben dagegen in den Jahren 1998 bis 2008 Gesetzesinitiativen pro ärztlich assistierten Suizid in den Bundesstaaten Michigan, Kalifornien, Maine, New Hampshire, Alaska, Hawaii, Arizona, Vermont, Wyoming, Wisconsin und Rhode Island.[90]

---

88 Vgl. International Task Force on Euthanasia and Assisted Suicide Update 1998, Volume 12, Number 2.
89 Vgl. dazu Steinbrook 2008, S. 2513–2515.
90 Vgl. McDougall/Gorman 2008, S. 118–125.

3. Australien

Im Folgenden soll zunächst ein Überblick über die »Euthanasie«-Debatte in Australien gegeben werden, wobei der Schwerpunkt auf der legislativen Entwicklung liegt. Anschließend wird in einem ausführlichen Exkurs gesondert die Position des australischen Philosophen Peter Singer dargestellt, der in sehr umstrittener Weise für die »aktive Euthanasie« eintritt.

a) Überblick

Die öffentliche Debatte über »Euthanasie« und ärztliche Beihilfe zum Suizid begann in Australien Mitte der 80er Jahre, also im Vergleich zu Großbritannien, den USA oder auch Deutschland relativ spät.[91] In den einzelnen Bundesstaaten bzw. Territorien verlief die Auseinandersetzung dabei unterschiedlich. Um das folgende besser verstehen zu können, sei kurz daran erinnert, dass der »Commonwealth of Australia« aus den sechs Bundesstaaten New South Wales, Victoria, Queensland, South Australia, Western Australia und Tasmania besteht.[92] Hinzu kommen neun sogenannte Territorien, von denen allerdings nur drei (Northern Territory, Australian Capital Territory und Norfolk Island) in Bezug auf die Legislative zumindest partiell autonom sind (das Northern Territory seit 1978). Staatsoberhaupt des Commonwealth of Australia ist die britische Krone, die Regierungsgewalt liegt nominell beim Generalgouverneur, faktisch jedoch beim Premierminister, der von der Parlamentsmehrheit gewählt wird. An der Spitze jedes Territoriums steht nominell ein sogenannter »Administrator«.

1985 erhielt ein Parlamentsausschuss im Bundesstaat Victoria den Auftrag, das Thema »Behandlung von sterbenden Patienten« näher zu untersuchen.[93] Dabei ging es auch um die Frage, ob in diesem Bundesstaat ein Gesetz erlassen werden sollte, das ein »Recht auf den Tod« garantieren würde. Der Ausschuss empfahl, nicht zuletzt wegen der »Unbestimmtheit« des entsprechenden Konzepts, ein »Recht auf den Tod« nicht in einem Gesetz zu fixieren. Damit wurde auch die Diskussion über »aktive Euthanasie« im Bundesstaat Victoria quasi unterbunden.

Anfang der 90er Jahre wurde im Bundesstaat South Australia ein spezieller Ausschuss eingerichtet, der sich mit »Fragen der Gesetze und der Praxis bezüglich Tod und Sterben« befassen sollte.[94] Dieser Ausschuss beriet auch über mögliche Gesetzesänderungen im Bereich der »Euthanasie«. Er lehnte jedoch eine

---

91 Vgl. dazu Otlowski 1997, S. 339–361.
92 Vgl. Quirk 1998, S. 425 f.
93 Vgl. Otlowski 1997, S. 340.
94 Vgl. dazu Otlowski 1997, S. 340–342.

Legalisierung der »aktiven Euthanasie« explizit ab, wie sie z. B. von Vertretern der (1983 gegründeten) »South Australian Voluntary Euthanasia Society«[95] gefordert wurde. 1995 wurde im Parlament dieses Bundesstaates ein Gesetzentwurf eingebracht, der »aktive Euthanasie« durch Ärzte erlaubt hätte.[96] Dieser Entwurf wurde jedoch noch im selben Jahr abgelehnt.

Im Juni 1991 teilte die »Labor Party« des Australian Capital Territory überraschend mit, dass sie das Konzept der »aktiven Euthanasie« in ihr Parteiprogramm aufgenommen habe.[97] Es war dann jedoch ein unabhängiger Abgeordneter, der in diesem Territorium im Juni 1993 in der »Legislative Assembly« einen Gesetzentwurf vorstellte: »The Voluntary and Natural Death Bill 1993 (ACT)«. Nach diesem Entwurf wäre Ärzten sowohl »aktive Euthanasie« auf Verlangen als auch »passive Euthanasie« bei terminal Kranken erlaubt gewesen. Die Patienten hätten die Möglichkeit gehabt, eine verbindliche Patientenverfügung auszustellen oder einen Stellvertreter in Gesundheitsangelegenheiten nach amerikanischem Vorbild zu benennen. Doch nachdem ein Parlamentsausschuss den Entwurf geprüft hatte, wurde er nicht weiter verfolgt, nicht zuletzt deshalb, weil die »Labor Party« inzwischen von ihrer Forderung nach sofortiger Legalisierung der »aktiven Euthanasie« auf Verlangen abgerückt war.

Anders verlief die Entwicklung im Northern Territory of Australia.[98] Im Februar 1995 wurde der »Legislative Assembly« dieses Gebiets ein Gesetzentwurf vorgelegt, nach dem »aktive Euthanasie« auf Verlangen und »ärztliche Beihilfe zum Suizid« zulässig sein sollten.[99] Der »Rights of the Terminally Ill Bill 1995« genannte Entwurf wurde einem Parlamentsausschuss (»Northern Territory Select Committee on Euthanasia«) zur weiteren Beratung überantwortet. Der Ausschuss führte öffentliche Anhörungen durch und legte im Mai 1995 der »Legislative Assembly« einen Bericht vor. Eine Empfehlung zur Einführung oder Ablehnung wurde darin nicht ausgesprochen. Die »Legislative Assembly« ließ den Entwurf zur zweiten Lesung zu. Diese fand am 25.5.1995 statt. Der zwischenzeitlich modifizierte Entwurf wurde an diesem Tag mit einer Mehrheit von 15 : 10 Stimmen angenommen.[100] Das Gesetz sollte am 1.7.1996 in Kraft treten. Es bestimmte, dass ein Patient, der »im Verlauf einer terminalen Krankheit Schmerzen, Leid und/oder Not in einem für ihn unerträglichen Ausmaß« erleide,[101] seinen Arzt legal darum bitten könne, ihm bei der Beendigung seines Lebens zu helfen. Im

---

95 Zu den australischen »Euthanasie«-Gesellschaften vgl. Otlowski 1997, S. 283–286.
96 Vgl. Otlowski 1997, S. 359 f.
97 Vgl. dazu Otlowski 1997, S. 342–344.
98 Vgl. Otlowski 1997, S. 343–359 und Quirk 1998, S. 425–446.
99 Der englische Text findet sich bei Otlowski 1997, S. 503–519.
100 Das Parlament im Northern Territory besteht im Gegensatz zu den anderen Parlamenten des »Commonwealth of Australia« nur aus einer Kammer, so dass das Gesetz damit verabschiedet war.
101 So hieß es im 1995 verabschiedeten Gesetz. In dem im Februar 1996 verabschiedeten »Amendment«-Gesetz wurde der Begriff Not (»distress«) gestrichen; vgl. Otlowski 1997, S. 349 f.

Kommentarteil wurde erläutert, dass diese »Hilfe« sowohl in der Verschreibung als auch in der Abgabe bzw. der Verabreichung eines tödlichen Mittels bestehen könne. Die vollzogene »Euthanasie« sollte dann dem »Coroner« gemeldet werden. Der Patient müsse mindestens 18 Jahre alt sein, und er müsse an einer unheilbaren Krankheit leiden.[102] Die Diagnose müsse durch einen zweiten, unabhängigen Arzt bestätigt werden, der ein »Diplom in Psychologischer Medizin« (»Diploma of Psychological Medicine«) oder ein Äquivalent besitze. Da nach der parlamentarischen Beratung des Gesetzes im Mai 1995 klar wurde, dass das erwähnte »Diplom in Psychologischer Medizin« eine »obsolete Qualifikation« darstellte (es war in der Ausbildungsordnung für Ärzte gestrichen worden), wurde in einem ergänzenden Gesetzentwurf vom November 1995 (»The Rights of the Terminally Ill Amendment Bill 1995«) festgelegt, dass der Patient sowohl von einem unabhängigen zweiten Arzt als auch von einem Psychiater untersucht werden müsse.[103] Dieses Ergänzungsgesetz wurde im Februar 1996 von der »Legislative Assembly« des Northern Territory angenommen.

Mitte 1996, kurz bevor das Gesetz in Kraft trat, strengten zwei Privatpersonen, ein Arzt und ein Geistlicher, eine Klage vor dem Northern Territory Supreme Court dagegen an (und zwar formal sowohl gegen das Northern Territory als auch gegen dessen »Administrator«).[104] Man berief sich u.a. auf ein »Right to life«, das durch das Gesetz verletzt werde. Der Oberste Gerichtshof des Territoriums lehnte es ab, eine einstweilige Verfügung gegen das Inkrafttreten zu erlassen. Nach dem Inkrafttreten des Gesetzes am 1.7.1996 wurde die Klage schließlich am 24.7.1996 abgewiesen.[105] Die Kläger legten Berufung gegen diese Entscheidung ein, die vom High Court of Australia angenommen wurde. Eine Entscheidung wurde aber ausgesetzt, nachdem am 9.9.1996 ein Abgeordneter im Unterhaus des australischen Parlaments einen Gesetzentwurf (»Euthanasia Laws Bill«) mit dem Ziel eingebracht hatte, das Gesetz des Northern Territory aufzuheben.[106] Dies war aus verfassungsrechtlichen Gründen nicht direkt möglich. Deshalb wurde ein komplizierter indirekter Weg gewählt. Durch das Gesetz sollte zum einen dem Northern Territory die legislative Kompetenz bezüglich »Euthanasie« und Beihilfe zum Suizid entzogen werden. Zum anderen sollte das existierende »Rights of the Terminally Ill«-Gesetz des Territoriums außer Kraft gesetzt werden (dies wäre nicht möglich gewesen, falls ein Bundesstaat und nicht ein Territorium betroffen

---

102 In der 1995 verabschiedeten Fassung wurde »unheilbare Krankheit« nicht genauer definiert. Das Ergänzungsgesetz (1996) bestimmte, dass eine Krankheit dann unheilbar sei, wenn sie »ohne Anwendung von außergewöhnlichen Mitteln« zum Tode führe; vgl. Otlowski 1997, S. 345.
103 Weitere Vorschriften des Änderungsgesetzes betrafen die Verfahrensschritte. So wurde vorgeschrieben, dass mindestens sieben Tage zwischen Äußerung des Sterbewunsches und der Unterzeichnung eines Antragsformulars und weitere zwei Tage bis zur »Euthanasie« vergehen mussten; vgl. Otlowski 1997, S. 350.
104 Vgl. Quirk 1998, S. 431.
105 Vgl. Quirk 1998, S. 446.
106 Vgl. Quirk 1998, S. 433–435.

gewesen wäre).[107] Das Gesetz wurde am 9.12.1996 im House of Representatives angenommen, der Senat bestätigte das Gesetz am 24.3.1997.[108] Die Partei der »Euthanasie«-Befürworter versuchte noch, gegen diesen Beschluss vorzugehen, indem man eine Eingabe beim Generalgouverneur Sir William Deane machte, doch dieser unterzeichnete am 27.3.1997 das »Anti-Euthanasie«-Gesetz. Damit trat es sofort in Kraft.[109]

Nach der Verabschiedung des »Rights of the Terminally Ill«-Gesetzes am 25.5.1995 hatten sieben Patienten, alle an Krebs leidend, Gebrauch von der Möglichkeit gemacht, ärztliche »Euthanasie« zu beantragen.[110] Sie wurden alle von dem Arzt Dr. Philip Nitschke aus Darwin betreut. Von diesen sieben Patienten starben zwei, bevor das Gesetz am 1.7.1996 in Kraft trat.[111] Eine Patientin kam nach der Aufhebung des Gesetzes Mitte April 1997 durch »terminale Sedierung« mit Morphium, Midazolam, Ketamin, Phenobarbital und Chlorpromazin zu Tode, Mittel, die von Nitschke angeblich zur Bekämpfung ihres »agitiertdepressiven Zustands« [!] verabreicht wurden. Der »Coroner« beschloss in diesem Fall, keine strafrechtliche Verfolgung einzuleiten. Am 22.9.1996 beging als erster Patient der an Prostatakrebs leidende Rentner Bob Dent mittels der von Nitschke konstruierten »Euthanasiemaschine« Suizid. Bei dieser Weiterentwicklung des Kevorkianschen »Mercitrons« betätigt der Suizident eine Taste an einem Laptop. Durch ein Computerprogramm mit dem Namen »Deliverance« gesteuert, wird über einen intravenösen Zugang – den der Arzt zuvor gelegt hat – zunächst ein Narkotikum, dann ein tödliches Medikament aus der »Euthanasiemaschine« injiziert. Bis zum März 1997 starben drei weitere Menschen auf diese Weise.

Nitschke machte diversen Internetquellen zufolge auch nach der Aufhebung des »Rights of the Terminally Ill«-Gesetzes des Northern Territory Schlagzeilen. Kurz danach konstruierte er eine neue computergesteuerte Maschine, die nun nicht mehr den Tod, sondern »nur noch« ein »andauerndes Koma« induzieren soll. Der Patient soll so schmerzfrei eines »natürlichen Todes« sterben, wodurch der Arzt dem Tötungsvorwurf entgeht. 2000 lancierte Nitschke den Vorschlag, ein »Todesschiff« fahren zu lassen, auf dem »in internationalen Gewässern« Suizidbeihilfe geleistet werden könne. 2002 beriet er eine nicht terminal kranke Frau beim Suizid. Im Januar 2007 publizierte er »The Peaceful Pill Handbook«, in dem u. a. eine Anleitung gegeben wurde, mit einfachen Mitteln eine Suizidpille herzustellen. Das Buch war kurzzeitig in Australien und Neuseeland ver-

---

107 De facto wurde das Territorialgesetz dann auch aufgehoben. Formal »ruht« es nur. Es könnte »reaktiviert« werden, wenn das Northern Territory ein Bundesstaat werden würde; vgl. dazu Quirk 1998, S. 434.
108 Vgl. International Task Force on Euthanasia and Assisted Suicide Update 1997, Volume 11, Number 2.
109 Vgl. Quirk 1998, S. 446.
110 Vgl. dazu Kissane/Street/Nitschke 1998, S. 1097–1102.
111 Ein Patient starb aufgrund seiner Krankheit, eine Patientin beging Suizid (ohne ärztliche Beihilfe).

boten, wurde aber Mitte 2008 zum Vertrieb zugelassen, wenn es einen Hinweis auf die Einordnung als »indiziertes« Buch enthält. Im Dezember 2008 berichtete Nitschke über eine von ihm konzipierte neue »Euthanasiemaschine«, die jeder aus Produkten für den Haushalt (u. a. einem Gaskocher) selbst herstellen könne.

Zu erwähnen ist noch, dass es neuerdings Bestrebungen in Australien gibt, das den assistierten Suizid de facto verbietende Bundesgesetz aus dem Jahr 1997 wieder aufzuheben. Am 17.9.2008 stellte der Vorsitzende der australischen »Grünen«, Senator Bob Brown, einen Gesetzentwurf im Senat vor, der dem Northern Territory und anderen Bundesgebieten wieder das Recht geben würde, Gesetze zur Legalisierung des »ärztlich assistierten Suizids« zu erlassen. Die Chancen dieses Entwurfs sind aber als gering zu beurteilen.

b) Exkurs: Peter Singer

Im Jahr 1979 erschien die Erstausgabe der »Praktischen Ethik« (»Practical Ethics«) des australischen Philosophen Peter Singer. Sie wurde 1984 in die deutsche Sprache übersetzt.[112] Eine überarbeitete Ausgabe in englischer Sprache erschien 1993, die deutsche Neuausgabe folgte 1994 (nach dieser Neuausgabe wird im Folgenden zitiert).[113] Dieses Buch hatte zwar wesentlich mehr Einfluss auf die »Euthanasie«-Debatte in Deutschland als auf die in Australien (vor allem nach den Boykottmaßnahmen gegen Singer, die seit 1989 in Deutschland stattfanden). Dennoch soll es an dieser Stelle im australischen Kontext vorgestellt werden.

Peter Singer wurde 1946 als Sohn einer vor den Nationalsozialisten aus Österreich geflohenen jüdischen Familie in Melbourne geboren.[114] Drei seiner Großeltern waren in deutschen Konzentrationslagern umgebracht worden. Nach der philosophischen Ausbildung an den Universitäten Melbourne und Oxford übernahm Singer Lehraufträge an Universitäten in England und in den USA. 1977 wurde er Philosophieprofessor an der Monash University in Clayton, einem Vorort von Melbourne. 1999 folgte er einem Ruf als Professor für Bioethik an die Princeton University in den USA. Singer ist in den angelsächsischen Ländern ein angesehener Fachphilosoph, er publizierte u. a. Bücher über zivilen Ungehorsam (1973), über Tierschutz (»Animal Liberation«, 1975; »Animal Rights and Human Obligations«, 1976), über Marx (1980), über Hegel (1983), über die »Reproduktionsrevolution« (»Test-Tube Babies«, 1982; »The Reproductive Revolution«, 1984) und über Globalisierung (»One World: The Ethics of Globalization«, 2002).

In der »Praktischen Ethik« propagiert Singer eine »konsequentialistische« Form der Ethik. Er vertritt dabei nicht die Position der bekanntesten Form des Kon-

---

112 Vgl. Singer 1984.
113 Vgl. Singer 1994. Das in der Neuausgabe vertretene Argumentationsmuster in Bezug auf »Euthanasie« unterscheidet sich nicht von dem der Erstausgabe.
114 Vgl. dazu Singer 1984, S. 315–320 und diverse Internetquellen.

sequentialismus, des klassischen Utilitarismus, sondern die des sogenannten Präferenz-Utilitarismus. Der klassische Utilitarist in der Nachfolge eines Jeremy Bentham oder John Stuart Mill betrachtet eine Handlung dann als richtig, »wenn sie ebensoviel oder mehr Zuwachs an Glück für alle Betroffenen produziert als jede andere Handlung, und als falsch, wenn sie das nicht tut« (Singer 1994, S. 17). Singer dagegen zieht als Präferenz-Utilitarist die Präferenzen, also die Interessen der Betroffenen, in Betracht. Der Blickwinkel der Betrachtung soll dabei überindividuell sein: »Die Ethik verlangt von uns, dass wir über ›Ich‹ und ›Du‹ hinausgehen hin zu dem universalen Gesetz, dem universalisierbaren Urteil, dem Standpunkt des unparteiischen Beobachters oder idealen Betrachters […]« (Singer 1994, S. 28). Vor allem den von ihm postulierten universalen Anspruch einer rationalen Ethik sieht Singer am ehesten vom Präferenz-Utilitarismus erfüllt, der als an den »best consequences« orientiert das favorisiere, was »per saldo die Interessen der Betroffenen fördert, und nicht bloß das, was Lust vermehrt und Unlust verringert« (Singer 1994, S. 31).

In seiner Betrachtung der Legitimierung von Tötung geht es Singer, wie er im vierten Kapitel (»Weshalb ist töten unrecht?«) darlegt, nicht nur um die Ethik der Tötung von Menschen, sondern von Lebewesen überhaupt. Wichtig ist, dass er dabei zwischen Personen und Nicht-Personen unterscheidet. Eine Person ist für ihn ein »rationales und selbstbewußtes Lebewesen« (Singer 1994, S. 120). Singer hält nun dafür, dass voller Lebensschutz nur Personen zukomme (und nicht menschlichen Lebewesen an sich). Er begründet dies wie folgt: »Nach dem Präferenz-Utilitarismus ist eine Handlung, die der Präferenz irgendeines Wesens entgegensteht, ohne dass diese Präferenz durch entgegengesetzte Präferenzen ausgeglichen wird, moralisch falsch. Eine Person zu töten, die es vorzieht, weiterzuleben, ist daher, gleiche Umstände vorausgesetzt, unrecht« (Singer 1994, S. 128 f.). Singer fährt fort: »Für Präferenz-Utilitaristen ist die Tötung einer Person in der Regel schlimmer als die Tötung eines anderen Wesens, weil Personen in ihren Präferenzen sehr zukunftsorientiert sind. Eine Person zu töten bedeutet darum normalerweise nicht nur eine, sondern eine Vielzahl der zentralsten und bedeutendsten Präferenzen, die ein Wesen haben kann, zu verletzen« (Singer 1994, S. 129). Im Gegensatz dazu könne ein Wesen, das sich selbst nicht als Einheit mit einer Zukunft sehen könne, keine Präferenz hinsichtlich seiner Zukunft haben. Nach seiner Definition von Person durchaus folgerichtig entwickelt Singer im fünften Kapitel (»Leben nehmen: Tiere«), dass zumindest einige Tiere als »Personen« angesehen werden könnten. Sie seien selbstbewusst, könnten bestimmte Formen von Sprache benutzen, hätten Gedächtnis und Zukunftsabsichten. Zu den Tierarten, die als »Quasi-Personen« schützenswert seien, zählt Singer auf jeden Fall Menschenaffen und bestimmte Säugetiere (Schwein, Hund, Katze, Wal etc.), eventuell müssten seiner Ansicht nach sogar alle Säugetiere als »Quasi-Personen« betrachtet werden (es ist von daher verständlich, dass Singer sich im Bereich des Tierschutzes engagiert).

Doch was bedeutet sein Ansatz für den Bereich des »Menschenschutzes«? Im sechsten Kapitel mit der Überschrift »Leben nehmen: Der Embryo und der

Fötus« geht Singer zuerst auf das Problem der Abtreibung ein. Er gelangt in Bezug auf die biologischen Grundlagen der Entwicklung des Menschen zu demselben Ergebnis wie die Vertreter einer »konservativen« Position, dass es nämlich eine klare Trennlinie zwischen dem befruchteten Ei und dem Erwachsenen nicht gebe. Daraus folgt für Singer allerdings nicht, dass das Leben des Fötus genauso geschützt sei wie das einer Person, denn der Fötus ist für ihn ja eine »Unperson«. Er steht für Singer quasi noch unter bestimmten Tieren: »Denn bei jedem fairen Vergleich moralisch relevanter Eigenschaften wie Rationalität, Selbstbewußtsein, Autonomie, Lust- und Schmerzempfindung und so weiter haben das Kalb, das Schwein und das viel verspottete Huhn einen guten Vorsprung vor dem Fötus in jedem Stadium der Schwangerschaft – und wenn wir einen weniger als drei Monate alten Fötus nehmen, so würde sogar ein Fisch mehr Anzeichen von Bewußtsein zeigen« (Singer 1994, S. 196 f.). Die Formulierungen Singers an dieser Stelle sind drastisch (sie waren es schon in der Erstausgabe!), die Folgerungen ebenso: »Ich schlage daher vor, dem Leben eines Fötus keinen größeren Wert zuzubilligen als dem Leben eines nichtmenschlichen Lebewesens auf einer ähnlichen Stufe der Rationalität, des Selbstbewußtseins, der Bewußtheit, der Empfindungsfähigkeit usw. Da kein Fötus eine Person ist, hat kein Fötus denselben Anspruch auf Leben wie eine Person« (Singer 1994, S. 197). Auch wenn man damit dem Fötus die Personalität abspreche, gebe es aber noch andere Argumente zu bedenken, die Auswirkungen auf die Freigabe des Schwangerschaftsabbruchs hätten. Der Fötus müsse spätestens dann, wenn er Schmerzen empfinden könne, als immerhin bewusstes Wesen betrachtet werden. Doch vor dieser Zeit – laut Singer vor der 18. Schwangerschaftswoche – beende der Schwangerschaftsabbruch »eine Existenz, die überhaupt keinen Wert an sich hat« (Singer 1994, S. 197). Nach dieser Zeit gelte: »Aber die ernsthaften Interessen der Frau würden normalerweise jederzeit vor den rudimentären Interessen selbst eines bewußten Fötus Vorrang haben« (Singer 1994, S. 197). Singer untersucht dann noch das Argument, dass der Fötus ja als potentielles Leben betrachtet werden könne, dass es also auch unrecht sei, ein potentielles menschliches Wesen zu töten. Doch mit dem Hinweis darauf, dass Potentialität nicht Aktualität sei, dass ein potentieller König noch nicht die Rechte eines Königs habe, erklärt Singer dieses Argument für hinfällig.

Es ist nach dem Ausgeführten nicht verwunderlich, dass Singer bezüglich der Möglichkeit des »Infantizids« dann Folgendes ausführt: »Wenn der Fötus nicht denselben Anspruch auf Leben wie eine Person hat, dann hat ihn das Neugeborene offensichtlich auch nicht, und das Leben eines Neugeborenen hat für dieses weniger Wert als das Leben eines Schweins, eines Hundes oder eines Schimpansen für das nichtmenschliche Tier« (Singer 1994, S. 219). Erst ab der Zeit, in der sich das Kind als distinkte, in der Zeit existierende Einheit begreife, nach Singer ein zwar schwierig zu bestimmender Zeitpunkt, aber normalerweise nicht vor dem 2. oder 3. Lebensjahr anzusiedeln, genieße es als »Person« den vollen Lebensschutz. Singer fügt noch hinzu, dass im Falle des »Infantizids« auch das intuitive Moralempfinden der Menschen zu berücksichtigen sei (sozusagen das »vor-rationale« Moralempfinden). Dies würde wohl eher gegen eine solche Freigabe der Tötung nach der Geburt sprechen. Und da weitere Argumente wie z. B. die »Verständlichkeit« gegen eine solche »Tötungs«-Grenze weit nach der Geburt sprechen würden, folgt für Singer, dass das »Gesetz über Mord aus rechtlichen Gründen weiterhin unmittelbar nach der Geburt anzuwenden« (Singer 1994, S. 222) sei.[115]

Im siebten Kapitel »Leben nehmen: Menschen« unterscheidet Singer drei Formen der »Euthanasie«: 1. Die »freiwillige Euthanasie« (»voluntary euthanasia«), d. h. »Euthanasie« auf Verlangen der betroffenen Person. 2.) Die »unfreiwillige Euthanasie« (»involuntary euthanasia«), d. h. »Euthanasie« gegen oder ohne den Willen einer zustimmungsfähigen Person. 3.) Die »nichtfreiwillige Euthanasie« (»non-voluntary euthanasia«), d. h. »Euthanasie« bei einem menschlichen Wesen, das unfähig sei, die »Entscheidung zwischen Leben und Tod zu verstehen«, z. B. a.) für unheilbar kranke oder schwerbehinderte Säuglinge oder b.) für Menschen, die durch Unfall, Krankheit oder hohes Alter diese Fähigkeit auf Dauer verloren haben.

Diese dritte Form analysiert Singer dann zuerst, und zwar zunächst in Bezug auf die Gruppe der behinderten Säuglinge. Er wiederholt noch einmal, was er im vierten Kapitel entfaltet hatte, dass seiner Ansicht nach für die Rechtmäßigkeit der Tötung eines Menschen Eigenschaften wie Rationalität, Autonomie und Selbstbewusstsein entscheidend seien, nicht jedoch die Zugehörigkeit zur Spezies. Die Tötung eines Säuglings, der diese Eigenschaften nicht habe, könne also nicht mit dem Töten einer Person gleichgesetzt werden. Dies gelte sowohl für behinderte wie für nichtbehinderte Säuglinge. Der Unterschied zwischen der Tötung eines behinderten und der eines normalen Säuglings liegt nach Singer in anderen Erwägungen über das Töten. Ein wichtiger Grund gegen die Tötung eines normalen Säuglings sei etwa die Wirkung dieser Tötung auf die Eltern, die sich im Normalfall über die Geburt gefreut hätten. Es sei etwas anderes, wenn der Säugling behindert sei. Im Falle einer schweren Behinderung verwandle sich das »normalerweise freudige Ereignis der Geburt in eine Bedrohung für das Glück der Eltern und anderer Kinder, die sie vielleicht haben« (Singer 1994, S. 234). Singer gibt zu, dass dies nicht so sein müsse. Einige Eltern wollten, dass ihr schwerbehindertes Kind so lange wie möglich lebe. Für die folgende Erörterung geht er aber davon aus, dass dies nicht der Fall sei und dass auch kein anderes Paar daran interessiert sei, den Säugling zu adoptieren. Solche Säuglinge seien nun wie nichtmenschliche Lebewesen zu betrachten, die Empfindungsfähigkeit, aber nicht Rationalität oder Selbstbewusstsein besitzen. Für ihr Schicksal sei die voraussicht-

---

115 Doch könnte es für bestimmte Fälle, so Singer, von der Gesellschaft festgelegte Ausnahmen von dieser Regel geben. So würde die Zeitspanne von einem Monat nach der Geburt einen »breiten Sicherheitsspielraum« für den »Infantizid« vor der Ausbildung von Personalität bieten, wenn eine schwere Behinderung erst nach der Geburt diagnostiziert wird, wenn die Eltern das Kind ablehnen und wenn eine Adoptionsmöglichkeit nicht besteht.

liche Lebensqualität wichtig. In Fällen schwerer und schwerster Behinderung (Singer befindet sich in Bezug auf die von ihm erwähnten Spina-bifida-Kinder und die entsprechenden Therapiemöglichkeiten allerdings noch auf dem Literatur- bzw. Forschungsstand von 1979!) sei das Leben eines solchen Säuglings so elend, dass es, »– sofern keine ›äußeren‹ Gründe vorliegen wie etwa die Gefühle der Eltern –, besser ist, ihm ohne weiteres Leiden zum Sterben zu verhelfen« (Singer 1994, S. 236). Für Singer steht also fest, dass schwerbehinderte Säuglinge getötet werden dürfen.

Ein »schwierigeres« Problem ergebe sich aber etwa für Hämophiliefälle (Kinder mit der sogenannten »Bluter«-Krankheit). Die Lebensaussichten dieser Kinder seien nicht so »rosig« wie ohne Behinderung, aber auch nicht so »trübe«, dass das Leben nicht lebenswert erschiene. Auch bei solchen Kindern kann sich Singer »Euthanasie« (auf Wunsch der Eltern) vorstellen. Dazu bemüht er die Analogie der Pränataldiagnostik mit nachfolgender Abtreibung, wie sie gerade in Hämophiliefällen oft durchgeführt werde. Diese Praxis sei weitgehend akzeptiert. Akzeptiere man aber diese Praxis, gebe es keine vernünftigen Gründe, einen späteren Zeitpunkt der »Selektion« zu verwerfen. Das Argument, dass eine solche Handlung unrecht deshalb sei, weil man dadurch lebenden Behinderten bedeute, ihr Leben sei weniger lebenswert als das von Nichtbehinderten, wollte Singer nicht gelten lassen. Denn die Behauptung von der schlechteren Lebensqualität der Behinderten sei »im Durchschnitt gesehen« (Singer 1994, S. 241) richtig. Singers Nachsatz, dass diese Äußerung »keinerlei Mißachtung« gegenüber Behinderten bedeute, sondern »einfach die Realität der Schwierigkeiten« anerkennen würde, denen sie ausgesetzt seien, kann allerdings nicht darüber hinwegtäuschen, dass seine Ausführungen eindeutig behindertenfeindlich sind.[116]

Singer kommt dann zur Gruppe der Menschen, die durch Unfall, Krankheit oder hohes Alter die Fähigkeit, ihre Zustimmung zur »Euthanasie« zu geben »für immer verloren« haben (an dieser Stelle wird übrigens deutlich, dass Singer nicht begriffen hat, dass bei Komapatienten – im Gegensatz zu »hirntoten« Patienten – eben nicht mit Sicherheit zu sagen ist, dass diese die Zustimmungsfähigkeit *für immer* verloren haben). In Bezug auf die Legitimität der »nichtfreiwilligen Euthanasie« dieser Gruppe sieht Singer keinen prinzipiellen Unterschied zur »Säuglingseuthanasie«. Doch er kann sich immerhin »vorstellen«, dass die Freigabe dieser »Euthanasie«-Form zu »Unsicherheit oder Furcht unter denen führen wird, die, wenn nicht jetzt, so doch irgendwann einmal in ihren Anwendungsbereich fallen könnten. Ältere Menschen z. B., die wissen, dass nichtfreiwillige Euthanasie manchmal bei senilen älteren Patienten angewendet wird, die bettlägerig und leidend sind und nicht die Fähigkeit haben, den Tod zu akzeptieren oder zurückzuweisen, könnten befürchten, dass jede Spritze oder Pille ihnen

---

116 Dazu passen auch Sätze wie: »[…] man möge sich erinnern, dass es geistig behinderte Menschen gibt, die weniger Anspruch als viele nichtmenschliche Lebewesen haben, als selbstbewußt oder autonom zu gelten« (Singer 1994, S. 105).

den Tod bringt« (Singer 1994, S. 246). Deshalb könne die Gesellschaft (Singer macht nur »Vorschläge«, die Gesellschaft soll entscheiden) auch auf die Freigabe verzichten. Oder sie könne ein Sicherungsverfahren einführen, das es denjenigen, welche die »nichtfreiwilige Euthanasie« unter keinen Umständen wünschen, ermögliche, ihre Weigerung schriftlich festzuhalten. Wer nicht widersprochen habe, könne dann getötet werden.

Die Tötung einer »Nicht-Person« ist für Singer also, sollten keine Präferenzen anderer Menschen beeinträchtigt werden, prinzipiell zulässig. Doch auch die Tötung einer Person erachtet Singer für erlaubt, und zwar dann, wenn diese Person selbst dies will. Im Kapitel über »freiwillige Euthanasie« betrachtet er nur die »einfacheren« Fälle, in denen der Patient noch in der Lage sei, seine Wünsche zu äußern.[117] Für Singer sprechen alle von ihm in Betracht gezogenen moralischen Prinzipien (nicht nur Respektierung der Präferenzen eines Patienten, sondern auch Respektierung seiner Autonomie, Respektierung seines Rechts auf Privatleben und das Prinzip der Vermeidung von Leid im Sinne des klassischen Utilitarismus) eher für als gegen die »freiwillige Euthanasie«. Diese Gründe seien so gewichtig, dass die sonst vorzubringenden Gründe gegen die Tötung einer Person zurücktreten müssten. Das Argument eines möglichen Missbrauchs etwa bei Bedrängung der Betroffenen durch Angehörige sieht Singer nicht für schwerwiegend an. Er glaubt, dass dies durch Regelungen wie etwa in den Niederlanden auszuschließen sei. Die entsprechenden Richtlinien gibt er ausführlich wieder (Singer 1994, S. 251). In der Erstausgabe hatte er übrigens noch auf entsprechende Richtlinien von »Gesellschaften für freiwillige Euthanasie in Großbritannien und anderswo« verwiesen.[118]

Das Argument, man würde durch dieses Verfahren einige vielleicht doch heilbare Kranke »unnötig« töten, akzeptiert Singer nicht, und zwar mit dem lapidaren Hinweis darauf, dass nun einmal die Wahrscheinlichkeit »Führerin des Lebens« sei. Es müsste eher die hohe Zahl der Profitierenden berücksichtigt werden. Auch das Argument, ausreichende Schmerztherapie und gute Betreuung (etwa in einem Hospiz) würden die »aktive Euthanasie« überflüssig machen, weist Singer zurück. Es gebe seiner Ansicht nach durchaus entwürdigende Umstände einer terminalen Krankheit (z. B. Erbrechen, Inkontinenz etc), die das Leben für einen Betroffenen trotz Schmerztherapie und guter Betreuung nicht mehr lebenswert machen könnten.

Ganz kurz nur geht Singer auf die »unfreiwillige Euthanasie« ein, für die er – die »literarischen Sonderfälle« ausgenommen (etwa wenn eine Geisel eine andere Geisel töte, um ihr Folter »zu ersparen«) – keine Rechtfertigung findet.

Singers präferenz-utilitaristische Argumentation für die Freigabe der »aktiven Euthanasie« Schwerkranker auf Verlangen und schwerstbehinderter Säuglinge

---

117 Singer akzeptiert auch den in einer Verfügung niedergelegten Wunsch nach »aktiver Euthanasie«.
118 Vgl. Singer 1984, S. 194 f.

(auf Verlangen der Eltern) ist in vielerlei Hinsicht kritikwürdig. Konzentriert man sich nur auf die Hauptlinien seiner Argumentation, dann ist Folgendes festzuhalten: Zum einen überschätzt Singer bei seiner Argumentation für die »aktive Euthanasie« die Autonomie des Individuums. Er will offensichtlich nicht wahrhaben, dass »Interessen« gesellschaftlich vermittelt sind. Und natürlich entsteht durch die Freigabe oder Duldung der »aktiven Euthanasie« Druck auf Kranke und Alte, die »Euthanasie« zu »wollen«. Zum anderen ist seine Prämisse zurückzuweisen, dass vollen Lebensschutz nur eine »Person« genieße, also ein »rationales und selbstbewusstes Wesen«. Damit wird sicher die nun einmal menschliche, aber eben nicht »personale« Seinsart z. B. eines Wachkomapatienten verfehlt. Denkt man Singer zu Ende, dann dürfte ein Mensch, egal ob er sich einen Tag oder ein Jahr im Wachkoma befindet, auch ohne seine mutmaßliche Einwilligung aktiv getötet werden, wenn sich nicht Menschen finden, die (dann natürlich auf eigene Kosten) für ihn sorgen.[119]

4. Niederlande

Die Entwicklung in den Niederlanden ist im Folgenden relativ detailliert nachzuzeichnen. Die Niederlande wurde zunächst mit einer in den 80er Jahren herausgebildeten »Duldungspolitik«, dann mit einem im November 2000 im Parlament eingebrachten, im April 2001 verabschiedeten und am 1.4.2002 in Kraft getretenen Gesetz zum »Modellstaat« der aktiven Sterbehilfe auf Verlangen.

Bis in die späten 60er Jahre gab es in den Niederlanden keine nennenswerte Diskussion über die »Euthanasie«.[120] Tötung auf Verlangen und Beihilfe zum Suizid waren nach Artikel 293 bzw. 294 des Niederländischen Strafgesetzbuches verboten.[121] 1969 erschien das Buch des Nervenarztes Jan Hendrik van den Berg »Ärztliche Macht und ärztliche Ethik«.[122] Der Autor attackierte in diesem Buch, von dem rasch mehrere Auflagen gedruckt wurden, die Tendenz der modernen Medizin zur »sinnlosen« Lebens- und Leidensverlängerung. Er plädierte fer-

---

119 Nur nebenbei: Dass Singer seine Deduktion der Freigabe der »nicht-freiwilligen Euthanasie« bei der Abtreibung beginnt, ist als geschickt zu beurteilen, wenn man die Praxis als Argument akzeptiert. Denn in vielen Gesellschaften genießt der Embryo, um die Formulierung Singers aufzugreifen, keinen »vollen Lebensschutz«.
120 Vgl. Haasnoot 1996, S. 11.
121 In der Übersetzung von B. Gordijn lautete Artikel 293 seinerzeit wie folgt: »Derjenige, der jemand anderen auf dessen ausdrückliches und ernstes [besser: ernsthaftes, U. B.] Verlangen hin seines Lebens beraubt, wird mit einer Gefängnisstrafe von höchstens 12 Jahren oder einer Geldbuße der 5. Kategorie (maximal hfl 100.000) bestraft.« Den Artikel 294 übersetzt Gordijn folgendermaßen: »Derjenige, der absichtlich jemand anderem bei dessen Selbstmord behilflich ist, oder ihm die Mittel hierzu verschafft, wird, falls es zum Selbstmord kommt, mit einer Gefängnisstrafe von höchstens 3 Jahren oder einer Geldstrafe der 4. Kategorie (maximal hfl 25.000) bestraft«; vgl. Gordijn 1998, S. 19 f.
122 Vgl. Haasnoot 1996, S. 11.

ner für die Freigabe der »Euthanasie« bei missgebildeten Kindern. Eine breitere öffentliche Debatte über »Euthanasie« in den Niederlanden begann dann Anfang der 70er Jahre. Es war der im Kapitel VIII.3. schon referierte Fall der Ärztin Geertruida Postma-van Boven, der die Diskussion entfachte. Die Ärztin wurde im Februar 1973 von einem Distriktgericht in Leeuwarden nach Artikel 293 zu einer symbolischen Strafe von einer Woche Gefängnis auf Bewährung verurteilt, weil sie ihre 78-jährige schwerkranke Mutter im Oktober 1971 durch eine Morphiuminjektion getötet hatte. Eine wichtige Rolle bei dem Prozess spielte die Expertise eines Arztes, der gefragt wurde, wann ein »durchschnittlicher holländischer Arzt« es für richtig ansehen würde, das Leben des Patienten nicht »bis zum äußersten« zu verlängern.[123] Obwohl die meisten dargelegten Gründe (Unheilbarkeit der Krankheit, subjektiv unerträgliches Leiden, schriftliche Fixierung des Todeswunsches, schon begonnene Sterbephase) auf den konkreten Fall nicht zutrafen, fiel das Urteil, gestützt auf diese Expertise, wie erwähnt sehr milde aus. Vor allem wurde betont, dass die Motive der Ärztin über jeden Zweifel erhaben gewesen seien.

Im Zusammenhang mit dem Leeuwarden-Fall veröffentlichte die »Königliche Niederländische Ärztevereinigung« im Jahr 1973 eine »provisorische Stellungnahme zur Euthanasie«.[124] Demnach sollte »Euthanasie« weiterhin strafbar sein, doch es sollte den Gerichten die Möglichkeit der Prüfung eingeräumt werden, ob die Handlung des Arztes als außerordentliche Maßnahme im Zustand der Pflichtenkollision erfolgt sei und von daher straflos bleiben könne. Im Zusammenhang mit dem Leeuwarden-Fall ist auch die 1973 erfolgte Gründung der »Niederländischen Vereinigung für Freiwillige Euthanasie« zu sehen.[125] Doch trotz der Vorstöße dieser »Vereinigung« und der fast zeitgleich gegründeten »Stiftung Freiwillige Euthanasie«[126] blieben sowohl »aktive Euthanasie« (ärztliche Tötung auf Verlangen) als auch Beihilfe zum Suizid nach Artikel 293 und 294 des Holländischen Strafgesetzbuches weiterhin strafbar.

1981 wurde ein »Nicht-Arzt« wegen Beihilfe zum Suizid von einem Distriktgericht in Rotterdam verurteilt.[127] In der Urteilsbegründung legte das Gericht aber Bedingungen fest, unter denen »aktive Euthanasie« straffrei bleiben könne, wenn sie von einem Arzt ausgeführt würde. Genannt wurden z. B. unerträgliches Leid des Patienten, freiwilliger Entschluss des Patienten, vorhandene Urteilsfähigkeit des Patienten, Diskussion von Alternativen und Einschaltung eines weiteren Arztes. Viele der nachfolgenden Stellungnahmen zu diesem Urteil und zu dieser Kriterienliste waren positiv. Das niederländische Justizministerium

---

123 Vgl. dazu Gomez 1991, S. 29–31.
124 Vgl. Otlowski 1997, S. 396.
125 Vgl. Haasnoot 1996, S. 12.
126 Vgl. Otlowski 1997, S. 395. Die »Stiftung« war eher als »think tank« denn als »pressure group« gedacht.
127 Vgl. Gomez 1991, S. 32–34.

reagierte. In Zusammenarbeit mit leitenden Staatsanwälten wurde festgelegt, dass künftig jeder gemeldete oder bekanntgewordene Fall von »Euthanasie« im Rahmen der regelmäßig stattfindenden Treffen der leitenden Staatsanwälte der Berufungsgerichte diskutiert werden sollte. Bei diesen Treffen sollte entschieden werden, ob eine Strafverfolgung einzuleiten sei (Grundlage der Entscheidung seien die von den Gerichten in Leeuwarden und Rotterdam entwickelten Kriterien). Damit wurde ein deutliches Signal gegeben, dass »ärztliche Euthanasie« künftig nicht mehr strikt nach Artikel 293 des Strafgesetzbuches verfolgt werden würde.

Ein weiterer Fall, diesmal von »ärztlicher Euthanasie«, beschäftigte wenig später die Gerichte. 1982 hatte ein Arzt in Purmerend eine 95-jährige »schwerkranke« Patientin mit zwei Injektionen eines nicht näher bezeichneten Mittels auf ihre wiederholt geäußerte Bitte hin getötet.[128] Das Distriktgericht in Alkmaar sprach den Arzt 1982 frei. In der Urteilsbegründung hieß es, dass die Patientin das Recht habe, über ihr Lebensende zu bestimmen. Der Arzt habe ihre Bitte »ernsthaft« geprüft und ihr dann entsprochen. Somit liege kein Verbrechen vor. Der Staatsanwalt ging in die Berufung. Das Berufungsgericht in Amsterdam sprach den Arzt 1983 schuldig. Er habe geltendes Recht verletzt, eine Legitimation aufgrund »höherer Gewalt« sei nicht erkennbar geworden. Daraufhin legte der Arzt mit Unterstützung der »Niederländischen Vereinigung für Freiwillige Euthanasie« Berufung ein, die vor dem Obersten Gerichtshof der Niederlande mit Sitz in Den Haag im Jahr 1984 verhandelt wurde.

Der Oberste Gerichtshof bestätigte zwar die Auffassung der Vorinstanz, dass eine »materielle Schuld« vorliege, doch er hob das Urteil wegen »zu limitierter Perspektive« auf und verwies den Fall zur Neuverhandlung an ein anderes Berufungsgericht. Die Vorinstanz in Amsterdam habe, so der Oberste Gerichtshof, keine Aussage darüber getroffen, ob es andere Möglichkeiten der Leidensminderung bei der Patientin gegeben habe (wie sie im Urteil der ersten Instanz in Alkmaar angedeutet worden waren). Auch sei nicht mit der nötigen Sorgfalt untersucht worden, ob der Arzt nicht im »Notstand« (»noodtoestand«) gehandelt habe, ob er nicht durch »höhere Gewalt« gezwungen worden sei, der Patientin zu einem schmerzlosen Ende zu verhelfen. Diese Anmerkung bezog sich explizit auf Artikel 40 des Niederländischen Strafgesetzbuches, wonach ein durch »höhere Gewalt« veranlasstes Vergehen nicht strafbar ist.[129]

---

128 Vgl. Gomez 1991, S. 34–39 und Otlowski 1997, S. 397–404. Näheres zur Krankheit der Frau wird nicht berichtet. Gomez erwähnte nur, dass sie eine Woche vor ihrem Tod akut erkrankt sei, diese Krise aber wieder überwunden habe. Laut Otlowski 1997, S. 398 hatte sie ihren Wunsch nach »Euthanasie« schriftlich fixiert.

129 Vgl. Otlowski 1997, S. 393. Der Hinweis auf einen legitimierenden »Notstand«, wenn der Arzt von einem schwerkranken Patienten um Leidensminderung gebeten wurde, war in den Niederlanden schon in den 70er Jahren gelegentlich im juristischen Diskurs aufgetaucht; vgl. die Ausführungen oben zur »provisorischen Stellungnahme« der »Königlich Niederländischen Ärztevereinigung« nach dem Leeuwarden-Fall 1973.

Das Berufungsgericht in Den Haag erbat sich vor seiner Entscheidung eine Stellungnahme der »Königlichen Niederländischen Ärztevereinigung«.[130] Der Vorstand dieser Vereinigung entsprach der Bitte. Nach der im Juni 1986 veröffentlichten Stellungnahme war die Ärztevereinigung der Ansicht, dass es durchaus Situationen geben könne, in denen Arzt und Patient »mit dem Rücken zur Wand stünden«, in denen der Arzt also durch »höhere Gewalt« gezwungen sei, dem Wunsch des Patienten nach »Euthanasie« nachzugeben.[131] Nicht zuletzt aufgrund dieser Stellungnahme der Ärztevereinigung sprach das Berufungsgericht in Den Haag den angeklagten Arzt 1986 frei.[132]

Die Ärztevereinigung hatte sich 1984, und zwar schon vor der erwähnten Entscheidung des Obersten Gerichtshofes, die in diesem Jahr erging, in einem Schreiben an das Justizministerium für eine Gesetzesänderung eingesetzt, wonach »aktive Euthanasie« zulässig sein sollte.[133] Doch der Staatsrat unter Vorsitz der Königin, der in den Niederlanden jeden Gesetzentwurf noch vor der parlamentarischen Beratung billigen muss, wies dieses Ansinnen mit der Bemerkung zurück, dass man zum einen die juristische Entscheidung im Alkmaar-Fall, zum anderen den Bericht der 1982 eingesetzten »Staatlichen Kommission zur Euthanasiefrage« abzuwarten habe. Daraufhin publizierte die Ärztevereinigung im August 1984 eine Stellungnahme zum Thema »Euthanasie«.[134] »Euthanasie« wurde darin als »aktive Tötungshandlung auf Verlangen« definiert. Die »aktive Euthanasie« sollte vom Arzt nur in Ausnahmefällen durchgeführt werden, sozusagen als »letzte Zuflucht«. Folgende fünf Kriterien müssten erfüllt sein: 1.) Es müsse eine »freiwillige« Entscheidung des Patienten sein. 2.) Es müsse eine »wohlüberlegte« Forderung sein. 3.) Die »Euthanasie«-Forderung müsse wiederholt geäußert werden (»stabil« sein). 4.) Der Patient müsse »unerträgliches Leid« erdulden. 5.) Ein ärztlicher Kollege müsse vorab konsultiert werden. Die Tendenz dieser Stellungnahme, obwohl explizit keine Änderung der Artikel 293 und 294 gefordert wurde, war doch eindeutig: Die »aktive Euthanasie« wurde als »medizinische Maßnahme« gebilligt. Dem entsprach auch, dass die Ärztevereinigung zusammen mit der »Niederländischen Krankenpflegevereinigung« im Jahr 1987 »praktische Richtlinien« zur Durchführung der »aktiven Euthanasie« herausgab.[135]

Die eben schon erwähnte 1982 eingesetzte »Staatliche Kommission zur Euthanasiefrage« veröffentlichte ihren Bericht im August 1985.[136] Die Kommission

---

130 Vgl. Gomez 1991, S. 37–39.
131 Vgl. Gomez 1991, S. 154.
132 Vgl. Gomez 1991, S. 29.
133 Vgl. Gomez 1991, S. 40.
134 Vgl. Gomez 1991, S. 40 und S. 155.
135 Vgl. Otlowski 1997, S. 413. Darin wurde festgelegt, dass die Verantwortung für die »Euthanasie« bei einem Arzt liegen müsse. Wenn allerdings »Maßnahmen« nötig seien, die der Arzt nicht alleine durchführen könne, dürfe eine Schwester bzw. ein Pfleger assistieren.
136 Vgl. Gomez 1991, S. 44 und Otlowski 1997, S. 417 f.

empfahl mit deutlicher Mehrheit, dass in Artikel 293 des Strafgesetzbuches (Tötung auf Verlangen) eine Ausnahmeregelung für Ärzte aufgenommen werden sollte, die bei einem Patienten unter Beachtung bestimmter Kautelen »aktive Euthanasie« durchführen würden.[137]

Im Jahr 1985, und zwar noch vor der Veröffentlichung dieses Kommissionsberichts, brachte die Abgeordnete Frau Wessel-Tuinstra von der kleinen D 66-Partei einen Gesetzentwurf im Unterhaus des niederländischen Parlaments ein, um »aktive Euthanasie« durch eine Änderung des Artikels 293 zu legalisieren.[138] Nach dem Erscheinen des Kommissionsberichts wurde das Wessel-Tuinstra-Gesetz, wie der Entwurf genannt wurde, den Vorschlägen der Kommission entsprechend überarbeitet. Dieser überarbeitete Entwurf wurde jedoch von den Christdemokraten, die zusammen mit der Konservativen Partei die Regierung bildeten, abgelehnt. Die Regierung stellte daraufhin im Januar 1986 einen neuen Entwurf vor, wonach »aktive Euthanasie« nur dann angewandt werden dürfe, wenn der unheilbar kranke Patient sich schon in der »Sterbephase« befinde. In einem Begleitschreiben machten die zuständigen Minister jedoch klar, dass die Regierung derzeit »eigentlich« keine Gesetzesänderung wünsche, sondern eher abwarten wolle, bis letztinstanzliche Entscheidungen von Gerichten zu den relevanten Themenkomplexen vorliegen würden (das Berufungsgericht in Den Haag hatte sein Urteil im Alkmaar-Fall zu diesem Zeitpunkt noch nicht gesprochen).

Nach einigem Hin und Her wurden sowohl der Wessel-Tuinstra-Vorschlag als auch der Vorschlag der Regierung dem Staatsrat zur Begutachtung vorgelegt.[139] Im Juli 1986 empfahl der Staatsrat der Regierung, von einer Gesetzesänderung abzusehen. Er schloss sich der Ansicht der Fachminister an, zunächst einmal abzuwarten, bis die Gerichte gesprochen hatten. Doch dieser Vorschlag wurde von der Regierung nicht akzeptiert. Nach erneutem Hin und Her (u. a. wurde auch der Europarat konsultiert) formulierte die Regierung im Dezember 1987 einen neuen Vorschlag, wonach Artikel 293 im Prinzip unverändert bleiben sollte, jedoch durch Änderung des »Gesetzes zur Ausübung der ärztlichen Praxis« die »aktive Euthanasie« straffrei werden sollte. Dieser Entwurf sollte im Frühjahr 1989 beraten werden. Dies wurde jedoch durch das Auseinanderbrechen der konservativ-christdemokratischen Koalition verhindert.

Im Jahr 1989 beschloss die neugebildete Koalitionsregierung aus Christdemokraten und Arbeiterpartei, im Bereich »Euthanasie« zunächst nicht legis-

---

137 Die Vorschläge der Kommission zu diesem Thema entsprachen weitgehend den Vorschlägen der Königlichen Niederländischen Ärztevereinigung aus dem Jahr 1984. Die Kommission beschränkte sich übrigens nicht nur auf Vorschläge zur »aktiven Euthanasie« bei einwilligungsfähigen Patienten. Eine deutliche Mehrheit der Mitglieder schlug auch vor, dass bei Patienten im Zustand des permanenten [gemeint: persistierenden] apallischen Syndroms die Therapie eingestellt werden dürfe, wenn »auf der Basis objektiver medizinischer Kriterien keine Besserung zu erwarten« sei; vgl. Gomez 1991, S. 45.
138 Vgl. zum Folgenden Otlowski 1997, S. 419 f.
139 Vgl. Otlowski 1997, S. 421 f.

lativ tätig zu werden.[140] Es wurde jedoch eine Kommission eingesetzt, um einen Bericht über die Praxis der »Euthanasie« und »euthanasie-verwandter Handlungen« in den Niederlanden zu erarbeiten. Diese Kommission, die später nach dem Vorsitzenden Prof. Jan Remmelink, dem Generalstaatsanwalt am Obersten Gerichtshof der Niederlande, Remmelink-Kommission genannt wurde, nahm im Februar 1990 ihre Arbeit auf.[141] Die Kommission gab eine empirische Untersuchung in Auftrag, die im Sommer 1991 abgeschlossen wurde. Die Niederländische Ärztevereinigung unterstützte die Durchführung der Untersuchung, nachdem die Regierung zugestimmt hatte, das Meldeverfahren für »Euthanasie«-Fälle zu ändern (dieses Meldeverfahren wurde dann 1994 in das niederländische Bestattungsgesetz aufgenommen).[142] Die empirische Untersuchung wurde in Teilstudien aufgegliedert.[143] Im Rahmen der wichtigsten Teiluntersuchung erhielten Ärzte zunächst einen Fragebogen und wurden anschließend (zwischen Oktober 1990 und Februar 1991) interviewt.[144] Die Ärzte wurden zufällig aus der Gruppe der niederländischen Allgemeinärzte, der Gruppe der Ärzte in Pflegeheimen und bestimmter Untergruppen der an Kliniken tätigen Fachärzte (Fachärzte der Kardiologie, der Chirurgie, Inneren Medizin, der Pulmonologie und der Neurologie) ausgewählt.[145] Die Analyse der Antworten von 405 letztendlich befragten Ärzten (152 Allgemeinärzte, 50 Ärzte in Pflegeheimen und 203 Klinikärzte) ergab, dass 54 % von ihnen schon einmal »aktive Euthanasie« ausgeübt oder Beihilfe zum Suizid geleistet hatten.[146] 34 % der befragten Ärzte hatten noch keine »aktive Euthanasie« ausgeübt oder Beihilfe zum Suizid geleistet, hielten dies aber unter bestimmten Bedingungen für vorstellbar. Da auch gefragt worden war, wie oft ein Arzt in den letzten 24 Monaten »aktive Euthanasie« durchgeführt hatte, konnte man errechnen, dass 1,9 % der Todesfälle im »Einzugsbereich« dieser Ärzte auf »aktive Euthanasie« zurückzuführen waren (Beihilfe zum Suizid machte 0,3 % der Todesfälle aus). Die beiden anderen von dieser Forschungs-

---

140 Vgl. Otlowski 1997, S. 423.
141 Vgl. dazu van Delden et al. 1993, S. 24.
142 Vgl. Otlowski 1997, S. 426. Die Ärzte mussten nach diesen im November 1990 eingeführten Meldevorschriften den zuständigen »Coroner«, also einen ärztlich ausgebildeten, in der Gerichtsmedizin erfahrenen Beamten informieren, der nach einer (meist kurzen) Untersuchung den Fall dann an den Staatsanwalt weitermeldete. Wenn die Kautelen eingehalten wurden, musste der Staatsanwalt nicht mehr ermitteln.
143 Zu den Untersuchungen vgl. zusammenfassend van der Maas et al. 1991, S. 669–674.
144 Vgl. dazu van der Maas et al. 1991, S. 670.
145 Insgesamt wurden 599 Ärzte angeschrieben. 138 Ärzte wurden ausgeschlossen, weil sie weniger als zwei Jahre in ihrem Spezialfach am jeweiligen Standort praktiziert hatten. In 14 Fällen war die im Ärzteregister angegebene Adresse falsch. 41 Ärzte verweigerten die Antwort. Ein Interview erbrachte keine relevanten Informationen. Den Ärzten wurde vom Justizministerium vorab Immunität in Bezug auf Straftatbestände nach den Artikeln 293 und 294 zugesichert. Die Fachdisziplinen wurden deshalb ausgewählt, weil in ihrem Bereich ca. 90 % aller Fälle von »Tod im Krankenhaus« auftreten; vgl. van der Maas et al. 1991, S. 670.
146 Vgl. zu den Ergebnissen van der Maas 1991, S. 671–673.

gruppe durchgeführten Teilstudien erbrachten vergleichbare Ergebnisse.[147] Die Untersucher gelangten summa summarum zu dem Schluss, dass ca. 1,8 % aller Todesfälle in den Niederlanden durch »aktive Euthanasie«, ca. 0,3 % auf ärztliche Beihilfe zum Suizid zurückzuführen waren.[148] Da die Sterbeziffer im Jahr 1990 bei ca. 130.000 lag, konnte man abschätzen, dass in diesem Jahr ca. 2.300 Todesfälle auf »Euthanasie« und ca. 400 auf ärztliche Beihilfe zum Suizid zurückgingen. Von diesen zusammen etwa 2.700 Fällen von »ärztlich assistiertem Tod« des Jahres 1990 wurden nur 454 dem »Coroner« bzw. Staatsanwalt gemeldet, was einer Meldequote von ca. 18 % entsprach.[149] Auch wenn man die Zahl der gemeldeten Fälle des Jahres 1991 berücksichtigt, die bei 591 lag, blieb die Meldequote doch bezogen auf ca. 2.700 Todesfälle relativ gering.

Durch diese Untersuchung wurde deutlich, dass »aktive Euthanasie« und ärztliche Beihilfe zum Suizid in den Niederlanden keine seltenen Erscheinungen waren. Überdies wurde von der Untersuchergruppe noch berichtet, dass ca. 0,8 % der Todesfälle in den Niederlanden (ca. 1.000 Todesfälle pro Jahr) auf »nichtfreiwillige Euthanasie« (ohne explizite Einwilligung des Patienten, z. B. bei Bewusstlosen) zurückzuführen waren. Diese Fälle entsprachen sicher nicht den in den Meldevorschriften von 1990 festgelegten Kriterien, wonach nur »freiwillige« Euthanasie zulässig gewesen wäre.

Die Remmelink-Kommission empfahl in ihrem Abschlußbericht, der im September 1991 publiziert wurde, die »Euthanasie« formal nicht zu legalisieren, aber doch das Bestattungsgesetz so zu ändern, dass bei Einhaltung gewisser Verfahrensregeln gemeldete Fälle von »Euthanasie« und Beihilfe zum Suizid nicht strafverfolgt werden würden.[150] Ein entsprechender Gesetzentwurf (»Gesetz 22572«) wurde dann auch von der Regierung im April 1992 im Parlament eingebracht und von diesem im Februar 1993 verabschiedet. Auch der Senat stimmte zu, so dass das Gesetz am 1.6.1994 in Kraft trat.[151] Demnach sind Artikel 293 und

---

147 In einer Teilstudie wurde aus den Totenscheinen, die im Statistischen Zentralamt der Niederlande gesammelt werden, eine Stichprobe gezogen und die Ärzte, welche die Scheine ausgestellt hatten, angeschrieben. Von den ca. 7.000 versandten Fragebogen kamen 76 % zurück. Nach dieser Studie war »aktive Euthanasie« in 1,7 %, »ärztliche Beihilfe zum Suizid« in 0,2 % Todesursache gewesen. In der dritten (prospektiven) Teilstudie wurden die in einem Referenzzeitraum von sechs Monaten aufgetretenen Todesfälle im »Einzugsbereich« der Ärzte, die im Rahmen der ersten Teilstudie interviewt worden waren, untersucht. Die Ärzte, die als behandelnde Ärzte angegeben waren, erhielten Fragebogen, die sie anonym zurücksenden konnten. Nach dieser dritten Teilstudie betrug die »Euthanasie«-Quote 2,6 %, der Anteil des »ärztlich assistierten Suizids« 0,4 %; vgl. dazu van der Maas et al. 1991, S. 670. Zu ähnlichen Ergebnissen für die Zeit um 1990 kam auch eine Arbeitsgruppe bei der Untersuchung von 263 Polizeiberichten und bei einer Umfrage unter Allgemeinärzten und Pflegeheimärzten; vgl. dazu van der Wal/Dillmann 1994, S. 1346–1349.
148 Nur wenige der »Euthanasie«-Fälle wurden als »nicht-natürliche Todesfälle« auf den Meldeformularen gekennzeichnet. Nach den Ergebnissen der Generalstaatsanwaltschaft waren 1987 126 Fälle gemeldet worden (1988: 184, 1989: 338, 1990: 454, 1991: 591); vgl. dazu Otlowski 1997, S. 425.
149 Vgl. Otlowski 1997, S. 425.
150 Vgl. van Delden et al. 1993, S. 25.
151 Vgl. Otlowski 1997, S. 442.

294 des Strafgesetzbuches weiter gültig. Ein Arzt, der »aktive Euthanasie« geleistet hat, bleibt allerdings straffrei, wenn die Staatsanwaltschaft der Ansicht ist, dass die vorgeschriebenen Kautelen (diese gehen aus dem im Anhang des Bestattungsgesetzes abgedruckten Fragebogen hervor, den der Arzt ausfüllen muss) eingehalten wurden. Diese Kautelen sind (neben vollständiger Dokumentation):

1. Der Patient muss freiwillig um Sterbehilfe bitten und diesen Wunsch wiederholt vortragen.
2. Der Patient muss voll aufgeklärt sein.
3. Die Situation des Patienten muss »unerträglich« und »hoffnungslos« sein.
4. Akzeptable medizinische Alternativen sind nicht mehr vorhanden.
5. Die Meinung eines zweiten Arztes muss eingeholt werden.

Nach einer Untersuchung aus dem Jahr 1996, die im wesentlichen wie die von 1990/1991 angelegt war, nahm die Inzidenz sowohl von »aktiver Euthanasie« als auch von ärztlicher Beihilfe zum Suizid leicht zu.[152] Man fand, dass ca. 2,3 % der Todesfälle in den Niederlanden durch »aktive Euthanasie« und ca. 0,4 % der Todesfälle durch »ärztliche Beihilfe zum Suizid« erfolgten (also insgesamt ca. 3.600 Todesfälle durch »ärztlich assistierten Tod«).[153] In weiteren 0,7 % der Fälle wurde »Euthanasie« ohne die direkte Zustimmung eines urteilsfähigen Patienten durchgeführt. Aus einer späteren Studie derselben Forschergruppe ging hervor, dass 1995 zwar nun 1.466 Fälle von »aktiver Euthanasie« und »ärztlicher Beihilfe zum Suizid« gemeldet wurden, doch entsprach dies bei insgesamt ca. 3.600 Fällen von »physician-assisted death« nur einer Meldequote von 41 %.[154] Anders ausgedrückt: 1995 meldeten niederländische Ärzte immer noch in ca. 60 % der Fälle »Euthanasie und ärztliche Beihilfe zum Suizid« nicht an den »Coroner«. Eine auch nur minimale externe Kontrolle war in diesen Fällen nicht gewährleistet.

2001 wurden in einer entsprechenden Untersuchung folgende Daten erhoben:[155] Die Zahl der »Euthanasie«-Anträge betrug stabil ca. 9.700. Nach der Studie, die auf den Todesbescheinigungen beruhte, war die jährliche Todesrate durch aktive Sterbehilfe auf Verlangen auf 2,6 % angestiegen (in der »Interview«-Studie war kein Anstieg festgestellt worden). Die Daten für die einzelnen »Verfahren« blieben im Vergleich zu 1995 nahezu unverändert. Nach der Untersuchung, die auf den Todesbescheinigungen beruhte, betrug der Anteil der Todesfälle durch aktive Sterbehilfe auf Verlangen ca. 2,6 %, durch ärztlich assistierten Suizid ca. 0,2 % der jährlichen Todesfälle. Nach dieser Untersuchung waren ca. 0,7 %

---

152 Vgl. van der Maas et al. 1996, S. 1699–1705. Es wurde Ende 1995/Anfang 1996 eine »Interviewstudie« (n = 405 Ärzte) und eine »Totenscheinstudie« durchgeführt (auf eine »prospektive« Untersuchung wurde verzichtet).
153 In der analog zur Studie von 1990/91 durchgeführten »Totenscheinstudie« waren 1995 die Raten 2,4 % für »aktive Euthanasie« und 0,2 % für »ärztliche Beihilfe zum Suizid«.
154 Vgl. van der Wal et al. 1996, S. 1707.
155 Vgl. Onwuteaka-Philipsen et al. 2003, S. 395–399.

der jährlichen Todesfälle auf »Euthanasie« ohne ausdrückliches Verlangen zurückzuführen. Eine Angabe zu den nichtgemeldeten Fällen wurde nicht gemacht. Diese Untersuchung zum Jahr 2001 beruhte noch auf der Praxis der »geduldeten Euthanasie«. Die Niederlande wurden wenig später dann zum ersten Land, in dem die »aktive Sterbehilfe auf Verlangen« nicht nur geduldet, sondern legalisiert wurde. Das »Gesetz über die Kontrolle der Lebensbeendigung auf Verlangen und der Hilfe bei der Selbsttötung« trat am 1.4.2002 in Kraft.[156] Die wichtigsten Bestimmungen seien hier kurz wiedergegeben. In Artikel 20 des Gesetzes hieß es: »Das Strafgesetzbuch wird wie folgt geändert: (A) Artikel 293 erhält folgende Fassung:

1. Wer vorsätzlich das Leben eines anderen auf dessen ausdrückliches und ernstliches Verlangen hin beendet, wird mit Gefängnisstrafe bis zu zwölf Jahren oder mit einer Geldstrafe der fünften Kategorie bestraft.
2. Die in Absatz 1 genannte Handlung ist nicht strafbar, wenn sie von einem Arzt begangen wurde, der dabei die in Artikel 2 des Gesetzes über die Kontrolle der Lebensbeendigung auf Verlangen und der Hilfe bei der Selbsttötung genannten Sorgfaltskriterien eingehalten und dem Leichenbeschauer der Gemeinde gemäß Artikel 7 Absatz 2 des Gesetzes über das Leichen- und Bestattungswesen Meldung erstattet hat.«

Die »Sorgfaltskriterien« wurden in Artikel 2 aufgezählt, es waren die aus der Duldungsphase schon bekannten:

»1. Die in Artikel 293 Absatz 2 Strafgesetzbuch genannten Sorgfaltskriterien beinhalten, dass der Arzt
   a) zu der Überzeugung gelangt ist, dass der Patient seine Bitte freiwillig und nach reiflicher Überlegung gestellt hat,
   b) zu der Überzeugung gelangt ist, dass der Zustand des Patienten aussichtslos und sein Leiden unerträglich ist,
   c) den Patienten über dessen Situation und über dessen Aussichten aufgeklärt hat,
   d) gemeinsam mit dem Patienten zu der Überzeugung gelangt ist, dass es für dessen Situation keine andere annehmbare Lösung gibt,
   e) mindestens einen anderen, unabhängigen Arzt zu Rate gezogen hat, der den Patienten untersucht und schriftlich zu den unter den Buchstaben a bis d genannten Sorgfaltskriterien Stellung genommen hat, und
   f) bei der Lebensbeendigung oder bei der Hilfe bei der Selbsttötung mit medizinischer Sorgfalt vorgegangen ist.«

Zur Überwachung wurden in Artikel 3 des Gesetzes »regionale Kontrollkommissionen« bestimmt, die jeden Fall aufgrund der Meldung des Arztes zu prü-

---

156 Das Gesetz findet sich in Übersetzung auf der Homepage der Deutschen Gesellschaft für Palliativmedizin.

fen haben. Die Kommission hat den Arzt innerhalb von sechs Wochen über ihre Entscheidung informieren. Wenn der Arzt nicht in Übereinstimmung mit den Sorgfaltskriterien gehandelt hat, muss die Kommission den Staatsanwalt einschalten.

Auch wenn es noch keine eingehende Untersuchung für die Zeit nach der Legalisierung gibt, kann man die Vermutung wagen, dass die Zahlen für aktive Euthanasie, für ärztlich assistierten Suizid und für »Euthanasie ohne explizites Verlangen« in den Jahren nach 2002 entweder in der Größenordnung von 2001 lagen oder sogar noch etwas angestiegen sind. Zwar ist bis dato (Stand: Mitte 2009) nicht von einem »Dammbruch« auszugehen. Die »Euthanasie« ist nicht die Regeltodesursache. Sie ist aber auch keine Ausnahmetodesursache. Von einer Transparenz bzw. Kontrollierbarkeit kann nicht gesprochen werden. Problematisch sind z. B. die Fälle, in denen »Lebensmüdigkeit« (ohne klassifizierbare somatische oder psychische Krankheit) als Grund für die »Euthanasie« angegeben wird.[157] Mehr als problematisch sind (die im Gesetz nicht vorgesehenen) Fälle von »Euthanasie ohne Verlangen«.[158] Hinzu kommen als Problemfälle natürlich die nicht gemeldeten »Euthanasie«-Fälle.[159] Mir persönlich fällt im Übrigen auf, wie wenig darüber nachgedacht wird, was die Ausübung der »aktiven Sterbehilfe auf Verlangen« mit den Ärzten »macht«. Eine tiefenpsychologische Untersuchung würde wahrscheinlich ergeben, dass die Durchführung, auch wenn versucht wird, sie »rational« zu verarbeiten, bei den Ärzten psychische Probleme verursacht.[160] Dass eine einschlägige Untersuchung in den Niederlanden bis dato nicht durchgeführt wurde, mag daran liegen, dass weder die Politiker noch die Ärzte ein entsprechendes Ergebnis »brauchen« können.

---

157 Diese Kategorie wird seit dem Fall Chabot/Bosscher in den Niederlanden kontrovers diskutiert (vgl. dazu Cohen-Almagor 2004, S. 45–49). Der Psychiater Boudewijn Chabot hatte der nach dem Tod ihrer beiden Kinder »lebensmüden« 50-jährigen Hilly Bosscher 1991 durch Verschreiben von Medikamenten beim Suizid geholfen. Chabot ging vom Vorliegen eines »unerträglichen Leidens« aus. Seiner Ansicht nach lag keine depressive Erkrankung vor. Vor der Verschreibung der tödlichen Mittel hatte er einen Arzt und einen Theologen »konsultiert« (diese hatten die Patientin jedoch nicht selbst gesehen). Chabot wurde 1993/94 zunächst von zwei Gerichten freigesprochen. Im Juni 1994 urteilte der Oberste Gerichtshof der Niederlande, dass er sich der Beihilfe zum Suizid schuldig gemacht habe. Wegen der Umstände der Tat und wegen des »Charakters« des Angeklagten sah der Gerichtshof aber von einer Strafe ab. Von einem ärztlichen »Disziplinargericht« in Amsterdam wurde er wenig später zu einer geringen Strafe verurteilt, er konnte aber weiter praktizieren.
158 Vgl. Düwell/Feikema 2006, S. 47–61. In diesen Bereich fällt auch die »Euthanasie« an kranken Kindern und Neugeborenen, an psychisch Kranken, an geistig Behinderten und an Dementen. Nota bene: Das Gesetz sieht die schriftliche Fixierung des »Euthanasie«-Wunsches vor.
159 Vgl. Düwell/Feikema 2006, S. 47. Über die Gründe der Nichtmeldung kann man nur spekulieren. Es kann sein, dass die Ärzte sich bzw. die Familie der Betroffenen nicht »outen« wollen, da sie die Angelegenheit als »privat« betrachten.
160 Es ist bekannt, dass Ärzte, die Abtreibungen durchführen, unter Dauerspannung stehen; von »Verzweiflung« ist die Rede; vgl. dazu Petersen 1986, S. 298. Ähnliches ist auch bei »Euthanasie«-Ärzten zu erwarten.

X. »Fälle und Probleme«: Zur Diskussion um »Euthanasie« und Sterbehilfe in Deutschland (seit 1980)

Die Darstellung der Entwicklung der »Euthanasie«-Diskussion in Deutschland war oben (Kapitel VIII) 1979 unterbrochen worden. In diesem Jahr waren die »Richtlinien für die Sterbehilfe« der Bundesärztekammer erschienen. In der Folgezeit sind drei Schwerpunkte der Debatte zu unterscheiden: Erstens gab es (wie in anderen Ländern auch) Forderungen nach Legalisierung der »aktiven Sterbehilfe«, die allerdings ohne Erfolg blieben. Da die vorgebrachten Argumente durchweg bekannt sind, erübrigt sich eine eingehende Darstellung. Zweitens wurde über die »passive Sterbehilfe« eingehend diskutiert,[1] wobei es vor allem um die Frage ging, ob man lebensverlängernde Maßnahmen auch bei »noch nicht Sterbenden«, z.B. bei Patienten mit länger dauerndem apallischen Syndrom, absetzen dürfe. In diesem Bereich wurde auch die Patientenverfügung zum wichtigen Thema. Drittens gab es in Deutschland auch eine – allerdings im Vergleich zu den USA oder zu Australien deutlich schwächer ausgeprägte – Debatte um die »ärztliche Beihilfe zum Suizid«. Zu den zuletzt genannten Bereichen fielen mehrere Gerichtsentscheidungen, die als Fixpunkte der folgenden Darstellung dienen sollen (Wittig-Fall, Bundesgerichtshof 1984; Hackethal-Fall, Oberlandesgericht München 1987; Kemptener Fall, Bundesgerichtshof, 1. Strafsenat, 1994; Frankfurter Fall, Oberlandesgericht Frankfurt 1998; Lübeck-Fall, Bundesgerichtshof, 12. Zivilsenat 2003). Gesondert ist zum einen auf die Zeit zwischen 1984 und 1986 einzugehen, in der nicht nur von Juristen, sondern auch von Politikern intensiv die Frage erörtert wurde, ob eine gesetzliche Regelung des Bereiches »Sterbehilfe« erfolgen solle, zum anderen auf die Zeit nach 2003, in der die Frage der Verabschiedung eines Patientenverfügungsgesetzes im Vordergrund stand.

1. Der Arzt und der bewusstlose Suizident: Zum Wittig-Fall

Man stelle sich vor: Ein Arzt wird zu Beginn der 80er Jahre in Deutschland von einem schwerkranken Patienten um »aktive Sterbehilfe« oder zumindest um Verschreibung eines tödlichen Mittels gebeten. Der Arzt will sich über die Rechtslage informieren. Er schlägt das Strafgesetzbuch auf. Hier findet er, dass Tötung auf Verlangen nach § 216 strafbar ist. Zum Thema Suizid bzw. Beihilfe zum

---

[1] Auf den Problembereich der sogenannten »Früheuthanasie« bei schwerstgeschädigten Neugeborenen und Säuglingen kann hier nicht eingegangen werden; vgl. dazu für den deutschsprachigen Raum den Überblick bei Zimmermann 1997, S. 131–158.

Suizid findet er jedoch nichts. Er befragt daraufhin einen Rechtsanwalt. Dieser informiert ihn darüber, dass es hierzu keine explizite gesetzliche Regelung gebe. In der Rechtsprechung sei jedoch herausgestellt worden, dass Beihilfe zum Suizid zumindest dann straffrei bleibe, wenn sie sich auf bloße Förderungsmaßnahmen beschränke und die Selbsttötung auf einer freiverantwortlichen Willensentschließung des Suizidenten beruhe.[2] Ungeklärt sei der Bereich des tatenlosen Geschehenlassens einer Selbsttötung, speziell, wenn ein Arzt beteiligt sei.

1984 erging zu diesem Themenbereich dann eine Entscheidung des Bundesgerichtshofes in Karlsruhe.[3] Der zugrundeliegende Fall ereignete sich im November 1981. Der niedergelassene Arzt Dr. Wittig behandelte als Hausarzt eine 76-jährige Witwe. Sie litt an hochgradiger Verkalkung der Herzkranzgefäße sowie an Hüft- und Kniearthrose. Ihr Ehemann war im März 1981 gestorben, seither hatte sie mehrfach Dr. Wittig gegenüber geäußert, dass sie sterben wolle. Im Oktober 1980 schrieb sie in einer »Willenserklärung«, die der Arzt kannte, dass sie darum bitte, im Falle einer schweren Erkrankung nicht intensivmedizinisch behandelt zu werden. Im April 1981 verfasste sie ein weiteres Schriftstück etwa desselben Inhalts, nun mit der zusätzlichen Erklärung: »Ich bin über 76 Jahre alt und möchte nicht länger leben.« Bei einem Hausbesuch am 28.11.1981 fand der Arzt die Tür zur Wohnung der Witwe verschlossen vor. Mit Hilfe eines Bekannten der Frau, der einen Zweitschlüssel besaß, verschaffte er sich Zugang zur Wohnung. Die Frau lag bewusstlos auf der Couch. Sie hatte eine Überdosis Morphium und Schlafmittel eingenommen. In der Hand hielt sie einen Zettel: »An meinen Arzt – bitte kein Krankenhaus – Erlösung!« Sie atmete nur noch schwach, der Puls war kaum zu fühlen. Dr. Wittig griff nicht ein, rief insbesondere keinen Notarzt. Er blieb zusammen mit dem Bekannten der Frau in der Wohnung und stellte am nächsten Morgen gegen 7 Uhr den Tod fest. Es ließ sich später nicht klären, ob das Leben der Frau bei sofortiger Einlieferung in ein Krankenhaus hätte gerettet werden können. Gegen Dr. Wittig und den Bekannten der Witwe wurde Anklage vor dem Landgericht Krefeld erhoben. Dieses sprach die Angeklagten frei. Der Freispruch des Bekannten der Witwe wurde rechtskräftig. Wegen des Freispruchs von Dr. Wittig ging die Staatsanwaltschaft in Revision, die wegen der grundsätzlichen Bedeutung des Falls vom Bundesgerichtshof in Karlsruhe übernommen wurde. Das entsprechende Urteil des 3. Strafsenats erging am 4.7.1984.

Der Bundesgerichtshof kam in seiner Entscheidung zum selben Ergebnis wie das Landgericht Krefeld (Freispruch für Dr. Wittig), führte jedoch z.T. andere Gründe dafür an. Der Bundesgerichtshof ging davon aus, dass Dr. Wittig nach der Untersuchung der bewusstlosen Witwe auf jeden Fall untätig bleiben wollte, auch wenn er vielleicht eine Chance gesehen habe, ihr Leben zu retten (unter Inkaufnahme schwerer Dauerschäden). Von daher komme eine Bestrafung wegen

---

2 Vgl. dazu Koch 1991, S. 38.
3 Vgl. Bundesgerichtshof 1984, S. 367–381. Zitate aus dieser Entscheidung sind im laufenden Text mit dem Kürzel BGH 1984 und Seitenzahl nachgewiesen.

versuchter Tötung (durch Unterlassen ärztlicher Hilfsmaßnahmen) nach § 212 oder – bei Privilegierung durch den ausdrücklichen und ernstlichen Wunsch des Opfers – nach § 216 (Tötung auf Verlangen) in Frage. Das Landgericht habe hier laut Bundesgerichtshof (wegen des wiederholt geäußerten Wunsches der Witwe, sie sterben zu lassen) »zutreffend« allein eine Tötung auf Verlangen in Betracht gezogen. Doch die Begründung des Landgerichts für das Nichtgreifen von § 216 und damit für den Freispruch, der Arzt habe sich nur dem Willen des bewusstlos angetroffenen Suizidenten untergeordnet, wurde verworfen. Es folgten längere Ausführungen zur strafrechtlichen Beurteilung der Beihilfe zum Suizid (dabei wurde auch auf das Thema Garantenpflicht des Arztes eingegangen, über das noch nicht endgültig entschieden sei). Auf diese Ausführungen kann hier nicht eingegangen werden. Letztlich hielt der Bundesgerichtshof fest, dass – wie in einer früheren Entscheidung schon formuliert – der Wille des Suizidenten »unbeachtlich« sei.[4] Nur so könne § 323c StGB, der unterlassene Hilfeleistung mit Strafe bedrohe, seine dem solidarischen Lebensschutz dienende Funktion auch in Bezug auf Suizid erfüllen.

Obwohl diese Argumentation auf eine Verurteilung des Arztes hindeutete, wurde Dr. Wittig wegen der »besonderen Umstände des Falles« freigesprochen. Die Begründung des Bundesgerichtshofes glich dabei auffällig der im niederländischen juristischen Diskurs der 70er Jahre bezüglich der »Euthanasie« vertretenen Auffassung eines »Notstands« bzw. einer »Pflichtenkollision«.[5] Die von dem Arzt erkannte »suizidale Situation« einer tödlichen Arzneimittelvergiftung habe ihn »in einen Konflikt zwischen dem ärztlichen Auftrag [gebracht], jede Chance zur Rettung des Lebens seiner Patientin zu nutzen, und dem Gebot, ihr Selbstbestimmungsrecht zu achten« (BGH 1984, S. 377). Welche Verpflichtung im Kollisionsfall den Vorrang habe, unterliege »pflichtgemäßer ärztlicher Entscheidung, die sich an den Maßstäben der Rechtsordnung und der Standesethik auszurichten hat«. Es wurde vom Bundesgerichtshof ausdrücklich hervorgehoben, dass die Beachtung des Selbstbestimmungsrechts des Patienten ein »wesentlicher Bestandteil des ärztlichen Aufgabenbereichs« sei. Ein solches Recht sei grundsätzlich bei bewusstseinsklaren Patienten anzuerkennen. Strittig sei, ob es auch bei schwerverletzten Suizidenten greife, die eine Behandlung ablehnen würden.

Im konkreten Fall eines bewusstlosen Suizidenten dürfe sich der Arzt »nicht allein nach dessen vor Eintritt der Bewußtlosigkeit erklärten Willen richten, sondern [habe] in eigener Verantwortung eine Entscheidung über die Vornahme oder Nichtvornahme auch des nur möglicherweise erfolgreichen Eingriffs zu treffen« (BGH 1984, S. 378). Dabei habe er sich an der »ärztlichen Standesethik« zu orientieren. Diesfalls seien die »Richtlinien zur Sterbehilfe« der Bundesärzte-

---

4 Vgl. zur neueren Rechtsprechung des Bundesgerichtshofes Kutzer 2005, S. 183 f. In der Entscheidung des 5. Strafsenats des BGH vom 7.2.2003 – dabei ging es um den auch in Deutschland als Suizidhelfer »wirkenden« Schweizer Pfarrer Rolf Sigg – wurde laut Kutzer betont, dass die Beihilfe zum Suizid weiter »rechtswidrig« sei, sie sei von der Rechtsordnung lediglich straflos gestellt worden.

5 Vgl. dazu Kapitel IX.4.

kammer von 1979 als Maßstab heranzuziehen. In diesen »Richtlinien« sei festgelegt worden, dass es »ärztlichem Selbstverständnis« entspreche, bei einem urteilsunfähigen Patienten die zu leistende Hilfe auf die Erhaltung des Lebens auszurichten. Dies gelte auch für einen dem Tode nahen Kranken, solange noch Aussicht auf Besserung bestehe. Aber, so der Bundesgerichtshof mit Bezug auf die »Richtlinien« weiter: »Maßnahmen zur Lebensverlängerung sind nicht schon deswegen unerläßlich, weil sie technisch möglich sind. Angesichts des bisherige Grenzen überschreitenden Fortschritts medizinischer Technologie bestimmt nicht die Effizienz der Apparatur, sondern die an der Achtung des Lebens *und* der Menschenwürde ausgerichtete Einzelfallentscheidung die Grenze ärztlicher Behandlungspflicht« (BGH 1984, S. 399 f.).

Auf den konkreten Fall wandte der Bundesgerichtshof die entfalteten Grundsätze folgendermaßen an: »Die den Angeklagten entlastende besondere Lage besteht [...] darin, dass er wegen des weit fortgeschrittenen, von ihm als tödlich [!] aufgefaßten Vergiftungszustands davon überzeugt war, das Leben von Frau U. allenfalls noch mittels von ihr selbst verabscheuter Maßnahmen der Intensivmedizin und auch dann nur unter Inkaufnahme irreparabler schwerer Schäden verlängern zu können« (BGH 1984, S. 380). Deshalb komme ein Schuldspruch wegen versuchter Tötung auf Verlangen nicht in Betracht. Auch eine Strafbarkeit wegen unterlassener Hilfeleistung nach § 323c StGB wurde vom Bundesgerichtshof verneint. Dabei wurde nicht auf den Nutzen der möglichen Maßnahme, sondern auf die Zumutbarkeit in »äußersten Grenzlagen« abgehoben: »Da die Unterlassung von Rettungsversuchen [des Angeklagten] auf seiner hier von der Rechtsordnung hingenommenen ärztlichen Gewissensentscheidung beruht, war ihm die als Hilfe allein in Betracht kommende Überweisung in eine Intensivstation nicht zumutbar. Damit entfällt eine Bestrafung nach § 323c StGB« (BGH 1984, S. 381).

Der Freispruch für den Arzt fand zumeist Zustimmung, doch die »einzelfallorientierte« Begründung wurde teilweise vehement kritisiert.[6] Als Nebeneffekt der Entscheidung ergab sich für die Ärzte, dass der Bundesgerichtshof die »Richtlinien für die Sterbehilfe« der Bundesärztekammer von 1979 quasi »abgesegnet« hatte. Damit war im Bereich der »passiven Sterbehilfe« höchstrichterlich festgeschrieben, dass der Arzt bei einem *sterbenden* Patienten nicht zur technisch maximal möglichen Lebensverlängerung verpflichtet ist.

2. Kein Sterbehilfegesetz: Zur Diskussion« 1984 bis 1986

Als Reaktion auf dieses Urteil aus dem Jahr 1984 wurden in der Öffentlichkeit Forderungen nach einer expliziten »Sterbehilfe«-Gesetzgebung laut. Solche Forderungen wurden auch nach dem Bekanntwerden des noch genauer darzustellenden Suizidfalles Hermy Eckert aus dem Jahr 1984 gestellt, in den der Arztrebell

---

6 Vgl. Koch 1991, S. 33.

Prof. Julius Hackethal und Hans-Henning Atrott, der Vorsitzende der »Deutschen Gesellschaft für Humanes Sterben«, verwickelt waren. Doch die Politiker reagierten zurückhaltend. Am 15.5.1985 fand eine Anhörung vor dem Rechtsausschuss des Bundestages zum Thema Sterbehilfe statt.[7] Ein Abgeordneter wies in der Diskussion ausdrücklich darauf hin, dass »einer der Gründe für dieses Hearing« der dargestellte Spruch des Bundesgerichtshofes im Fall Wittig gewesen sei. Dass der Fall Eckert bzw. Hackethal ebenfalls zum thematischen Hintergrund dieser Anhörung zählte, ging daraus hervor, dass zu den 15 eingeladenen Sachverständigen auch Hackethal und Atrott gehörten. Unter anderem wurden die Sachverständigen gefragt, ob sie eine Änderung der gesetzlichen Bestimmungen für nötig erachteten oder ob die Festlegung »ärztlicher Richtlinien« ausreiche. Von den Sachverständigen forderten lediglich Atrott, Hackethal und der Vertreter der Humanistischen Union (Prof. Dr. jur. Herbert Jäger, Frankfurt) eine grundlegende Gesetzesänderung im Sinne der Legalisierung der »aktiven Sterbehilfe«. Die Mehrheit der Sachverständigen lehnte jedoch eine Änderung ab oder machte keine spezifischen Ausführungen dazu (was ebenfalls als Ablehnung zu verstehen war).

Ebenfalls keine Gesetzesänderung erbrachte der Vorstoß eines Arbeitskreises namhafter Juristen und Mediziner, die im Jahr 1986 einen »Alternativentwurf eines Gesetzes über Sterbehilfe« vorlegten.[8] Der Arbeitskreis schlug vor, nicht die Paragraphen 211–213 und 216 grundlegend zu ändern, sondern vor allem neue Paragraphen 214 und 215 einzuführen. Um nur die wichtigsten Vorschläge des Arbeitskreises zu erwähnen: Im neuen § 214 (»Abbruch oder Unterlassung lebenserhaltender Maßnahmen«) sollte der Bereich der »passiven Sterbehilfe« geregelt werden. Ein Abbruch oder eine Unterlassung lebensverlängernder Maßnahmen sollte zulässig sein, wenn 1. der Betroffene dies verlange, oder wenn 2. der Betroffene das Bewusstsein »unwiederbringlich«[9] verloren habe oder (im Falle eines schwerstgeschädigten Neugeborenen) niemals erlangen werde, oder wenn 3. bei einem urteilsunfähigen Patienten *anzunehmen* sei, dass er diese Behandlung ablehnen würde, oder wenn 4. bei nahe bevorstehendem Tod keine Aussicht auf Erfolg einer Heilbehandlung bestehe. § 215 des Alternativentwurfs galt der »Nichthinderung einer Selbsttötung«. Diese Nichthinderung sei nicht strafbar, wenn die Selbsttötung frei verantwortet werde. § 216 sollte laut Alternativentwurf dahingehend modifiziert werden, dass die Tötung auf Verlangen zwar weiterhin grundsätzlich strafbar sei, dass aber das Gericht von Strafe absehen könne, wenn die Tötung der Beendigung eines »schwersten, vom Betroffenen nicht mehr zu ertragenden Leidenszustandes« diene, der nicht durch andere Maßnahmen behoben werden könne. Nach diesem Entwurf wäre also »aktive Sterbehilfe« auf Verlangen zwar nicht legalisiert worden, doch wäre die Möglichkeit geschaffen worden, im Einzelfall von Strafe abzusehen.

---

7 Vgl. Deutscher Bundestag [1985].
8 Vgl. Alternativentwurf 1986.
9 Auf die Problematik dieses Begriffes kann hier nur hingewiesen werden.

Dieser Alternativentwurf lag auch dem Deutschen Juristentag vor,[10] dessen strafrechtliche Abteilung am 10. und 11.9.1986 in Berlin das Thema »Sterbehilfe« behandelte.[11] Hauptgrundlagen der Erörterung waren hier jedoch ein schriftliches Gutachten sowie zwei Referate. In seinem schriftlichen Gutachten kam Prof. Dr. jur. Harro Otto (Bayreuth) zu dem Ergebnis, dass in Bezug auf die Problematik des »Rechts auf den eigenen Tod gravierende Regelungslücken nicht auszumachen sind.«[12] Die Referenten Prof. Dr. med. Hans-Dieter Hiersche[13] und Richter a. D. Prof. Dr. Herbert Tröndle[14] sahen ebenfalls keinen Bedarf, den Sterbehilfekomplex explizit gesetzlich zu regeln. Beide Referenten wandten sich auch gegen eine Legalisierung der Tötung auf Verlangen. In der anschließenden Diskussion, bei der übrigens auch Atrott und Hackethal sprachen, wurden dann (vor allem aus dem Kreis der Verfechter des »Alternativentwurfs Sterbehilfe«) Argumente für eine Gesetzesänderung vorgetragen, doch konnten diese die Teilnehmer nicht überzeugen.[15] Bei der Abstimmung am 11.9.1986 wurden unter anderem folgende Beschlüsse gefasst (die Zahl der abgegebenen Stimmen differierte): 1. Eine gesetzliche Regelung etwa im Sinne des Alternativentwurfs Sterbehilfe ist abzulehnen (31 Ja-Stimmen, 55 Nein-Stimmen, 10 Enthaltungen). 2. Probleme im Umfeld der Sterbehilfe sind »in Auslegung des geltenden Rechts« vorzunehmen, d. h. ohne gesetzliche Neuregelung (50 Ja-Stimmen, 36 Nein-Stimmen, 8 Enthaltungen). 3. Schmerzlinderung als ärztliche Aufgabe bei tödlich Kranken ist auch dann erlaubt und geboten, wenn sie als »unvermeidbare Nebenfolge« möglicherweise den Eintritt des Todes beschleunige (82 Ja-Stimmen, keine Nein-Stimme, keine Enthaltung).

Nach dem Juristentag 1986 war die Frage der Verabschiedung eines bzw. mehrerer »Sterbehilfeparagraphen« in Deutschland erst einmal vom Tisch. Für die weitere Entwicklung kam nun den Entscheidungen der Gerichte in Einzelfällen erhebliche Bedeutung zu.

3. Straflose ärztliche Beihilfe zum Suizid: Zum Hackethal-Fall

Der Fall der Selbsttötung der Hermy Eckert, in den Prof. Julius Hackethal und Hans-Henning Atrott involviert waren, war schon kurz erwähnt worden.[16] Frau Eckert litt seit 1977 an einem Hauttumor (Basaliom) im Bereich von Mund und Nase, der trotz mehrerer Operationen und Bestrahlungen nicht erfolgreich be-

---

10 Er wurde – ebenso wie ein Gesetzentwurf der »Deutschen Gesellschaft für Humanes Sterben« – dem Diskussionsplan der Strafrechtlichen Abteilung des Juristentages beigelegt.
11 Vgl. Verhandlungen des 56. Deutschen Juristentages (Bd. 2) 1986, S. M 5–194.
12 Vgl. Otto 1986, S. D 9–109, hier S. D 90.
13 Vgl. Hiersche 1986, S. M 7–28.
14 Vgl. Tröndle 1986, S. M 29–53.
15 Vgl. Verhandlungen des 56. Deutschen Juristentages (Bd. 2) 1986, S. M 191–194.
16 Vgl. die Wiedergabe der Entscheidung des Oberlandesgerichts München bei Koch 1991, S. 105–118 (gekürzte Fassung) sowie bei Hackethal 1995, S. 305–333.

handelt werden konnte. Seit 1982 konnte sie nur noch schwer Nahrung zu sich nehmen, sie litt zudem unter schwersten Gesichtsschmerzen, die Wunden heilten nicht, ihre Augen tränten. Zur Schmerzbekämpfung erhielt sie zweimal täglich Injektionen. Ihr Zustand verschlechterte sich ständig. In Gesprächen mit ihrer Hausärztin äußerte sie, sie könne so nicht weiterleben. Bei Prof. Hackethal war sie seit Herbst 1983 in Behandlung. Anfang 1984 wurde bei der Patientin in reduziertem Allgemein-, Ernährungs- und Kräftezustand ein Oberkieferhöhlentumor festgestellt, der in die Schädelbasis und in die Augenhöhle hineinwuchs. Obwohl sie Medikamente einnahm, klagte Frau Eckert über unerträgliche Schmerzen. Die Sehkraft ihres linken Auges ließ nach, ferner hatte sie zunehmend Schwierigkeiten mit dem Essen und Trinken. Als sich vor ihrer Entlassung aus der Privatklinik Hackethals in Bernau abzeichnete, dass die Krankheit schnell fortschreiten würde und mit einer Besserung nicht zu rechnen war, ließ sie sich von ihm das Versprechen geben, ihr »mit seinen Möglichkeiten« zu helfen, wenn sie den Entschluss fassen sollte, aus dem Leben zu scheiden. In vielen Telefonaten wiederholte sie ihren Wunsch, so dass Hackethal sich schließlich bereit erklärte, sein gegebenes Versprechen einzulösen und sie, auch auf Wunsch der Ziehtochter von Frau Eckert, am 16.4.1984 erneut in die Klinik aufnahm. Am folgenden Tag erhielt Hackethal von Hans-Henning Atrott, dem Präsidenten der »Deutschen Gesellschaft für Humanes Sterben« (Hackethal hatte Atrott kontaktiert), das zur Einnahme durch Frau Eckert vorgesehene Kaliumzyanid. Am 18.4.1984 wiederholte die 69-jährige Patientin gegenüber Hackethal, der das Gespräch auf Videoband aufzeichnen ließ, nochmals ihren Wunsch, aus dem Leben zu scheiden. Am Abend dieses Tages händigte Hackethal in seinem Sprechzimmer dem Lebensgefährten der Ziehtochter von Frau Eckert das Gift in einem Pappbecher aus. Dieser verdünnte es mit Wasser und übergab es Frau Eckert. Diese führte gegen 20.40 Uhr den Giftbecher zu ihrem Mund und trank ihn in mehreren Schlucken aus. Kurz darauf verlor sie in den Armen ihrer Ziehtochter das Bewusstsein und verstarb etwa 10 bis 15 Minuten nach der Einnahme des Giftes. Kurz darauf, nach eigener Aussage gegen 20.55 Uhr, benachrichtigte man Hackethal, der sich zu dieser Zeit in seinem Arztzimmer aufhielt, telefonisch. Hackethal stellte den Tod von Frau Eckert fest und benachrichtigte nach Aufforderung durch die Nachtschwester die Polizei. Die Staatsanwaltschaft erhob in der Folge Anklage gegen Hackethal (wegen Tötung auf Verlangen) sowie gegen die übrigen direkt Beteiligten (wegen Beihilfe zur Tötung auf Verlangen). Doch das zuständige Landgericht Traunstein lehnte mit Beschluss vom 22.12.1986 die Eröffnung eines Hauptverfahrens ab, da ein hinreichender Tatverdacht nicht vorliege. Dagegen legte die Staatsanwaltschaft Beschwerde ein. Diese wurde jedoch vom Oberlandesgericht München am 31.7.1987 zurückgewiesen.

Das Oberlandesgericht München konstatierte, dass ein hinreichender Tatverdacht gegen Hackethal nicht bestehe. Aus der Begründung des Beschlusses seien nur einige wenige Punkte referiert. So war das Oberlandesgericht (wie der Bundesgerichtshof in seiner Entscheidung im Wittig-Fall) der Ansicht, dass für die Abgrenzung von strafloser Beihilfe zur Selbsttötung und strafbarer Tötung auf Verlangen entscheidend sei, wer das zum Tode führende Geschehen tatsächlich beherrscht habe. Falls der Suizident bis zuletzt die freie Entscheidung über sein Schicksal behalten habe, dann habe er sich selbst getötet, wenn auch »mit fremder Hilfe«. Demnach sei der Beitrag Hackethals zum Tatgeschehen als straflose Beihilfe zur Selbsttötung zu werten. Daran ändere auch die berufliche Stellung des Angeschuldigten nichts: »Auch ein Arzt bleibt jedenfalls straffrei, soweit er sich lediglich als Gehilfe aktiv an einer freiverantwortlich verwirklichten Selbsttötung beteiligt«. Auch sei Hackethal nicht zum Täter geworden, weil er nach Einnahme des Giftes durch die Suizidentin keine ärztlichen Hilfsmaßnahmen ergriffen habe. Voraussetzung für den Übergang der »effektiven Tatherrschaft« und für das »Vorliegen der Kausalität« sei, dass der Garant die Möglichkeit besitze, durch sein Eingreifen dem Geschehen die entscheidende Wende zu geben. Diese Möglichkeit wurde im konkreten Fall vom Oberlandesgericht aufgrund der Einnahme des stark wirksamen Giftes Zyankali und aufgrund der relativ späten Benachrichtigung verneint.[17]

Hackethal wurde in der Folgezeit – dies kann hier nicht im Einzelnen dargelegt werden – zum lautstarken Verfechter der Legalisierung der »aktiven Euthanasie« und der ärztlichen Beihilfe zum Suizid.[18] Auch auf die »pro-Euthanasie«-Aktivitäten der 1980 gegründeten »Deutschen Gesellschaft für Humanes Sterben« und ihres Vorsitzenden Atrott kann hier nicht näher eingegangen werden.[19] Es sei nur erwähnt, dass Atrott 1993 verhaftet und ein Jahr später vom Landgericht Augsburg wegen Verstoßes gegen das Chemikaliengesetz und die Gefahrenstoffverordnung sowie wegen Steuerhinterziehung zu zwei Jahren Gefängnis auf Bewährung und zu einer Geldbuße von 40.000 DM verurteilt wurde. Das Landgericht sah es als erwiesen an, dass Atrott in mindestens 15 Fällen persönlich und in mehr als 100 Fällen über Mittelsfrauen Zyankali zu einem horrenden Preis an Sterbewillige verkauft und damit immensen Gewinn gemacht hatte.[20] Recherchen ergaben, dass Atrott auch Menschen Gift verschafft hatte, die an Psychosen litten (die von der Deutschen Gesellschaft für Humanes Sterben zu Zeiten der Präsidentschaft Atrotts an Mitglieder versandte »Freitodanleitung« trug übrigens den Titel »Menschenwürdiges und selbstverantwortliches Sterben«!).

---

17 Laut Gutachten hätten im Fall Eckert innerhalb von drei bis fünf Minuten eingeleitete Rettungsmaßnahmen eine Erfolgschance von ca. 66 Prozent gehabt. Da er frühestens nach 10 bis 15 Minuten hätte »rettend« eingreifen können, sei laut OLG München »zugunsten von Prof. Hackethal nicht auszuschließen, dass auch bei sofortigem Tätigwerden der Tod nicht hätte verhindert werden können« (zitiert nach Hackethal 1995, S. 319).
18 Vgl. dazu Hackethal 1995. Dieses Buch erschien erstmals 1988 unter dem Titel »Humanes Sterben – Mitleidstötung als Patientenrecht und Arztpflicht«. Die überarbeitete Neuausgabe erschien erstmals 1990.
19 Vgl. Klee 1990 und Bönisch/Leydenecker 1993.
20 Vgl. dazu Bönisch/Leydenecker 1993, S. 35 f. und Kuhlmann 1995, S. 79. Zyankali kostete zwischen 80 DM und 300 DM pro Kilogramm im Großhandel, Atrotts Kapseln bestanden im Schnitt aus ca. 1 g Zyankali. Er verkaufte eine Kapsel für 3.000 bis 8.000 DM.

4. Abbruch der Sondenernährung bei einer Patientin im apallischen Syndrom: Der Kemptener Fall

In den Jahren 1989 bis 1992 beherrschte die Auseinandersetzung mit den Singer-Thesen (vgl. dazu Kapitel IX.3.b) die »Euthanasie«-Debatte in Deutschland.[21] Im Zuge dieser Debatte zeigte sich, obwohl sich auch in Deutschland Stimmen für die »aktive Euthanasie« erhoben, dass die Argumente Singers von den maßgeblichen Stellen nicht akzeptiert wurden. Nicht zuletzt die Ärzteschaft wandte sich gegen eine Legalisierung der »aktiven Euthanasie«. Dies wurde vor allem in den im Juni 1993 beschlossenen neuen »Richtlinien der Bundesärztekammer für die ärztliche Sterbebegleitung« deutlich.[22] In den neuen »Richtlinien« wurde der mutmaßliche Wille des urteilsunfähigen Patienten als Richtschnur für die Entscheidung des Arztes stärker betont als in den »Richtlinien« von 1979, wobei Patientenverfügungen als »Anhaltspunkte« zur Ermittlung des mutmaßlichen Willens nun explizit erwähnt wurden. Doch insgesamt gesehen änderte sich im Vergleich zu den »Richtlinien« von 1979 wenig. »Passive Sterbehilfe« war auch nach den neuen »Richtlinien« nur bei Sterbenden zulässig, eine »gezielte Lebensverkürzung durch Eingriffe, die den Tod herbeiführen oder beschleunigen«, wurde abgelehnt.

Doch nur ein Jahr nach der Verabschiedung dieser »Richtlinien« erging ein höchstrichterliches Urteil, das eine erneute Überarbeitung (die 1998 abgeschlossen wurde) notwendig machen sollte. Der zugrundeliegende Fall war der folgende: Seit März 1990 befand sich eine 70-jährige Frau mit einem sogenannten hirnorganischen Psychosyndrom (mit Gedächtnis- und Orientierungsstörungen; es bestand der Verdacht auf Morbus Alzheimer) in einem Pflegeheim in Kempten.[23] Zum Pfleger (ab 1.1.1992: Betreuer) der Frau war ihr Sohn bestellt. Im September 1990 erlitt die Frau einen Herzstillstand. Sie wurde reanimiert, nach einem sechswöchigen Krankenhausaufenthalt wurde sie als 100%iger Pflegefall in das Heim zurückverlegt. Die Diagnose lautete nun: apallisches Syndrom.

Bevor der Fall weiterzuverfolgen ist, ein kurzer Exkurs zum apallischen Syndrom bzw. Wachkoma (im englischen Sprachraum meist als »vegetative state« bezeichnet).[24] Das apallische Syndrom ist ein neurologisches Krankheitsbild, das durch eine Schädigung des Gehirns entsteht. Die Ursachen sind verschieden, der Zustand kann akut oder chronisch (z. B. durch eine degenerative Erkrankung) verursacht sein. Bei akuter Verursachung kann man traumatische Ursachen (z. B. ein Unfall mit Kopfverletzung) und nichttraumatische Ursachen (z. B. Sauerstoff-

---

21 Vgl. dazu die Beiträge in dem Sammelband von Bruns, Penselin und Sierck (1990) sowie in dem Sammelband von Hegselmann und Merkel 1991.
22 Vgl. Bundesärztekammer 1993, S. B-1791 f.
23 Vgl. Bundesgerichtshof 1995, S. 257–272. Zitate aus dieser Entscheidung sind im laufenden Text mit dem Kürzel BGH 1995 und Seitenzahl nachgewiesen.
24 Vgl. zum Überblick Nacimiento 2007, S. 29–48, dazu Jennett 2002 und Laureys, Owen, Schiff 2004, S. 537–546.

mangel nach Herzinfarkt oder Schlaganfall) unterscheiden. Häufig handelt es sich um eine Schädigung der Großhirnrinde,[25] doch es können auch andere Hirnregionen (Marklager, Thalamus) betroffen sein. Bevor auf Einzelheiten einzugehen ist, sei festgehalten, dass ein Patient mit apallischem Syndrom nicht hirntot ist. Es handelt sich auch nicht um einen Zustand andauernder Bewusstlosigkeit (Koma).[26] Der Patient hat sowohl Schlafphasen als auch Wachphasen (die Wachphasen, in denen die Augen der Patienten geöffnet sind, erklären den problematischen Ausdruck Wachkoma).

Bei den betroffenen Patienten fehlen Hinweise auf eine *bewusste* Wahrnehmung der eigenen Person und der Umwelt (»awareness«). Eine Kommunikation mit ihnen ist nicht möglich. Bei den Untersuchungen zeigen sich keine Reaktionen auf Schmerz- und Berührungsreize. Manche Patienten reagieren mit einer Kopfwendung auf akustische oder optische Reize wie z. B. das Türöffnen, doch ist dies nach herrschender medizinischer Ansicht als »primitiver« Orientierungsreflex und nicht als gezielte Reaktion zu werten. Auch andere »Primitivreflexe« wie z. B. der Greifreflex können bei den Patienten auslösbar sein. Nicht selten treten spontane Muskelzuckungen (Myoklonien) auf. Die unwillkürliche Motorik kann sich auch in Form von ungezielten Rumpf- und Extremitätenbewegungen äußern. Gelegentlich werden quasi-automatische mimische Äußerungen wie Grimassieren und Lächeln und »orale Automatismen« wie Schmatzen und Grunzen beobachtet. Vor allem diese Phänomene werden von unerfahrenen Untersuchern und von Angehörigen nicht selten als gezielte Reaktionen verkannt.

Vegetative Funktionen des Hirnstamms bzw. des Zwischenhirns wie Temperatur-, Kreislauf- und Atmungsregulation sind bei den betroffenen Patienten soweit erhalten, dass bei entsprechender medizinischer und pflegerischer Betreuung (z. B. Zufuhr von Nahrung und Flüssigkeit über eine Sonde; Beatmung ist meist nicht notwendig) ein längeres Überleben möglich ist.

Wenn das Syndrom länger als einen Monat bestand, benutzte man früher oft den 1972 von Bryan Jennett und Fred Plum eingeführten Begriff »persistieren-

---

[25] Von daher ist auch der (international wenig gebräuchliche) Begriff apallisches Syndrom (geprägt 1940 von dem deutschen Psychiater Ernst Kretschmer) zu verstehen. A-pallisch heißt wörtlich übersetzt: ohne Mantel, gemeint ist ein Ausfall der Funktionen des Hirnmantels bzw. der Großhirnrinde.

[26] Abzugrenzen vom apallischen Syndrom ist auch der »minimally conscious state« (vgl. Jennett 2002, S. 23 f., Laureys, Owen, Schiff 2004, S. 539 und Nacimiento 2007, S. 33 f.). Dieser Name wurde von der Aspen Neurobehavioral Workgroup 1997 für ein bestimmtes Syndrom vorgeschlagen. Im »minimal bewussten Zustand« zeigt ein Patient neben Schlaf-Wach-Zyklen zumindest gelegentlich Selbst- und Umweltwahrnehmung (er folgt z. B. manchmal einfachen Kommandos oder gibt manchmal in irgendeiner Form Ja-/Nein-Antworten). Abzugrenzen vom apallischen Syndrom ist ferner das »locked-in-Syndrom«, bei dem die Patienten bewusstseinsklar, aber quasi im Körper »eingeschlossen« sind (vgl. Nacimiento 2007, S. 37). Dabei sind aufgrund einer Unterbrechung absteigender motorischer Nervenbahnen im Hirnstammbereich die Kopf-, Hals-, Rumpf- und Extremitätenmuskeln gelähmt. Die Patienten können nur über Bewegungen der Augenlider bzw. über vertikale Augenbewegungen kommunizieren. Abzugrenzen vom apallischen Syndrom sind auch bestimmte Formen der fortgeschrittenen Demenz (vgl. Nacimiento 2007, S. 37).

des apallisches Syndrom« (englisch: »persistent vegetative state«). Er hat zu Verwirrung geführt, weil »persistierend« nicht selten mit »permanent« gleichgesetzt wurde.[27] Seit einigen Jahren wird vor allem im englischen Sprachbereich »vegetative state« ohne Zusatz bevorzugt.

Es ist schwierig, sich über die Prognose des apallischen Syndroms ein genaues Bild zu machen. Noch immer scheinen in Bezug auf die Grundlinien die in den 90er Jahren in den USA ermittelten Daten gültig zu sein.[28] Demnach ist die Prognose des apallischen Syndroms besser nach akut traumatischen Hirnverletzungen als nach akut nichttraumatischen Hirnschädigungen und etwas besser bei jüngeren als bei älteren Patienten. Die Chance, 12 Monate nach einer traumatischen Hirnverletzung oder 3 Monate nach einer akuten nichttraumatischen Hirnläsion wieder ein »bewusstes« Leben zu führen, wird als »extrem gering« angesehen.[29] Im Falle der traumatischen Verursachung bei Erwachsenen kann man nach der amerikanischen Studie weiter differenzieren: 3 Monate nach dem Trauma hatten (n = 434) 33 % der Patienten das Bewusstsein wiedererlangt, 15 % waren gestorben, 52 % waren immer noch im »vegetative state«. 6 Monate nach dem Trauma hatten 46 % das Bewusstsein wiedererlangt, 24 % waren gestorben, 30 % waren noch im »vegetative state«. 12 Monate nach dem Trauma waren 33 % gestorben, 52 % hatten das Bewusstsein wiedererlangt, 15 % waren noch im »vegetative state«. Bezogen auf die Patienten, die innerhalb eines Jahres nach dem Trauma das Bewusstsein wiedererlangt hatten, gilt, dass ca. 13 % »gut erholt« waren, ca. 33 % eine moderate Behinderung hatten und ca. 54 % eine ausgeprägte Behinderung. Nach der amerikanischen Studie wurde nur bei 7 von 434 Patienten (ca. 1,6 %) über ein »Erwachen« noch nach der Einjahresfrist berichtet (wobei unklar bleibt, ob es sich nicht zumindest in einigen dieser Fälle um Patienten im »minimally conscious state« mit etwas besserer Prognose handelte).[30]

Damit zurück zum konkreten Fall. Die Patientin in Kempten wurde ab Ende 1992 mittels einer Sonde ernährt.[31] Trotz Krankengymnastik entwickelte sie Kontrakturen an Armen und Beinen, ihr Bewusstseinszustand änderte sich nicht. Zu

---

27 Vgl. Nacimiento 2007, S. 29.
28 Vgl. Multi-Society Task Force on PVS 1994, S. 1499–1508 und S. 1572–1579, zitiert bei Jennett 2002, S. 57–72, Laureys, Owen, Schiff 2004, S. 539 und Nacimiento 2007, S. 39.
29 Vgl. Nacimiento 2007, S. 40 (nach den Ergebnissen der Multi-Society Task Force on PVS).
30 Vgl. Multi-Society Task Force on PVS 1994, S. 1572–1574. Es sei nur angemerkt, dass Therapie und Pflege natürlich Auswirkungen auf die Prognose haben.
31 Es handelte sich um eine sogenannte »PEG-Sonde«. PEG bedeutet »perkutane endoskopisch kontrollierte Gastrostomie«. Dabei wird im Rahmen einer kleinen Operation »perkutan (»durch die Haut«, also hier durch die Bauchdecke) eine Magenöffnung hergestellt und eine Sonde gelegt, der Vorgang wird mittels eines im Magen liegenden Endoskops »kontrolliert«. Nur nebenbei: Gastrostoma heißt Magenöffnung. Gastrostomie bezeichnet den Vorgang der (operativen) Öffnung des Magens nach außen. Die Bezeichnung »PEG-Sonde« als Bezeichnung für die gelegte Plastiksonde ist nicht korrekt. Genau genommen ist das Ergebnis eine »P-Sonde« bzw. eine »PM-Sonde«, also eine »perkutane Sonde« bzw. eine »perkutane Magensonde« (englisch müsste es heißen: »P-tube« oder »PG-tube« für »percutaneous (gastric) tube«).

Beginn des Jahres 1993 wandte sich der behandelnde Arzt der Patientin an ihren Sohn. Der Arzt schlug vor, die Sondenernährung einzustellen und ihr nur noch Tee zu geben, was den Tod in etwa zwei bis drei Wochen zur Folge gehabt hätte. Der Sohn stimmte nach kurzer Bedenkzeit zu. Er holte keine Rechtsauskunft ein, insbesondere beantragte er keine Genehmigung seiner Einwilligung in den Abbruch der Sondenernährung beim zuständigen Vormundschaftsgericht. Das Pflegepersonal widersetzte sich jedoch der Mitte März 1993 angeordneten Maßnahme. Über die Pflegedienstleitung wurde das Vormundschaftsgericht Kempten eingeschaltet, welches das Absetzen der Sondenernährung untersagte. Die Patientin verstarb am 29.12.1993, also neun Monate später, an einem Lungenödem. Das Landgericht Kempten verurteilte den Arzt und den Sohn der Patientin wegen versuchten Totschlags in minderschwerem Fall mit Urteil vom 17.3.1994 zu Geldstrafen.

Auf die Revision der Angeklagten hin hob der 1. Strafsenat des Bundesgerichtshofes dieses Urteil dann jedoch am 13.9.1994 auf. In der Urteilsbegründung hieß es u.a., dass das Landgericht Kempten zu Recht davon ausgegangen sei, dass ein Fall der sogenannten »passiven Sterbehilfe«, wie er in den »Richtlinien für die Sterbehilfe« (bzw. »Sterbebegleitung«) der Bundesärztekammer von 1979 bzw. 1993 definiert worden sei, nicht vorliege, denn im vorliegenden Fall habe der Sterbevorgang noch nicht eingesetzt. Es habe sich vielmehr um den Abbruch einer »einzelnen lebenserhaltenden Maßnahme« gehandelt (ein solcher Behandlungsabbruch – so fügten die Richter mit leicht apologetischem Unterton hinzu – werde in der Literatur gelegentlich auch als »Sterbehilfe im weiteren Sinne« oder als »Hilfe zum Sterben« bezeichnet). Der Bundesgerichtshof ging nun im Gegensatz zum Landgericht Kempten davon aus, dass »angesichts der besonderen Umstände des hier gegebenen Grenzfalls ausnahmsweise ein zulässiges Sterbenlassen durch Abbruch einer ärztlichen Behandlung oder Maßnahme nicht von vornherein ausgeschlossen ist, sofern der Patient mit dem Abbruch mutmaßlich einverstanden ist« (BGH 1995, S. 262). Worin die Richter aber genau den »Grenzfall« und die »besonderen Umstände« sahen, wurde merkwürdigerweise nicht ausgeführt. Jedenfalls folgte der Bundesgerichtshof in seiner Begründung einer seit den 80er Jahren in Deutschland immer deutlicher werdenden Tendenz in der Rechtsprechung, das Konstrukt der mutmaßlichen Einwilligung in Fällen anzuwenden, in denen etwa aufgrund von Bewusstlosigkeit eine Willensäußerung nicht möglich war. Laut Bundesgerichtshof sei auch in Bezug auf das Sterbenlassen ein entsprechender »Patientenwille« als »Ausdruck seiner allgemeinen Entscheidungsfreiheit und des Rechts auf körperliche Unversehrtheit (Art. 2 Abs. 2 Satz 1 GG) grundsätzlich anzuerkennen« (BGH 1995, S. 260). Der Bundesgerichtshof fügte warnend hinzu, dass »an die Annahme des mutmaßlichen Willens [bei einem Nicht-Sterbenden; Anmerkung U. B.] erhöhte Anforderungen insbesondere im Vergleich zur Sterbehilfe im eigentlichen Sinne zu stellen« (BGH 1995, S. 260) seien. Denn, so der Bundesgerichtshof: »Der Gefahr, dass Arzt, Angehörige oder Betreuer unabhängig vom Willen des entscheidungsunfähigen

Kranken, nach eigenen Maßstäben und Vorstellungen das von ihnen als sinnlos, lebensunwert oder unnütz angesehene Dasein des Patienten beenden, muß von vornherein entgegengewirkt werden« (BGH 1995, S. 260 f.).[32]

Im konkreten Fall – so der Bundesgerichtshof – komme nur der Bezug auf eine mutmaßliche Einwilligung der Patientin in Betracht, da sie zu einer eigenen Entscheidung nicht mehr in der Lage gewesen sei. Der Fall wurde also mit der Auflage an das Landgericht Kempten zurückverwiesen, den mutmaßlichen Willen der Patientin zu eruieren. Und noch einmal betonte der Bundesgerichtshof, dass an die Voraussetzungen für die Annahme eines mutmaßlichen Einverständnisses »in tatsächlicher Hinsicht allerdings *strenge Anforderungen* [Hervorhebung U. B.] zu stellen« seien. Entscheidend sei der mutmaßliche Wille des Patienten zum Tatzeitpunkt, wie er sich nach sorgfältiger Abwägung aller Umstände darstelle: »Hierbei sind frühere mündliche oder schriftliche Äußerungen des Kranken ebenso zu berücksichtigen wie seine religiöse Überzeugung, seine sonstigen persönlichen Wertvorstellungen, seine altersbedingte Lebenserwartung oder das Erleiden von Schmerzen […]. Objektive Kriterien, insbesondere die Beurteilung einer Maßnahme als gemeinhin ›vernünftig‹ oder ›normal‹ sowie den Interessen eines verständigen Patienten üblicherweise entsprechend, haben keine eigenständige Bedeutung; sie können lediglich Anhaltspunkte für die Ermittlung des individuellen hypothetischen Willens sein« (BGH 1995, S. 263).

Die Ableitung des Bundesgerichtshofes ist bis hierher nachvollziehbar. Zumindest semantisch bedenklich erscheint jedoch der nächste Passus, denn nun kommen die »objektiven Kriterien« doch mit »eigenständiger Bedeutung« in Form der »allgemeinen Wertvorstellungen« ins Spiel: »Lassen sich auch bei der gebotenen sorgfältigen Prüfung konkrete Umstände für die Feststellung des individuellen mutmaßlichen Willens des Kranken nicht finden, so kann und muß auf Kriterien zurückgegriffen werden, die allgemeinen Wertvorstellungen entsprechen« (BGH 1995, S. 263). Der Nachsatz zeigt, dass der Bundesgerichtshof sich der Problematik des Begriffs durchaus bewusst war: »Dabei [beim Rückgriff auf »allgemeine Wertvorstellungen«] ist jedoch Zurückhaltung geboten; im Zweifel hat der Schutz des menschlichen Lebens Vorrang vor persönlichen Überlegungen des Arztes, des Angehörigen oder einer anderen beteiligten Person. Im Einzelfall wird die Entscheidung naturgemäß auch davon abhängen, wie aussichtslos die ärztliche Prognose und wie nahe der Patient dem Tode ist: je weniger die Wieder-

---

32 Man sah also durchaus die Gefahr, dass Außenstehende den »Willen« des Patienten »erfinden« könnten. Der Psychiater K. Dörner schrieb dazu: »Bei der ohnehin erkennbaren weiteren Motivationsmodernisierung in Richtung wachsender Bedeutung ökonomischer und emotionaler Kosten der Pflegeabhängigen bei der Gesamtbevölkerung und damit auch bei Betreuern und Ärzten, wobei übrigens im westlichen Ausland z. Zt. mehr noch als bei uns Selbstmitleid laufend in Mitleid uminterpretiert wird, können schon in Kürze täglich Dutzende Fälle wie der der Frau Sch. zur Entscheidung anstehen. Dabei wird es immer weniger Schwierigkeiten bereiten, das Erinnerungsvermögen zunehmend ›mitleidiger‹ Bundesbürger anzustrengen, Belege für einen glaubhaften mutmaßlichen Willen eines Betroffenen zu produzieren« (Dörner 1996, S. 94).

herstellung eines nach allgemeinen Vorstellungen menschenwürdigen Lebens zu erwarten ist und je kürzer der Tod bevorsteht, um so eher wird ein Behandlungsabbruch vertretbar erscheinen« (BGH 1995, S. 263). Mit dieser Warnung wurde das Problem aber nur verschoben, denn auch der Begriff »menschenwürdiges Leben« ist keineswegs eindeutig definiert.[33]

In diesem Zusammenhang ist verständlich, dass der 1. Strafsenat des Bundesgerichtshofs betonte, dass der Sohn als Betreuer sich nicht auf die Auskunft des von ihm über die Rechtmäßigkeit des geplanten Vorgehens befragten Arztes hätte verlassen dürfen. Aufgrund seiner Stellung als Betreuer hätte er sich die Genehmigung des Vormundschaftsgerichts nach § 1904 BGB einholen müssen. Die entsprechende Vorschrift des § 1904 BGB umfasse nach ihrem Wortlaut zwar nur aktive Maßnahmen, nach »ihrem Sinn und Zweck muß sie jedoch in Fällen der Sterbehilfe jedenfalls dann – erst recht – entsprechend anzuwenden sein, wenn die ärztliche Maßnahme in der Beendigung einer lebenserhaltenden Maßnahme bestehe und der Sterbevorgang noch nicht eingesetzt habe« (BGH 1995, S. 262).

Soviel zum Spruch des Bundesgerichtshofes. Das Verfahren ging zurück nach Kempten.[34] Aufgrund von Zeugenaussagen, die allerdings relativ unspezifisch waren (die Patientin hatte z B. gesagt, dass sie »nicht leiden« bzw. nicht »dahinvegetieren« wolle), kam die 2. Strafkammer des Landgerichts Kempten zu dem Schluss, dass im »Zusammenhang« betrachtet der »mutmaßliche Wille« der Patientin erkennbar sei, in einem solchen Fall wie dem eingetretenen nicht künstlich am Leben erhalten zu werden. Die Angeklagten wurden am 25.5.1995 freigesprochen.

5. Betreuung, Vormundschaftsgericht und Therapiebegrenzung: Der Frankfurter Fall

Am 15.7.1998 erging ein Beschluss des Oberlandesgerichts Frankfurt am Main in einem Betreuungsverfahren, der für großes Aufsehen in der Öffentlichkeit sorgte.[35] Bei dem Beschluss des Oberlandesgerichts Frankfurt ging es um den Fall einer »fast 85-jährigen Frau«, die sich seit dem 29.12.1997 in stationärer Behandlung in einem Krankenhaus in Frankfurt befand.[36] Im Spruch des Oberlandesgerichts wird ihr Zustand sehr knapp wie folgt geschildert: »Ein ausgedehnter Hirninfarkt hatte zu anhaltender Bewußtlosigkeit (Koma) mit vollständigem Verlust der Bewegungs- und Kommunikationsfähigkeit geführt. Die Patientin wird über eine Magensonde (PEG) ernährt. Eine Besserung ihres Zustandes ist

---

33 Kritisch zu diesem Passus z. B. Tolmein 1996, S. 521 f.
34 Vgl. Kempten, Landgericht, Urteil vom 25.5.1995.
35 Das Folgende leicht modifiziert nach Benzenhöfer 1998b, S. 2–5.
36 Vgl. Frankfurt, Oberlandesgericht, Beschluss vom 15.7.1998 (20 W 224/98). Zitate aus dieser Entscheidung sind im laufenden Text mit dem Kürzel OLG Frankfurt 1998 und Seitenzahl nachgewiesen.

nicht zu erwarten. Zu einer freien Willensäußerung ist sie nicht in der Lage« (OLG Frankfurt 1998, S. 3). Nach Bestellung einer Verfahrenspflegerin, einem Anhörungsversuch und Einholung eines fachärztlichen Gutachtens hatte das Vormundschaftsgericht Frankfurt (Amtsgericht) mit Beschluss vom 9.3.1998 die 62-jährige Tochter der Betroffenen zur Betreuerin bestellt (Aufgabenkreis: alle Angelegenheiten). Die Tochter beantragte mit Schreiben vom 11.3.1998 die vormundschaftliche Genehmigung nach § 1904 BGB[37] zur Einstellung der Sondenernährung und Umstellung auf die Gabe von Tee, »weil ihre Mutter früher geäußert habe, kein langes Sterben ertragen zu wollen« (OLG Frankfurt 1998, S. 3). Gleichzeitig beantragte die Tochter beim Vormundschaftsgericht, ihre Einwilligung in eine Oberschenkelamputation wegen einer Gewebsnekrose ebenfalls nach § 1904 BGB zu genehmigen. Im Spruch des Oberlandesgerichts Frankfurt ist nichts dazu ausgeführt, weshalb die Tochter in diese Operation einwilligte. Die Genehmigung zur Amputation wurde durch das Vormundschaftsgericht am 14.5.1998 erteilt. Mit Beschluss vom gleichen Tage lehnte das Vormundschaftsgericht jedoch den Antrag auf Genehmigung der Einwilligung in den Abbruch der Sondenernährung ab. Das Gericht war der Auffassung, dass entgegen der Entscheidung des Bundesgerichtshofes im Kemptener Fall »§ 1904 BGB nicht analog auf eine gezielte Herbeiführung des Todes angewendet werden könne« (OLG Frankfurt 1998, S. 4). Derlei müsse, so das Vormundschaftsgericht, vom Gesetzgeber geregelt werden.

Unter Vorlage eidesstattlicher Versicherungen der Betreuerin und ihres Bruders, »nach denen sich die Betroffene anläßlich des Todes von Angehörigen gegen ein langes Siechtum und eine künstliche Lebensverlängerung ausgesprochen habe«, legte die Verfahrenspflegerin im Auftrag der Betreuerin Beschwerde beim Landgericht Frankfurt ein. Die Beschwerde wurde mit Beschluss vom 19.5.1998 aus denselben Gründen, die das Vormundschaftsgericht angeführt hatte, zurückgewiesen. Daraufhin legte die Verfahrenspflegerin weitere Beschwerde beim Oberlandesgericht Frankfurt ein. Das Oberlandesgericht hob am 15.7.1998 die Beschlüsse der Vorinstanzen auf. Es folgte in Bezug auf die zentralen Festlegungen dem Urteil des Bundesgerichtshofes im Kemptener Fall. Zunächst wurde festgestellt, dass auch im vorliegenden Fall »mangels unmittelbarer Todesnähe keine geplante sog. passive Sterbehilfe i. e. S.« (OLG Frankfurt 1998, S. 5) vorliege, sondern dass es um den Abbruch einer einzelnen lebenserhaltenden Maßnahme gehe. Bei dieser sei das Selbstbestimmungsrecht des Patienten als Ausdruck seiner allgemeinen Entscheidungsfreiheit und des Rechts auf körperliche Unversehrtheit (Art. 2 II 1 GG) grundsätzlich anzuerkennen, es seien jedoch an die Annahme eines erklärten oder mutmaßlichen Willens – wie der Bundes-

---

37 § 1904 S. 1 des BGB, in der Fassung des Betreuungsgesetzes vom 12.9.1990, lautet: »Die Einwilligung des Betreuers in eine Untersuchung des Gesundheitszustandes, eine Heilbehandlung oder einen ärztlichen Eingriff bedarf der Genehmigung des Vormundschaftsgerichts, wenn die begründete Gefahr besteht, dass der Betreute aufgrund der Maßnahme stirbt oder einen schweren und länger dauernden gesundheitlichen Schaden erleidet.«

gerichtshof ausgeführt hatte – erhöhte Anforderungen zu stellen. In Bezug auf die im aktuellen Verfahren vor allem strittige Anwendbarkeit von § 1904 BGB folgte das Oberlandesgericht ebenfalls dem Beschluss des Bundesgerichtshofes, obwohl ihm in Rechtsprechung und Schrifttum mehrfach widersprochen worden war.[38] Der in § 1904 BGB explizit geregelte Tatbestand (Risikooperation) und der nicht geregelte Tatbestand (Behandlungsabbruch) seien »bei wertendem Denken nicht absolut ungleich« (OLG Frankfurt 1998, S. 6). Die besonders vom Amtsgericht Hanau vorgebrachte Kritik,[39] dass in der Rechtsordnung ein »Richter über Leben und Tod« nicht vorgesehen sei, wurde zurückgewiesen.

Das Oberlandesgericht wies ausdrücklich darauf hin, dass nach dem Urteil des Bundesgerichtshofes der Patientenverfügung »künftig ein Bedeutungszuwachs zukommen dürfte« (OLG Frankfurt 1998, S. 7). Da im aktuellen Fall eine solche Verfügung nicht vorlag, verwies das Oberlandesgericht das Verfahren mit der Auflage an das Vormundschaftsgericht zurück, »nach weiterer Aufklärung, insbesondere des mutmaßlichen Willens der Betroffenen, erneut über den Antrag zu entscheiden« (OLG Frankfurt 1998, S. 7). Zu einer entsprechenden Entscheidung, die angesichts der eidesstattlichen Aussagen der Angehörigen sicherlich zum Absetzen der Sondenernährung geführt hätte, kam es jedoch nicht. Einer Zeitungsmeldung zufolge zog die Tochter im August 1998 bei ihrer Anhörung vor dem Vormundschaftsgericht den Antrag auf Einstellung der Sondenernährung zurück.[40] Die Patientin verstarb kurz darauf.

Als Folge der Entscheidungen im Kemptener und im Frankfurter Fall kam es zu einer Überarbeitung der »Richtlinien für die Sterbebegleitung« von 1993. Die neuen »Grundsätze der Bundesärztekammer zur ärztlichen Sterbebegleitung« wurden am 11.9.1998 verabschiedet.[41] Darin wurde – wie schon in den »Richtlinien« von 1979 und 1993 – »aktive Sterbehilfe« für unzulässig erklärt.[42] Zum Bereich »passive Sterbehilfe« hieß es, dass »die ärztliche Verpflichtung zur Lebenserhaltung [...] jedoch nicht unter allen Umständen [bestehe]. Es gibt Situationen, in denen sonst angemessene Diagnostik und Therapieverfahren nicht mehr indiziert sind, sondern Begrenzung geboten sein kann. Dann tritt palliativ-medizinische Versorgung in den Vordergrund« (Bundesärztekammer 1998, S. B–1852). Damit sollte, wie im Folgenden in Übereinstimmung mit der Entscheidung des Bundesgerichtshofes explizit wurde, Therapiebegrenzung nicht nur im Falle von »Sterbenden« zulässig sein, sondern auch in bestimmten anderen Fällen. Genannt wurden zuerst »Patienten mit infauster Prognose«, bei denen

---

38 Vgl. Bernsmann 1996, S. 87–92, Deichmann 1995, S. 983–985, Dodegge 1997, S. 2425–2437 und Kayser 1995, S. 176f.
39 Vgl. zur Entscheidung des Amtsgerichts Hanau Dodegge 1997, S. 2432.
40 Vgl. dazu Stuttgarter Zeitung, 13.8.1998, S. 2.
41 Vgl. Bundesärztekammer 1998, S. B–1852f.
42 Wie in den »Richtlinien« von 1993 wurde auch in den »Grundsätzen« von 1998 explizit die ärztliche Beihilfe zur Selbsttötung als unärztlich bzw. dem ärztlichen Ethos widersprechend bezeichnet.

»die Krankheit weit fortgeschritten ist und eine lebenserhaltende Behandlung nur Leiden verlängert« (Bundesärztekammer 1998, S. B–1853).[43] Diese Aussage bezog sich offenkundig auf nichteinwilligungsfähige Patienten. Bei diesen aber, wie schon in den »Richtlinien« von 1993, von »Leiden«, das verlängert werde, zu sprechen, ist mehr als problematisch (das »Leiden« müsste »kommuniziert« werden können!). Therapiebegrenzung sei weiter möglich bei Patienten mit einer »lebensbedrohenden Krankheit, an der sie trotz generell schlechter Prognose nicht zwangsläufig in absehbarer Zeit sterben« (Bundesärztekammer 1998, S. B–1853). Aus dem Nachsatz wird deutlich, dass es hier vor allem um einwilligungsunfähige »Patienten mit schwersten cerebralen Schädigungen und anhaltender Bewusstlosigkeit (apallisches Syndrom, sog. Wachkoma)« ging. Auch bei diesen Patienten könne eine Änderung des Therapiezieles mit Unterlassung lebenserhaltender Maßnahmen in Betracht kommen. Die jeweilige Entscheidung müsse dem Willen des Patienten entsprechen, bei bewusstlosen Patienten – so die »Grundsätze« in Übereinstimmung mit den oben dargestellten Entscheidungen im Kemptener und Frankfurter Fall – »wird in der Regel zur Ermittlung des mutmaßlichen Willens die Bestellung eines Betreuers erforderlich sein« (Bundesärztekammer 1998, S. B–1853).

6. Patientenverfügung, Betreuung, Vormundschaftsgericht und Therapiebegrenzung: Der Lübeck-Fall

Zum selben Ergebnis wie das Oberlandesgericht Frankfurt, nämlich dass das Vormundschaftsgericht die Genehmigung zur Einstellung der Sondenernährung in bestimmten Fällen erteilen *könne*, kam das Oberlandesgericht Karlsruhe in einem Beschluss vom 29.10.2001.[44] In diesem Beschluss wurde betont, dass die »präventive Kontrolle« der Einwilligung des Betreuers in den Behandlungsabbruch durch das Vormundschaftsgericht dem Lebensschutz diene und den Beteiligten ein erhöhtes Maß an Rechtssicherheit gebe. Die von den beiden genannten Oberlandesgerichten abweichende Ansicht des Oberlandesgerichts Schleswig (Vorlagebeschluss vom 12.12.2002) im sogenannten Lübeck-Fall führte jedoch schon bald darauf dazu, dass sich der Bundesgerichtshof, und zwar diesmal der 12. Zivilsenat, mit dem Problem befassen musste.[45]

---

43 Zu dieser Gruppe wurden auch Neugeborene mit schwersten Fehlbildungen oder schweren Stoffwechselstörungen, bei denen keine Aussicht auf Heilung oder Besserung besteht, gerechnet.

44 Vgl. dazu Eith 2002, S. 488–492. Auch hier wurde betont, dass die Einwilligung in den Abbruch der künstlichen Ernährung der Genehmigung des Vormundschaftsgerichts »analog § 1904 I BGB« bedürfe.

45 Der Bundesgerichtshof tritt in Fällen, in denen Oberlandesgerichte abweichende Rechtspositionen vertreten, quasi als Schiedsgericht auf, wobei formal nur über den konkreten Fall entschieden wird.

Es ging um den Fall eines Patienten im Wachkoma.[46] Der Betroffene erlitt am 29.11.2000 infolge eines Herzinfarktes einen sauerstoffmangelbedingten Gehirnschaden, der zu einem apallischen Syndrom führte. Er wurde in einer Klinik behandelt. Nahrung und Flüssigkeit wurden über eine perkutane Magensonde (»PEG-Sonde«) zugeführt. Eine Kontaktaufnahme mit dem Patienten war nicht möglich. Auf Anregung der Klinik bestellte das Amtsgericht Lübeck mit Beschluss vom 18.1.2001 den Sohn des Betroffenen zum Betreuer. Am 8.4.2002 beantragte der Sohn als Betreuer beim Amtsgericht Lübeck »die Einstellung der Ernährung über die PEG-Sonde« bei seinem Vater, da eine Besserung des Zustandes nicht zu erwarten sei und die Einstellung dem früher geäußerten Wunsch des Vaters entspreche. Der Sohn verwies hierzu auf eine schriftliche Verfügung: »Für den Fall, dass ich zu einer Entscheidung nicht mehr fähig bin, verfüge ich: Im Fall meiner irreversiblen Bewusstlosigkeit, schwerster Dauerschäden meines Gehirns oder des dauernden Ausfalls lebenswichtiger Funktionen meines Körpers oder im Endstadium einer zum Tode führenden Krankheit, wenn die Behandlung nur noch dazu führen würde, den Vorgang des Sterbens zu verlängern, will ich: keine Intensivbehandlung, Einstellung der Ernährung, nur angst- oder schmerzlindernde Maßnahmen, wenn nötig, keine künstliche Beatmung, keine Bluttransfusionen, keine Organtransplantation, keinen Anschluss an eine Herz-Lungen-Maschine. Meine Vertrauenspersonen sind ... (Es folgen die Namen und Adressen der Ehefrau, sowie des Sohnes und der Tochter). Diese Verfügung wurde bei klarem Verstand und in voller Kenntnis der Rechtslage unterzeichnet. Lübeck, den 27. November 1998, H. S.« (BGH 2003, S. 3). Die Ehefrau und die Tochter des Betroffenen erklärten, mit dem Antrag des Sohnes einverstanden zu sein und ihn voll zu unterstützen.

Das Amtsgericht Lübeck lehnte den Antrag ab, da er keine Rechtsgrundlage habe (das Amtsgericht wollte also nicht damit befasst werden). Eine gegen die Ablehnung gerichtete Beschwerde des Sohnes wies kurz darauf das Landgericht Lübeck in einem Zivilrechtsverfahren zurück. Der Sohn legte schließlich Beschwerde beim Oberlandesgericht Schleswig ein. Dieses wollte die Beschwerde wie die Vorinstanzen zurückweisen, sah sich hieran jedoch durch die oben erwähnten Beschlüsse des Oberlandesgerichts Frankfurt sowie des Oberlandesgerichts Karlsruhe gehindert. Es legte den Fall dem Bundesgerichtshof zur Entscheidung vor.

Der 12. Zivilsenat des Bundesgerichtshofes nahm den Fall an. Der Argumentationsgang seines Beschlusses vom 17.3.2003 ist kompliziert. Der Senat des Bundesgerichtshofes ging von einer Prüfungszuständigkeit des Vormundschafts- bzw. Amtsgerichts in bestimmten Fällen aus. Doch er war nicht der Ansicht, dass in jedem Fall eine Therapiebegrenzung am Lebensende durch ein Vormundschaftsgericht genehmigt werden müsse. Es wurde festgehalten: »Nur soweit ärztlicher-

---

[46] Vgl. Bundesgerichtshof 2003. Zitate aus dieser Entscheidung sind im laufenden Text mit dem Kürzel BGH 2003 und Seitenzahl nachgewiesen.

seits eine lebensverlängernde oder -erhaltende Behandlung angeboten wird, ist eine Einwilligung des Betreuers als des gesetzlichen Vertreters des einwilligungsunfähigen Patienten überhaupt erforderlich (BGH 2003, S. 24). Wenn der Arzt also eine Maßnahme für »nicht indiziert« hält (dabei stellt sich natürlich die Frage, wie »exakt« dies zu begründen ist), muss er den Betreuer nicht um Einwilligung ersuchen. Wenn der Arzt eine Maßnahme »anbietet«, muss er um die Einwilligung ersuchen. Lehnt der Betreuer die Einwilligung ab, muss er sich dies nach dem Spruch des Bundesgerichtshofs vom Vormundschaftsgericht genehmigen lassen.[47]

Diese Vorgabe war klar.[48] Doch die folgenden Ausführungen des Bundesgerichtshofes waren dann eher wieder geeignet, Unklarheit zu schaffen. Das Vormundschaftsgericht müsse, so der Bundesgerichtshof, der Entscheidung des Betreuers gegen eine Behandlung zustimmen, wenn feststehe, »dass die Krankheit des Betroffenen einen irreversiblen tödlichen Verlauf genommen hat und die ärztlicherseits angebotene Behandlung dem früher erklärten und fortgeltenden Willen des Betroffenen, hilfsweise dessen (individuell-)mutmaßlichen Willen widerspricht« (BGH 2003, S. 25). Wenn man die Formulierung »irreversibel tödlicher Verlauf« hier wörtlich nimmt, dann wäre die Genehmigung der Absetzung der Sondennahrung bei einem Patienten im apallischen Syndrom nicht möglich, auch wenn dies in einer schriftlichen Patientenverfügung unmissverständlich niedergelegt wurde. Auch nach 12 Monaten im apallischen Syndrom ist, wie oben dargelegt, nicht *mit Sicherheit* von einem »irreversibel tödlichen Verlauf« auszugehen.[49] Wie aus einem Interview mit der Vorsitzenden Richterin im Juli 2003 hervorging, bezog der 12. Zivilsenat aber Wachkomapatienten ausdrücklich ein (wobei die hier verwendete Charakterisierung »ohne Chance auf bewusstes Leben« ebenfalls nicht zutreffend ist, denn, wie oben dargelegt, eine geringe Chance auf ein bewusstes Leben besteht auch nach längerer Zeit).

Bemerkenswert ist noch der vorletzte Teil des Beschlusses. Darin betonte der 12. Zivilsenat, dass er § 1904 BGB anders interpretierte als der 1. Strafsenat des

---

47 »Ein Unterlassen (erst recht eine Verweigerung) der Einwilligung in die angebotene Behandlung wird – nach der im Wege der Rechtsfortbildung gewonnen Auffassung des Senats – jedoch nur mit Zustimmung des Vormundschaftsgerichts wirksam« (Bundesgerichtshof 2003, S. 25).

48 In diesem Zusammenhang wurde die Formulierung von der Anrufung der Vormundschaftsgerichte »nur in Konfliktlagen« benutzt (Bundesgerichtshof 2003, S. 27).

49 In einem Interview mit der Frankfurter Allgemeinen Zeitung (vgl. FAZ 18.7.2003, S. 4) führte die Vorsitzende Richterin des 12. Zivilsenats des BGH, Dr. Meo-Micaela Hahne, aus, dass man die Formulierung »irreversibel tödlicher Verlauf« aus den »Richtlinien für die Sterbehilfe« der Bundesärztekammer von 1993 übernommen habe. In den »Richtlinien« bezog sich der Ausdruck auf das Grundleiden von »Sterbenden«. Der Bundesgerichtshof hatte aber eben nicht nur Sterbende gemeint (bei denen der Tod in Stunden oder wenigen Tagen zu erwarten ist). Dies wird auch im Interview mit der Vorsitzenden Richterin deutlich: »Wir meinen, daß eine Weiterbehandlung – auch aus ärztlich-ethischer Sicht – nur dort vorgenommen werden sollte, wo eine Chance besteht, daß der Patient wieder zu einer Persönlichkeit wird, die als bewußter Mensch am Leben der anderen teilnehmen kann. Wenn diese Chance nicht mehr besteht, befindet sich unseres Erachtens ein solcher Wachkomapatient in einem irreversibel tödlichen Verlauf«.

Bundesgerichtshofes 1994 im Kempten-Fall (BGH 2003, S. 28). Dieser hatte eine »analoge« Heranziehung des genannten Paragraphen auch in Fällen der »Sterbehilfe« für möglich erachtet. Da diese unterschiedliche Sicht aber laut 12. Zivilsenat keine Auswirkungen auf den Beschluss im konkreten Fall hatte, sah man von einer Anfrage beim 1. Strafsenat und, falls dieser auf seiner Position beharrt hätte, von einer Vorlage vor den Vereinigten Großen Senaten des Bundesgerichtshofes ab.

Jedenfalls, so der 12. Zivilsenat des Bundesgerichtshofes, könnten die Entscheidungen der unteren Instanzen nicht bestehen bleiben.[50] Die Sache wurde an das Amtsgericht Lübeck zurückverwiesen, mit der Auflage, Feststellungen zu den objektiven und subjektiven Voraussetzungen zu treffen, die den Sohn als Betreuer veranlasst hatten, seine Einwilligung in die Fortführung der Behandlung zu verweigern (BGH 2003, S. 30). Zu einer Entscheidung des Amtsgerichts kam es jedoch nicht, der betroffene Patient verstarb laut Auskunft der Pressestelle des Amtsgerichts Lübeck kurz nach dem Beschluss des Bundesgerichtshofes.

7. Die Diskussion um ein Patientenverfügungsgesetz

Man hätte meines Erachtens mit der *Tendenz* der Entscheidung des Bundesgerichtshofes vom 17.3.2003 gut leben können. Doch die unglücklichen bzw. unklaren *Formulierungen*, die dem Urteil viel Kritik einbrachten, führten nicht zu einer Beruhigung an der Diskussionsfront. Da auch die Vorsitzende Richterin im FAZ-Interview vom 18.7.2003 sagte, dass eine »gesetzgeberische Stärkung des Selbstbestimmungsrechts des Patienten« wünschenswert sei, kam es nicht überraschend, dass die »gesetzgeberische« Seite aktiv wurde. Im September 2003 setzte Bundesjustizministerin Brigitte Zypries (SPD) eine Arbeitsgruppe zum Thema »Patientenautonomie am Lebensende« ein.[51] Die Arbeitsgruppe schlug in ihrem Bericht vom 10.6.2004 vor, Regelungen zur Patientenverfügung im Betreuungsrecht zu treffen.[52]

---

50 In einem Beschluss vom 8.6.2005 (XII ZR 177/03) bekräftigte der 12. Zivilsenat des Bundesgerichtshofes, dass das Vormundschaftsgericht nur dann zu einer Entscheidung berufen sei, wenn der einen einwilligungsunfähigen Patienten behandelnde Arzt eine Therapie »anbiete« und der Betreuer dieses Angebot verweigere (vgl. Bundesgerichtshof 2005). Es wurde betont, dass das Personal eines Pflegeheims nicht das Recht habe, die künstliche Ernährung gegen den Willen des Patienten bzw. des Betreuers fortzusetzen.
51 Vgl. Arbeitsgruppe Patientenautonomie am Lebensende 2004.
52 Nur hingewiesen werden kann auf den am 13.9.2004 vorgelegten »Zwischenbericht« (einen Abschlussbericht gab es nicht) der Enquete-Kommission Ethik und Recht der modernen Medizin zum Thema Patientenverfügungen. Die Kommission empfahl, die Gültigkeit von Patientenverfügungen auf Fälle zu beschränken, in denen »das Grundleiden irreversibel ist« (vgl. Enquete-Kommission 2004, S. 38). Dem entgegen stand z.B. das Votum des von Bundeskanzler Schröder 2001 eingesetzten Nationalen Ethikrates, der 2005 eine Stellungnahme zum Thema Patientenverfügung vorlegte. Demnach sollte die Reichweite nicht auf bestimmte Phasen der Erkrankung beschränkt werden (vgl. Nationaler Ethikrat 2005, S. 31).

Schon am 1.11.2004 legte das Bundesministerium der Justiz einen »Entwurf eines 3. Gesetzes zur Änderung des Betreuungsrechts« vor, der im Kern dem Beschluss des Bundesgerichtshofes aus dem Jahr 2003 entsprach.[53] Demnach sollte im Betreuungsrecht geregelt werden, dass der Betreuer den in einer Patientenverfügung geäußerten Willen zu beachten und umzusetzen habe. Die Nichteinwilligung des Betreuers in ärztlicherseits angebotene Maßnahmen bedürfe der Genehmigung durch das Vormundschaftsgericht. Es gelang jedoch nicht, noch unter Bundeskanzler Gerhard Schröder eine Regelung zu treffen.

Nur kurz sei hier erwähnt, dass die Bundesärztekammer am 7.5.2004 neue »Grundsätze zur ärztlichen Sterbebegleitung« vorlegte, in denen natürlich der Beschluss des Bundesgerichtshofes aus dem Jahr 2003 aufgegriffen wurde.[54] Zum Thema Behandlungsbegrenzung bei Patienten im apallischen Syndrom hieß es: »Patienten mit schwersten zerebralen Schädigungen und anhaltender Bewusstlosigkeit (apallisches Syndrom; auch so genanntes Wachkoma) haben, wie alle Patienten, ein Recht auf Behandlung, Pflege und Zuwendung. Lebenserhaltende Therapie einschließlich – ggf. künstlicher – Ernährung ist daher unter Beachtung ihres geäußerten Willens oder mutmaßlichen Willens grundsätzlich geboten. Soweit bei diesen Patienten eine Situation eintritt, wie unter I–II beschrieben [hier ging es zum einen um Sterbende, zum anderen um Patienten mit »infauster Prognose«, die sich »zwar noch nicht im Sterben befinden, aber nach ärztlicher Erkenntnis aller Voraussicht nach in absehbarer Zeit sterben werden, weil die Krankheit weit fortgeschritten ist«], gelten die dort dargelegten Grundsätze [d. h. an die Stelle von Lebensverlängerung und Lebenserhaltung treten palliativmedizinische Versorgung einschließlich pflegerischer Maßnahmen]. Die Dauer der Bewusstlosigkeit darf kein alleiniges Kriterium für den Verzicht auf lebenserhaltende Maßnahmen sein. Hat der Patient keinen Bevollmächtigten in Gesundheitsangelegenheiten, wird in der Regel die Bestellung eines Betreuers erforderlich sein«. Zwar wurde hier der Begriff »irreversibel tödlicher Verlauf« vermieden, doch ist auch die Zuschreibung »Patienten, […] die in ›absehbarer Zeit‹ sterben werden«, im Falle von länger dauerndem apallischen Syndrom adäquat.

Nach der Bundestagswahl 2005 dauerte es einige Zeit, bis sich neue gesetzgeberische Initiativen herauskristallisierten. Kurz vor der Bundestagsdebatte zum Thema Patientenverfügung, die am 29.3.2007 stattfand, legte eine fraktionsübergreifende Gruppe um den Abgeordneten Wolfgang Bosbach (CDU) einen »Entwurf eines Gesetzes zur Verankerung der Patientenverfügung im Betreuungsrecht« vor.[55] Hier wurde eine Reichweitenbegrenzung vorgeschlagen, der Abbruch einer lebenserhaltenden Behandlung bei »Nichtsterbenden« sei nur bei (hier kehrte die unglückliche Formulierung aus dem BGH-Beschluss wieder) »irreversibel tödlichem Krankheitsverlauf« möglich.

---

53 Vgl. Bundesministerium der Justiz 2004.
54 Vgl. Bundesärztekammer 2004 (Text siehe Anhang).
55 Vgl. Bosbach et al. 2008.

Wenig später wurde, wie in der Bundestagsdebatte vom 29.3.2007 angekündigt, der »Entwurf eines Gesetzes zur Klarstellung der Verbindlichkeit von Patientenverfügungen« vorgestellt, der von einer fraktionsübergreifenden Gruppe um den Abgeordneten Wolfgang Zöller (CSU) erarbeitet worden war.[56] In diesem Entwurf war keine Reichweitenbegrenzung der Patientenverfügung vorgesehen. Wie im Beschluss des Bundesgerichtshofes vom 17.3.2003 formuliert, wäre das Vormundschaftsgericht demnach nur anzurufen, wenn »Uneinigkeit« zwischen Arzt und Betreuer bzw. Arzt und Bevollmächtigtem bestehen würde. In diesem Fall sah der Entwurf aber in – wenn dieses Wort gestattet sei – bürokratischem Übereifer vor, einen Verfahrenspfleger für den Patienten zu bestellen und die gerichtliche Entscheidung erst zwei Wochen nach ihrer Bekanntgabe für wirksam zu erklären.

Im Juni 2007 stellte eine Gruppe um den Abgeordneten Joachim Stünker (SPD) den »Entwurf eines Dritten Gesetzes zur Änderung des Betreuungsrechts« vor.[57] Hier wurde laut Begründung einer schriftlich niedergelegten Patientenverfügung eine »unmittelbare Bindungswirkung« unabhängig von Art und Stadium der Erkrankung zugesprochen, wenn die Festlegungen auf die konkrete Situation zutreffen würden und wenn es keine Hinweise auf eine Änderung der Entscheidung gebe. Liege eine dieser Voraussetzungen nicht vor, bedürfe es immer einer Entscheidung des Betreuers, die unter Berücksichtigung des individuell-mutmaßlichen Willens des Betreuten zu treffen sei. Ergebe die Prüfung, dass ein individuell-mutmaßlicher Wille nicht festzustellen sei, entscheide der Betreuer nach »allgemeinen Grundsätzen, also unter Berücksichtigung der Wünsche und des Wohls des Betreuten«. Eine Anrufung des Vormundschaftsgerichts sei nur notwendig, wenn eine Partei eine Überprüfung für notwendig erachten würde. Die genannten Maßgaben sollten auch für Vorsorgebevollmächtigte gelten.[58]

Im Bundestag wurden die Entwürfe am 26.6.2008 und am 21.1.2009 ausführlich diskutiert. Am 4.3.2009 beschäftigte sich der Rechtsausschuss des Bundestages mit den Entwürfen (er publizierte am 8.6.2009 eine Beschlussempfehlung, Drucksache 16/13314, in der leicht modifizierte Fassungen der drei Entwürfe enthalten waren). Es blieb bis zur endgültigen Entscheidung im Bundestag unklar, ob einer der Entwürfe eine Mehrheit finden würde. Am 29.5.2009 brachte eine Gruppe um den Abgeordneten Hubert Hüppe (CDU) noch einen Antrag (Bundestagsdrucksache 16/13262) mit dem Ziel ein, eine »gesetzliche Überregulierung der Patientenverfügung zu vermeiden«, also keinen der Entwürfe zu verabschieden.

Nach einer emotionalen Debatte entschied sich eine Mehrheit der Abgeordneten am 18.6.2009 für den Entwurf der Gruppe um Stünker. Die zentralen

---

56 Vgl. Zöller et al. 2008.
57 Vgl. Stünker et al. 2008 (Druckfassung vom 6.3.2008: Bundestagsdrucksache 16/8442). Zu Änderungen vgl. Bundestagsdrucksache 16/13314 vom 8.6.2009.
58 Die Vorsorgevollmacht hat ihre Rechtsgrundlage in § 1896 BGB. Danach ist eine Betreuung nicht erforderlich, wenn die Angelegenheiten des Volljährigen durch einen Bevollmächtigten geregelt werden können.

Passagen des nun Gesetz werdenden Entwurfs lauten wie folgt (die Änderungen nach der Sitzung des Rechtsausschusses sind berücksichtigt; vgl. Bundestagsdrucksache 16/13314):

»Artikel 1 Änderung des Bürgerlichen Gesetzbuchs
Das Bürgerliche Gesetzbuch in der Fassung der Bekanntmachung vom 2. Januar 2002 [...] wird wie folgt geändert:

1. In der Inhaltsübersicht wird die Angabe zu § 1901a durch folgende Angabe ersetzt:
§ 1901a Patientenverfügung
§ 1901b Gespräch zur Feststellung des Patientenwillens
§ 1901c Schriftliche Betreuungswünsche, Vorsorgevollmacht

2. Nach § 1901 werden folgende §§ 1901a und 1901b eingefügt:

»§ 1901a Patientenverfügung
(1) Hat ein einwilligungsfähiger Volljähriger für den Fall seiner Einwilligungsunfähigkeit schriftlich festgelegt, ob er in bestimmte, zum Zeitpunkt der Festlegung noch nicht unmittelbar bevorstehende Untersuchungen seines Gesundheitszustandes, Heilbehandlungen oder ärztliche Eingriffe einwilligt oder sie untersagt (Patientenverfügung), prüft der Betreuer, ob diese Festlegungen auf die aktuelle Lebens- und Behandlungssituation zutreffen. Ist dies der Fall, hat der Betreuer dem Willen des Betreuten Ausdruck und Geltung zu verschaffen. Eine Patientenverfügung kann jederzeit formlos widerrufen werden.
(2) Liegt keine Patientenverfügung vor oder treffen die Festlegungen einer Patientenverfügung nicht auf die aktuelle Lebens- und Behandlungssituation zu, hat der Betreuer die Behandlungswünsche oder den mutmaßlichen Willen des Betreuten festzustellen und auf dieser Grundlage zu entscheiden, ob er in eine ärztliche Maßnahme nach Absatz 1 einwilligt oder sie untersagt. Der mutmaßliche Wille ist aufgrund konkreter Anhaltspunkte zu ermitteln. Zu berücksichtigen sind insbesondere frühere mündliche oder schriftliche Äußerungen, ethische oder religiöse Überzeugungen und sonstige persönliche Wertvorstellungen des Betreuten.
(3) Die Absätze 1 und 2 gelten unabhängig von Art und Stadium einer Erkrankung des Betreuten.
(4) Niemand kann zur Errichtung einer Patientenverfügung verpflichtet werden. Die Errichtung oder Vorlage einer Patientenverfügung darf nicht zur Bedingung eines Vertragsabschlusses gemacht werden.
(5) Die Absätze 1 bis 3 gelten für Bevollmächtigte entsprechend.

§ 1901b Gespräch zur Feststellung des Patientenwillens
(1) Der behandelnde Arzt prüft, welche ärztliche Maßnahme im Hinblick auf den Gesamtzustand und die Prognose des Patienten indiziert ist. Er und der Be-

treuer erörtern diese Maßnahme unter Berücksichtigung des Patientenwillens als Grundlage für die nach § 1901a zu treffende Entscheidung.
(2) Bei der Feststellung des Patientenwillens nach § 1901a Absatz 1 oder der Behandlungswünsche oder des mutmaßlichen Willens nach § 1901a Absatz 2 soll nahen Angehörigen und sonstigen Vertrauenspersonen des Betreuten Gelegenheit zur Äußerung gegeben werden, sofern dies ohne erhebliche Verzögerung möglich ist.
(3) Die Absätze 1 und 2 gelten für Bevollmächtigte entsprechend.

3. Der bisherige § 1901a wird § 1901c.

4. § 1904 wird wie folgt gefasst:

»§ 1904 Genehmigung des Betreuungsgerichts bei ärztlichen Maßnahmen
(1) Die Einwilligung des Betreuers in eine Untersuchung des Gesundheitszustands, eine Heilbehandlung oder einen ärztlichen Eingriff bedarf der Genehmigung des Betreuungsgerichts, wenn die begründete Gefahr besteht, dass der Betreute aufgrund der Maßnahme stirbt oder einen schweren und länger dauernden gesundheitlichen Schaden erleidet. Ohne die Genehmigung darf die Maßnahme nur durchgeführt werden, wenn mit dem Aufschub Gefahr verbunden ist.
(2) Die Nichteinwilligung oder der Widerruf der Einwilligung des Betreuers in eine Untersuchung des Gesundheitszustands, eine Heilbehandlung oder einen ärztlichen Eingriff bedarf der Genehmigung des Betreuungsgerichts, wenn die Maßnahme medizinisch angezeigt ist und die begründete Gefahr besteht, dass der Betreute auf Grund des Unterbleibens oder des Abbruchs der Maßnahme stirbt oder einen schweren und länger dauernden Gesundheitsschaden erleidet.
(3) Die Genehmigung nach den Absätzen 1 und 2 ist zu erteilen, wenn die Einwilligung, die Nichteinwilligung oder der Widerruf dem Willen des Betreuten entspricht.
(4) Eine Genehmigung nach den Absätzen 1 und 2 ist nicht erforderlich, wenn zwischen Betreuer und behandelndem Arzt Einvernehmen darüber besteht, dass die Erteilung, die Nichterteilung oder der Widerruf der Einwilligung dem nach § 1901a festgestellten Willen des Betreuten entspricht.
(5) Die Absätze 1 bis 4 gelten auch für einen Bevollmächtigten. Er kann in eine der in Absatz 1 Satz 1 oder Absatz 2 genannten Maßnahmen nur einwilligen, nicht einwilligen oder die Einwilligung widerrufen, wenn die Vollmacht diese Maßnahmen ausdrücklich umfasst und schriftlich erteilt ist. [...].«

In Artikel 2, mit dem das Gesetz über das Verfahren in Familiensachen und in den Angelegenheiten der freiwilligen Gerichtsbarkeit vom 17.12.2008 geändert wurde, heißt es dann noch, dass bei einem Verfahren zum Gegenstand § 1904 Absatz 2 stets ein Verfahrenspfleger zu bestellen ist, dass ein Beschluss, der eine

Genehmigung nach § 1904 Absatz 2 beinhaltet, erst 2 Wochen nach Bekanntgabe an den Betreuer bzw. Bevollmächtigten und den Verfahrenspfleger wirksam wird, dass das Gericht die Beteiligten persönlich anhören muss und dass vor der Genehmigung ein Sachverständigengutachten einzuholen ist.

Auch wenn dieses Gesetz am 1.9.2009 in Kraft getreten ist, werden damit bestimmte Probleme nicht verschwunden sein.[59] Die Patientenverfügung kann helfen, sie ist aber sicher kein »Allheilmittel« für Entscheidungen am Lebensende. Gespräche im Vorfeld der »Einwilligungsunfähigkeit« zwischen Patient und Arzt (unter Einbeziehung von Angehörigen und Vertrauenspersonen) und das Erstellen eines »umfassenden Versorgungsplans« (gerade mit Hinblick auf eine eventuell gewünschte Begrenzung der notärztlichen Behandlung; Stichwort: Reanimation) sollten nicht aus dem Blick geraten.

---

59 Vgl. dazu auch Sahm 2006.

XI. Schlussbemerkung

Das Problemfeld Euthanasie und Sterbehilfe wurde und wird – wie die Untersuchung zeigte – in Geschichte und Gegenwart kontrovers diskutiert (und man muss kein Prophet sein, wenn man vorhersagt, dass das Feld auch in Zukunft umstritten sein wird).[1]

Resümiert man die Entwicklung der letzten Jahre, dann erkennt man, dass die »Euthanasie«-Bewegung in Europa in der ersten Dekade des 21. Jahrhunderts Erfolge erzielt hat. In den Niederlanden, Belgien und Luxemburg traten Gesetze in Kraft, die aktive Sterbehilfe auf Verlangen durch Ärzte bei Einhaltung bestimmter Kriterien straffrei stellen.

Die Befürworter dieser Form der »Euthanasie« führen zwei Hauptargumente an: 1. Der Patient sei »autonom« und müsse über sein Ende selbst bestimmen können; 2. Die Tötung sei ein Akt des Mitleids mit dem Kranken.

Zum ersten Argument ist zu bemerken, dass es natürlich versagt, wenn Dritte involviert werden. Auch der »autonome« Patient hat kein Recht auf einen »tödlichen Eingriff« durch einen anderen. Das »Autonomie«-Argument ist – in gewisser Weise – ein Argument für den »ärztlich assistierten Suizid« (der aber andere Probleme aufwirft).

Das stärkste Argument für die »aktive Sterbehilfe« auf Verlangen ist sicher das des Leids auf der Seite des Patienten, das auf der Seite der Gesellschaft bzw. des Arztes Mitleid mobilisiert. Gegen Mitleid an sich ist (außer man ist Nietzsche-Anhänger) nichts zu sagen, doch die Frage ist, ob es wirklich »tödlich« werden darf? Ich bezweifle das.

In Deutschland ist derzeit (Stand: Mitte 2009) keine Änderung der »herrschenden Meinung« in Bezug auf das Verbot der »aktiven Sterbehilfe« auf Verlangen erkennbar.

Zum Bereich »passive Sterbehilfe« im weitesten Sinn ist Folgendes zu sagen: Hier scheint sich in Deutschland und in vielen Ländern der westlichen Welt ein Konsens herausgebildet zu haben, wonach die Nichtaufnahme oder der Abbruch einer Behandlung bei einem nichteinwilligungsfähigen »Sterbenden« (bei dem der Tod innerhalb von Stunden oder Tagen zu erwarten ist) zulässig ist. Der Arzt ist also nicht zur Lebensverlängerung bis zum Äußersten verpflichtet.

Durch das am 18.6.2009 verabschiedete »Dritte Gesetz zur Änderung des Betreuungsrechts« (das die einschlägigen Entscheidungen des Bundesgerichtshofes

---

1 In nächster Zeit könnte in Deutschland, u. a. bedingt durch die Entwicklung in der Schweiz, die Beihilfe zum Suizid (mit ärztlicher Unterstützung) in den Vordergrund der »Euthanasie«-Diskussion rücken.

sozusagen kodifizierte) ist auch der Bereich der »passiven Sterbehilfe« bei »noch nicht Sterbenden« (z. B. bei Patienten im apallischen Syndrom) in den Grundsätzen geregelt. So ist eine Änderung des Therapiezieles (Therapiebegrenzung) möglich, wenn sie dem Willen des Patienten entspricht. Es ist klar, dass einer Patientenverfügung in diesem Zusammenhang große Bedeutung zukommt. M. E. ist das »Prinzip« Patientenverfügung akzeptabel. Problematisch wird aber die »Praxis«, genauer: die Qualität der Patientenverfügungen bleiben. Es müsste gewährleistet werden, dass der Verfügende versteht, was er verfügt. Dies ist kein triviales Problem. Der Beratungsbedarf ist immens.

Nicht übersehen werden darf, dass die Rolle des Betreuers »am Lebensende« durch das »Dritte Gesetz zur Änderung des Betreuungsrechts« an Bedeutung gewinnt. Er ist gehalten, den Willen des Betreuten durchzusetzen, wobei er nicht nur auf eine schriftliche Verfügung, sondern auch (wenn keine Verfügung vorliegt) auf den individuell-mutmaßlichen Willen und (wenn dieser nicht ermittelbar ist) auf allgemeine Wertvorstellungen zurückgreifen kann. Das Betreuungsgericht muss nicht eingeschaltet werden, wenn zwischen Betreuer und behandelndem Arzt Einvernehmen darüber besteht, dass eine Maßnahme (z. B. eine Therapiebegrenzung) dem Willen des Betreuten entspricht. Nur im Konfliktfall (also wenn der Arzt eine Maßnahme wie Beatmung oder Sondenernährung anbietet und der Betreuer diese ablehnt) hat das Gericht zu entscheiden. Diese externe Kontrolle im Konfliktfall ist m. E. gerechtfertigt.

XII. Anhang

1. Der sogenannte »Hippokratische Eid«

Ich schwöre bei Apollon dem Arzt und Asklepios und Hygieia und Panakeia und allen Göttern und Göttinnen, sie zu Zeugen anrufend, dass ich erfüllen will nach meinem Können und Urteil diesen Eid und diesen Vertrag:

Den, der mich diese Kunst gelehrt hat, meinen Eltern gleich zu achten und mein Leben in Gemeinschaft mit ihm zu leben und ihm, wenn er Geld nötig hat, an meinem Anteil zu geben und seine Nachkommenschaft meinen Brüdern in männlicher Linie gleichzustellen und sie diese Kunst zu lehren – wenn sie wünschen, sie zu erlernen – ohne Honorar und Vertrag; an Regeln und mündlichem Unterricht und allem übrigen Wissen meinen Söhnen Anteil zu geben und den Söhnen dessen, der mich unterrichtet hat, und Schülern, die den Vertrag unterzeichnet und einen Eid geleistet haben nach ärztlichem Brauch, aber sonst niemandem.

Ich will diätetische Maßnahmen zum Vorteil der Kranken anwenden nach meinem Können und Urteil; ich will sie vor Schaden und Unrecht bewahren.

Ich will weder irgend jemandem ein tödliches Medikament geben, wenn ich darum gebeten werde, noch will ich in dieser Hinsicht einen Rat erteilen. Ebenso will ich keiner Frau ein abtreibendes Mittel geben. In Reinheit und Heiligkeit will ich mein Leben und meine Kunst bewahren.

Ich will das Messer nicht gebrauchen, nicht einmal bei Steinleidenden, sondern will davon abstehen zugunsten der Männer, die sich mit dieser Arbeit befassen.

In alle Häuser, die ich besuche, will ich zum Vorteil der Kranken kommen, mich frei haltend von allem vorsätzlichen Unrecht, von aller Schädigung und insbesondere von sexuellen Beziehungen sowohl mit weiblichen wie mit männlichen Personen, seien sie frei oder Sklaven.

Was ich etwa sehe oder höre im Laufe der Behandlung oder auch außerhalb der Behandlung über das Leben von Menschen, was man auf keinen Fall verbreiten darf, will ich für mich behalten, in der Überzeugung, dass es schändlich ist, über solche Dinge zu sprechen.

Wenn ich diesen Eid erfülle und ihn nicht verletze, sei es mir vergönnt, mich des Lebens und der Kunst zu erfreuen, geehrt durch Ruhm bei allen Menschen auf alle künftige Zeit; wenn ich ihn übertrete und falsch schwöre, sei das Gegenteil von all diesem mein Los.

Quelle: Ludwig Edelstein: Der Hippokratische Eid. Zürich und Stuttgart 1969, S. 7–8.

2. Richtlinien der Bundesärztekammer für die Sterbehilfe (1979)

I. Einleitung

Zu den Pflichten des Arztes, das Leben zu erhalten, die Gesundheit zu schützen und wiederherzustellen sowie Leiden zu lindern, gehört auch, dem Sterbenden bis zu seinem Tode zu helfen. Die Hilfe besteht in Behandlung, Beistand und Pflege.

II. Behandlung

a) Bei der Behandlung ist nach angemessener Aufklärung der Wille des urteilsfähigen Patienten zu respektieren, auch wenn er sich nicht mit der von dem Arzt für geboten angesehenen Therapie deckt.

b) Beim bewußtlosen oder sonst urteilsunfähigen Patienten sind die im wohlverstandenen Interesse des Kranken medizinisch erforderlichen Behandlungsmaßnahmen unter dem Gesichtspunkt einer Geschäftsführung ohne Auftrag durchzuführen. Hinweise auf den mutmaßlichen Willen des Patienten sind dabei zu berücksichtigen. Dem Patienten nahestehende Personen müssen angehört werden; rechtlich aber liegt die letzte Entscheidung beim Arzt, es sei denn, dass nach den Vorschriften des Bürgerlichen Gesetzbuches ein Pfleger zu bestellen und dessen Einwilligung einzuholen ist. Ist der Patient unmündig oder entmündigt, so darf die Behandlung nicht gegen den Willen der Eltern oder des Vormundes eingeschränkt oder abgebrochen werden.

c) Bestehen bei einem dem Tode nahen Kranken oder Verletzten Aussichten auf Besserung, setzt der Arzt diejenigen Behandlungsmaßnahmen ein, die der möglichen Heilung und Linderung des Leidens dienen.

d) Beim Sterbenden, einem dem Tode nahe Erkrankten oder Verletzten
  – bei dem das Grundleiden mit infauster Prognose einen irreversiblen Verlauf genommen hat und
  – der kein bewußtes und umweltbezogenes Leben mit eigener Persönlichkeitsgestaltung wird führen können, lindert der Arzt die Beschwerden. Er ist aber nicht verpflichtet, alle der Lebensverlängerung dienenden therapeutischen Möglichkeiten einzusetzen.

III. Beistand

Der Arzt steht einem dem Tode nahen Kranken, Verletzten oder sterbenden Patienten, mit dem ein Kontakt möglich ist, auch menschlich bei.

IV. Pflege

Der dem Tode nahe Kranke, Verletzte und der sterbende Patient haben einen Anspruch auf die ihren Umständen entsprechende und in der gegebenen Situation mögliche Pflege. Der Sterbende hat einen Anspruch auf eine menschenwürdige Unterbringung und Betreuung.

Kommentar zu den Richtlinien für die Sterbehilfe

Zu den Aufgaben des Arztes gehört auch die Sterbehilfe; sie ist das Bemühen, dem Sterbenden so beizustehen, dass er in Würde zu sterben vermag.

Solche Sterbehilfe ist nicht nur ein medizinisches, sondern auch ein ethisches und juristisches Problem.

I. Ärztliche Überlegungen

Der von einer tödlichen Krankheit oder von einer lebensgefährlichen äußeren Gewalteinwirkung betroffene Mensch ist nicht notwendigerweise ein Sterbender.

Er ist ein in Todesgefahr Schwebender, und es versteht sich von selbst, dass stets die Lebenserhaltung und wenn möglich die Heilung anzustreben ist.

In solchen Fällen hat der Arzt diejenigen Hilfsmittel einzusetzen, die ihm zur Verfügung stehen und geboten erscheinen.

1. a) Die Sterbehilfe betrifft den im Sterben liegenden Menschen. Ein Sterbender ist ein Kranker oder Verletzter, bei dem der Arzt aufgrund einer Reihe klinischer Zeichen zur Überzeugung kommt, dass die Krankheit irreversibel oder die traumatische Schädigung infaust verläuft und der Tod in kurzer Zeit eintreten wird. In solchen Fällen kann der Arzt auf weitere, technisch eventuell noch mögliche Maßnahmen verzichten.
   b) Die ärztliche Hilfe endet beim Eintritt des Todes, der nach dem Stand der medizinischen Wissenschaft mit dem Hirntod gleichzusetzen ist.
2. Sterbehilfe ist die Beschränkung auf eine Linderung von Beschwerden bei gleichzeitigem Verzicht auf lebensverlängernde Maßnahmen beim Todkranken.
   Sie umfaßt die Unterlassung oder das Nichtfortsetzen von Medikation sowie von technischen Maßnahmen, zum Beispiel Beatmung, Sauerstoffzufuhr, Bluttransfusion, Hämodialyse, künstliche Ernährung.
3. Die gezielte Lebensverkürzung durch künstliche Eingriffe in die restlichen Lebensvorgänge um das Eintreten des Todes zu beschleunigen, ist nach dem Strafgesetzbuch strafbare vorsätzliche Tötung (§ 212 StGB).
   Sie bleibt gemäß § 216 StGB strafbar, selbst wenn sie auf Verlangen des Patienten erfolgt.

Ärztlich ist Sterbehilfe begründet, wenn ein Hinausschieben des Todes für den Sterbenden eine nichtzumutbare Verlängerung des Leidens bedeutet und das Grundleiden mit infauster Prognose einen irreversiblen Verlauf angenommen hat.

II. Ethische Gesichtspunkte

Diese Richtlinien sind von dem Grundgedanken geleitet, dass es die primäre Verpflichtung des Arztes ist, dem Patienten in jeder möglichen Weise helfend beizustehen. Während des Lebens ist die Hilfe, die er leisten kann, ausgerichtet auf die Erhaltung und Verlängerung des Lebens. Beim Sterbenden hängt die bestmögliche Hilfe von einer Anzahl von Gegebenheiten ab, deren angemessene Würdigung und Abwägung den Arzt vor schwere Entscheidungen stellen kann. Der Arzt hat in seine Überlegungen unter anderem

– die Persönlichkeit oder den ausgesprochenen oder mutmaßlichen Willen des Patienten
– seine Belastbarkeit durch Schmerzen und Verstümmelung
– die Zumutbarkeit medizinischer Eingriffe
– die Verfügbarkeit therapeutischer Mittel
– die Einstellung der menschlichen und gesellschaftlichen Umgebung einzubeziehen.

Der Sterbeprozeß beginnt, wenn die elementaren körperlichen Lebensfunktionen erheblich beeinträchtigt sind oder völlig ausfallen. Sind diese Lebensgrundlagen derart betroffen, dass jegliche Fähigkeit entfällt, Subjekt oder Träger eigener Handlungen zu sein. d. h., sein Leben selbst zu bestimmen, und steht der Tod wegen lebensgefährdender Komplikationen bevor, so ist dem Arzt ein breiter Ermessensspielraum für sein Handeln zuzugestehen. Diese Richtlinien können dem Arzt seine Entscheidung nicht abnehmen, sollen sie ihm aber nach Möglichkeit erleichtern.

III. Rechtliche Beurteilung

Die Sterbehilfe beruht auf der Verpflichtung des Arztes, bei der Übernahme der Behandlung eines Patienten alles in seinen Kräften Stehende zu unternehmen, um Gesundheit und Leben des Kranken zu fördern und zu bewahren.

Diese Pflicht wird als Garantenpflicht des Arztes bezeichnet. Der Arzt, welcher passive Sterbehilfe leistet, könnte zivil- oder strafrechtlich verantwortlich werden, wenn er dadurch seine Garantenpflicht verletzt.

Deshalb muß der Arzt wissen, in welcher Weise diese Pflicht einerseits dem urteilsfähigen, bei vollem Bewußtsein befindlichen Patienten und andererseits dem bewußtlosen Patienten gegenüber besteht.

1. Der Wille des urteilsfähigen Patienten, der über die Erkrankung, deren Behandlung und die damit verbundenen Risiken aufgeklärt worden ist, bindet den Arzt. Weil der urteilsfähige Patient darüber zu entscheiden hat, ob er behandelt werden will, kann er die Behandlung abbrechen lassen. Unter diesen Umständen entfällt die rechtliche Grundlage zur Behandlung mit denjenigen Maßnahmen, welche der Patient nicht mehr wünscht.

In diesem Fall darf sich der Arzt – dem Wunsch des Patienten entsprechend – darauf beschränken, nur noch leidenmindernde [!] Mittel zu geben oder eine in anderer Weise beschränkte Behandlung durchzuführen, ohne dass er deswegen rechtlich verantwortlich wird. Es gilt der Grundsatz: »Voluntas aegroti suprema lex esto«.

2. Ist der tödlich erkrankte Patient nicht mehr urteilsfähig und deswegen nicht in der Lage, seinen Willen zu äußern (wie z. B. der Bewußtlose), so wird die Pflicht des Arztes zivilrechtlich nach den Regeln der »Geschäftsführung ohne Auftrag« bestimmt, wobei die Vorschriften über die Bestellung eines Pflegers zu beachten sind (§ 1910 BGB). Die Heilbemühungen sind dann entsprechend dem mutmaßlichen Willen des Patienten auszuführen. Dieser Wille ist nicht einfach als auf bloße Verlängerung von Schmerzen und Leiden zielend anzusehen. Vielmehr kann der Respekt vor der Persönlichkeit des Sterbenden die Anwendung medizinischer Maßnahmen als nicht mehr angezeigt erscheinen lassen.

Ist diese Voraussetzung gegeben, so kann sich der Arzt strafrechtlich auf einen der »Geschäftsführung ohne Auftrag« entsprechenden Rechtfertigungsgrund berufen.

3. Eine frühere schriftliche Erklärung, worin der Patient auf jede künstliche Lebensverlängerung verzichtet, kann für die Ermittlung seines Willens ein gewichtiges Indiz abgeben. Entscheidend ist jedoch der gegenwärtige mutmaßliche Wille, der nur aufgrund einer sorgfältigen Abwägung aller Umstände des Falles gefunden werden kann. Verbindlich ist die frühere Erklärung schon deshalb nicht, weil sie zu jeder Zeit rückgängig gemacht werden kann.

Somit muß stets danach gefragt werden, ob der Patient die Erklärung im gegenwärtigen Augenblick vernünftigerweise widerrufen würde oder nicht.

4. Dem Patienten nahestehende Personen sind anzuhören (nahestehende Personen sind in der Regel, doch nicht ausschließlich, die nächsten Verwandten des Patienten).

Die letzte Entscheidung liegt rechtlich allerdings beim Arzt, soweit nicht ein Pfleger zu bestellen ist. Ist der Patient unmündig oder entmündigt, so darf die Behandlung nicht gegen den Willen der Eltern oder des Vormundes eingeschränkt oder abgebrochen werden.

Quelle: Deutsches Ärzteblatt 76 (1979), S. 957–960.

3. Richtlinien der Bundesärztekammer für die ärztliche Sterbebegleitung (1993)

I. Einleitung

Zu den Pflichten des Arztes, das Leben zu erhalten, die Gesundheit zu schützen und wiederherzustellen sowie Leiden zu lindern, gehört auch, dem Sterbenden bis zu seinem Tode zu helfen. Die Hilfe besteht in Behandlung, Beistand und Pflege. Ihr Ziel ist es, dem Sterbenden so beizustehen, dass er in Würde zu sterben vermag.

Ein Sterbender ist ein Kranker oder Verletzter mit irreversiblem Versagen einer oder mehrerer vitaler Funktionen, bei dem der Eintritt des Todes in kurzer Zeit zu erwarten ist.

Die folgenden Hinweise zur ärztlichen Tätigkeit im Grenzbereich zwischen Leben und Tod, die medizinisch, ethisch und juristisch Probleme in sich birgt, können dem Arzt die eigene Verantwortung in der konkreten Situation zwar nicht abnehmen, sie sollen ihm jedoch Entscheidungshilfe sein.

II. Behandlung

1. Grundsätzlich setzt der Arzt bei der Behandlung von Kranken und Verletzten die Maßnahmen ein, die der Lebenserhaltung und/oder Leidensminderung dienen. Bei urteilsfähigen Patienten hat er dabei den Willen des angemessen aufgeklärten Patienten zu respektieren, auch wenn dieser Wille sich nicht mit den von dem Arzt für geboten angesehenen Diagnose- und Therapiemaßnahmen deckt. Das gilt auch für die Beendigung schon eingeleiteter lebenserhaltender technischer Maßnahmen. Der Arzt soll Kranken, die eine notwendige Behandlung ablehnen, helfen, ihre Einstellung zu überwinden.

Bei bewußtlosen oder sonst entscheidungsunfähigen Patienten sind die dem in der konkreten Situation ermittelten mutmaßlichen Willen des Kranken entsprechenden erforderlichen Behandlungsmaßnahmen durchzuführen. Bei der Ermittlung des mutmaßlichen Willens sind frühere schriftliche Äußerungen oder Erklärungen gegenüber nahestehenden Personen lediglich ebenso Anhaltspunkte wie religiöse Einstellung, Schmerzen und Lebenserwartung. Hat der Patient zu einem früheren Zeitpunkt einen Dritten legitimiert, für ihn zu entscheiden, so muß der Arzt bei der Ermittlung des mutmaßlichen Patientenwillens den Dritten mit einbeziehen.

Ist der Patient minderjährig und noch nicht entscheidungsfähig, so ist die Entscheidung der gesetzlichen Vertreter einzuholen und zu beachten, sofern die Entscheidung nicht gegen das Interesse des Patienten oder trotz der Einschränkung der Einsichts- und Willensfähigkeit gegen dessen erkennbaren Lebenswillen gerichtet ist. Ist für einen nicht entscheidungsfähigen Patienten ein Betreuer bestellt, so gilt das gleiche.

2. Bei Patienten mit irreversibel verlaufenden Erkrankungen oder Verletzungen mit infauster Prognose kann, insbesondere im terminalen Stadium, die Linderung des Leidens so im Vordergrund stehen, dass eine daraus möglicherweise folgende Lebensverkürzung hingenommen werden darf. Dasselbe gilt für Neugeborene mit schweren, mit dem Leben nicht zu vereinbarenden Mißbildungen.

Maßnahmen zur Verlängerung des Lebens dürfen abgebrochen werden, wenn eine Verzögerung des Todeseintritts für den Sterbenden eine nicht zumutbare Verlängerung des Leidens bedeutet und das Grundleiden mit seinem irreversiblen Verlauf nicht mehr beeinflußt werden kann.

Eine gezielte Lebensverkürzung durch Eingriffe, die den Tod herbeiführen oder beschleunigen sollen, ist unzulässig und mit Strafe bedroht, auch dann, wenn sie auf Verlangen des Patienten geschieht. Die Mitwirkung des Arztes bei der Selbsttötung ist unärztlich.

III. Beistand

Der Arzt steht einem dem Tode nahen Kranken, Verletzten oder Sterbenden auch menschlich bei. Dieser Patient hat Anspruch auf menschenwürdige Unterbringung, bestmögliche Pflege und intensive menschliche Zuwendung. Gegenüber einem Patienten im terminalen Stadium ist der Arzt berechtigt, die Aufklärung über seinen Zustand auf ein unbedingt notwendiges Mindestmaß zu beschränken, um ihm Angst zu ersparen. Der Arzt kann dem Patienten nahestehende Personen unterrichten, wenn der mutmaßliche Wille des Patienten dem nicht entgegensteht und wenn es tunlich und geboten ist.

Quelle: Deutsches Ärzteblatt 90 (1993), S. B–1791 f.

4. Grundsätze der Bundesärztekammer zur ärztlichen Sterbebegleitung (2004)

Präambel

Aufgabe des Arztes ist es, unter Beachtung des Selbstbestimmungsrechtes des Patienten Leben zu erhalten, Gesundheit zu schützen und wieder herzustellen sowie Leiden zu lindern und Sterbenden bis zum Tod beizustehen. Die ärztliche Verpflichtung zur Lebenserhaltung besteht daher nicht unter allen Umständen.

So gibt es Situationen, in denen sonst angemessene Diagnostik und Therapieverfahren nicht mehr angezeigt und Begrenzungen geboten sein können. Dann tritt palliativ-medizinische Versorgung in den Vordergrund. Die Entscheidung hierzu darf nicht von wirtschaftlichen Erwägungen abhängig gemacht werden.

Unabhängig von anderen Zielen der medizinischen Behandlung hat der Arzt in jedem Fall für eine Basisbetreuung zu sorgen. Dazu gehören u. a.: menschenwürdige Unterbringung, Zuwendung, Körperpflege, Lindern von Schmerzen, Atemnot und Übelkeit sowie Stillen von Hunger und Durst.

Art und Ausmaß einer Behandlung sind gemäß der medizinischen Indikation vom Arzt zu verantworten; dies gilt auch für die künstliche Nahrungs- und Flüssigkeitszufuhr. Er muss dabei den Willen des Patienten beachten. Ein offensichtlicher Sterbevorgang soll nicht durch lebenserhaltende Therapien künstlich in die Länge gezogen werden. Bei seiner Entscheidungsfindung soll der Arzt mit ärztlichen und pflegenden Mitarbeitern einen Konsens suchen.

Aktive Sterbehilfe ist unzulässig und mit Strafe bedroht, auch dann, wenn sie auf Verlangen des Patienten geschieht. Die Mitwirkung des Arztes bei der Selbsttötung widerspricht dem ärztlichen Ethos und kann strafbar sein.

Diese Grundsätze können dem Arzt die eigene Verantwortung in der konkreten Situation nicht abnehmen. Alle Entscheidungen müssen individuell erarbeitet werden.

I. Ärztliche Pflichten bei Sterbenden

Der Arzt ist verpflichtet, Sterbenden, d. h. Kranken oder Verletzten mit irreversiblem Versagen einer oder mehrerer vitaler Funktionen, bei denen der Eintritt des Todes in kurzer Zeit zu erwarten ist, so zu helfen, dass sie unter menschenwürdigen Bedingungen sterben können.

Die Hilfe besteht in palliativ-medizinischer Versorgung und damit auch in Beistand und Sorge für Basisbetreuung. Dazu gehören nicht immer Nahrungs- und Flüssigkeitszufuhr, da sie für Sterbende eine schwere Belastung darstellen können. Jedoch müssen Hunger und Durst als subjektive Empfindungen gestillt werden.

Maßnahmen zur Verlängerung des Lebens dürfen in Übereinstimmung mit dem Willen des Patienten unterlassen oder nicht weitergeführt werden, wenn diese nur den Todeseintritt verzögern und die Krankheit in ihrem Verlauf nicht mehr aufgehalten werden kann. Bei Sterbenden kann die Linderung des Leidens so im Vordergrund stehen, dass eine möglicherweise dadurch bedingte unvermeidbare Lebensverkürzung hingenommen werden darf. Eine gezielte Lebensverkürzung durch Maßnahmen, die den Tod herbeiführen oder das Sterben beschleunigen sollen, ist als aktive Sterbehilfe unzulässig und mit Strafe bedroht.

Die Unterrichtung des Sterbenden über seinen Zustand und mögliche Maßnahmen muss wahrheitsgemäß sein, sie soll sich aber an der Situation des Sterbenden orientieren und vorhandenen Ängsten Rechnung tragen. Der Arzt kann auch Angehörige des Patienten und diesem nahe stehende Personen informieren, wenn er annehmen darf, dass dies dem Willen des Patienten entspricht. Das Gespräch mit ihnen gehört zu seinen Aufgaben.

II. Verhalten bei Patienten mit infauster Prognose

Bei Patienten, die sich zwar noch nicht im Sterben befinden, aber nach ärztlicher Erkenntnis aller Voraussicht nach in absehbarer Zeit sterben werden, weil die Krankheit weit fortgeschritten ist, kann eine Änderung des Behandlungszieles indiziert sein, wenn lebenserhaltende Maßnahmen Leiden nur verlängern würden und die Änderung des Therapieziels dem Willen des Patienten entspricht. An die Stelle von Lebensverlängerung und Lebenserhaltung treten dann palliativmedizinische Versorgung einschließlich pflegerischer Maßnahmen. In Zweifelsfällen sollte eine Beratung mit anderen Ärzten und den Pflegenden erfolgen.

Bei Neugeborenen mit schwersten Beeinträchtigungen durch Fehlbildungen oder Stoffwechselstörungen, bei denen keine Aussicht auf Heilung oder Besserung besteht, kann nach hinreichender Diagnostik und im Einvernehmen mit den Eltern eine lebenserhaltende Behandlung, die ausgefallene oder ungenügende Vitalfunktionen ersetzen soll, unterlassen oder nicht weitergeführt werden. Gleiches gilt für extrem unreife Kinder, deren unausweichliches Sterben abzusehen ist, und für Neugeborene, die schwerste Zerstörungen des Gehirns erlitten haben. Eine weniger schwere Schädigung ist kein Grund zur Vorenthaltung oder zum Abbruch lebenserhaltender Maßnahmen, auch dann nicht, wenn Eltern dies fordern. Wie bei Erwachsenen gibt es keine Ausnahmen von der Pflicht zu leidensmindernder Behandlung und Zuwendung, auch nicht bei unreifen Frühgeborenen.

*III. Behandlung bei schwerster zerebraler Schädigung
und anhaltender Bewusstlosigkeit*

Patienten mit schwersten zerebralen Schädigungen und anhaltender Bewusstlosigkeit (apallisches Syndrom; auch so genanntes Wachkoma) haben, wie alle Patienten, ein Recht auf Behandlung, Pflege und Zuwendung. Lebenserhaltende Therapie einschließlich – ggf. künstlicher – Ernährung ist daher unter Beachtung ihres geäußerten Willens oder mutmaßlichen Willens grundsätzlich geboten. Soweit bei diesen Patienten eine Situation eintritt, wie unter I–II beschrieben, gelten die dort dargelegten Grundsätze. Die Dauer der Bewusstlosigkeit darf kein alleiniges Kriterium für den Verzicht auf lebenserhaltende Maßnahmen sein. Hat der Patient keinen Bevollmächtigten in Gesundheitsangelegenheiten, wird in der Regel die Bestellung eines Betreuers erforderlich sein.

IV. Ermittlung des Patientenwillens

Bei einwilligungsfähigen Patienten hat der Arzt die durch den angemessen aufgeklärten Patienten aktuell geäußerte Ablehnung einer Behandlung zu beachten, selbst wenn sich dieser Wille nicht mit den aus ärztlicher Sicht gebotenen Diagnose- und Therapiemaßnahmen deckt. Das gilt auch für die Beendigung schon eingeleiteter lebenserhaltender Maßnahmen. Der Arzt soll Kranken, die eine notwendige Behandlung ablehnen, helfen, die Entscheidung zu überdenken.

Bei einwilligungsunfähigen Patienten ist die in einer Patientenverfügung zum Ausdruck gebrachte Ablehnung einer Behandlung für den Arzt bindend, sofern die konkrete Situation derjenigen entspricht, die der Patient in der Verfügung beschrieben hat, und keine Anhaltspunkte für eine nachträgliche Willensänderung erkennbar sind.

Soweit ein Vertreter (z. B. Eltern, Betreuer oder Bevollmächtigter in Gesundheitsangelegenheiten) vorhanden ist, ist dessen Erklärung maßgeblich; er ist gehalten, den (ggf. auch mutmaßlichen) Willen des Patienten zur Geltung zu bringen und zum Wohl des Patienten zu entscheiden. Wenn der Vertreter eine ärztlich indizierte lebenserhaltende Maßnahme ablehnt, soll sich der Arzt an das Vormundschaftsgericht wenden. Bis zur Entscheidung des Vormundschaftsgerichts soll der Arzt die Behandlung durchführen.

Liegt weder vom Patienten noch von einem gesetzlichen Vertreter oder einem Bevollmächtigten eine bindende Erklärung vor und kann eine solche nicht – auch nicht durch Bestellung eines Betreuers – rechtzeitig eingeholt werden, so hat der Arzt so zu handeln, wie es dem mutmaßlichen Willen des Patienten in der konkreten Situation entspricht. Der Arzt hat den mutmaßlichen Willen aus den Gesamtumständen zu ermitteln. Anhaltspunkte für den mutmaßlichen Willen des Patienten können neben früheren Äußerungen seine Lebenseinstellung, seine religiöse Überzeugung, seine Haltung zu Schmerzen und zu schweren Schäden in der ihm verbleibenden Lebenszeit sein. In die Ermittlung des mutmaßlichen Willens sollen auch Angehörige oder nahe stehende Personen als Auskunftspersonen einbezogen werden, wenn angenommen werden kann, dass dies dem Willen des Patienten entspricht.

Lässt sich der mutmaßliche Wille des Patienten nicht anhand der genannten Kriterien ermitteln, so soll der Arzt für den Patienten die ärztlich indizierten Maßnahmen ergreifen und sich in Zweifelsfällen für Lebenserhaltung entscheiden. Dies gilt auch bei einem apallischen Syndrom.

V. Patientenverfügungen, Vorsorgevollmachten und Betreuungsverfügungen

Mit Patientenverfügungen, Vorsorgevollmachten und Betreuungsverfügungen nimmt der Patient sein Selbstbestimmungsrecht wahr. Sie sind eine wesentliche Hilfe für das Handeln des Arztes.

Eine Patientenverfügung (auch Patiententestament genannt) ist eine schriftliche oder mündliche Willensäußerung eines einwilligungsfähigen Patienten zur zukünftigen Behandlung für den Fall der Äußerungsunfähigkeit. Mit ihr kann der Patient seinen Willen äußern, ob und in welchem Umfang bei ihm in bestimmten, näher umrissenen Krankheitssituationen medizinische Maßnahmen eingesetzt oder unterlassen werden sollen.

Anders als ein Testament bedürfen Patientenverfügungen keiner Form, sollten aber schriftlich abgefasst sein.

Mit einer Vorsorgevollmacht kann der Patient für den Fall, dass er nicht mehr in der Lage ist, seinen Willen zu äußern, eine oder mehrere Personen bevollmächtigen, Entscheidungen mit bindender Wirkung für ihn, u. a. in seinen Gesundheitsangelegenheiten, zu treffen (§ 1904 Abs. 2 BGB).

Vorsorgevollmachten sollten schriftlich abgefasst sein und die von ihnen umfassten ärztlichen Maßnahmen möglichst benennen. Eine Vorsorgevollmacht muss schriftlich niedergelegt werden, wenn sie sich auf Maßnahmen erstreckt, bei denen die begründete Gefahr besteht, dass der Patient stirbt oder einen schweren und länger dauernden gesundheitlichen Schaden erleidet. Schriftform ist auch erforderlich, wenn die Vollmacht den Verzicht auf lebenserhaltende Maßnahmen umfasst.

Die Einwilligung des Bevollmächtigten in Maßnahmen, bei denen die begründete Gefahr besteht, dass der Patient stirbt oder einen schweren und länger dauernden gesundheitlichen Schaden erleidet, bedarf der Genehmigung des Vormundschaftsgerichtes, es sei denn, dass mit dem Aufschub Gefahr verbunden ist (§ 1904 Abs. 2 BGB).Ob dies auch bei einem Verzicht auf lebenserhaltende Maßnahmen gilt, ist umstritten. Jedenfalls soll sich der Arzt, wenn der Bevollmächtigte eine ärztlich indizierte lebenserhaltende Maßnahme ablehnt, an das Vormundschaftsgericht wenden. Bis zur Entscheidung des Vormundschaftsgerichts soll der Arzt die Behandlung durchführen.

Eine Betreuungsverfügung ist eine für das Vormundschaftsgericht bestimmte Willensäußerung für den Fall der Anordnung einer Betreuung. In ihr können Vorschläge zur Person eines Betreuers und Wünsche zur Wahrnehmung seiner Aufgaben geäußert werden. Eine Betreuung kann vom Gericht für bestimmte Bereiche angeordnet werden, wenn der Patient nicht in der Lage ist, seine Angelegenheiten selbst zu besorgen, und eine Vollmacht hierfür nicht vorliegt oder nicht ausreicht. Der Betreuer entscheidet im Rahmen seines Aufgabenkreises für den Betreuten. Zum Erfordernis der Genehmigung durch das Vormundschaftsgericht wird auf die Ausführungen zum Bevollmächtigten verwiesen.

Quelle: Deutsches Ärzteblatt 101 (2004), S. A–1298 f.

Hinweis: Durch die Verabschiedung des »Dritten Gesetzes zur Änderung des Betreuungsrechts« (18.6.2009) bedingt ist entweder noch 2009 oder im Laufe des Jahres 2010 mit einer Neufassung der »Grundsätze der Bundesärztekammer zur ärztlichen Sterbebegleitung« zu rechnen.

Quellen- und Literaturverzeichnis

[Anonym]: Euthanasie. Handvoll Asche. In: Der Spiegel, 19.2.1964, S. 28–38.
[Anonym]: Recht zu sterben. In: Der Spiegel, 5.2.1973, S. 74.
Adams, Maurice und Herman Nys: Euthanasia in the Low Countries. Comparative Reflections on the Belgian and Dutch Euthanasia Act. In: Schotsmans, Paul und Tom Meulenbergs (Hrsg.): Euthanasia and Palliative Care in the Low Countries. Löwen u. a. 2005, S. 5–33.
Alternativentwurf eines Gesetzes über Sterbehilfe (AE-Sterbehilfe), vorgelegt von einem Arbeitskreis von Professoren des Strafrechts und der Medizin sowie ihrer Mitarbeiter. Stuttgart, New York 1986.
Altner, Günter: Darwins Lehrer und Anreger. In: ders. (Hrsg.): Der Darwinismus. Die Geschichte einer Theorie. Darmstadt 1981, S. 53–57.
Aly, Götz: Der saubere und der schmutzige Fortschritt. In: Reform und Gewissen. »Euthanasie« im Dienst des Fortschritts, hrsg. vom Verein zur Erforschung der nationalsozialistischen Gesundheits- und Sozialpolitik. Berlin 1985, S. 9–78.
Aly, Götz: Medizin gegen Unbrauchbare. In: Aussonderung und Tod. Die klinische Hinrichtung der Unbrauchbaren, hrsg. vom Verein zur Erforschung der nationalsozialistischen Gesundheits- und Sozialpolitik. 2. Auflage. Berlin 1987, S. 9–74.
Aly, Götz: »Endlösung«. Völkerverschiebung und der Mord an den europäischen Juden. Frankfurt am Main 1995.
Amundsen, Darrel W.: The Liability of the Physician in Roman Law. In: Karplus, Henrich (Hrsg.): International Symposium on Society, Medicine and Law. Jerusalem, March 1972. Amsterdam 1973, S. 17–30.
Amundsen, Darrel W.: The Liability of the Physician in Classical Greek Legal Theory and Practice. In: Journal of the History of Medicine and Allied Sciences 32 (1977), S. 172–203.
Amundsen, Darrel W.: The Physician's Obligation to Prolong Life: A Medical Duty without Classical Roots. In: Hastings Center Report 8 (1978), S. 23–30.
Annas, Julia: An Introduction to Plato's Republic. Oxford 1981.
Apuleius: Der goldene Esel. Metamorphosen. Lateinisch und deutsch. Herausgegeben und übersetzt von Edward Brandt und Wilhelm Ehlers. Mit einer Einführung von Niklas Holzberg. München und Zürich 1989.
Arbeitsgruppe Patientenautonomie am Lebensende: Patientenautonomie am Lebensende. Ethische, rechtliche und medizinische Aspekte zur Bewertung von Patientenverfügungen. Bericht vom 10.6.2004 (http://www.bmj.bund.de).
Aristoteles: Die Nikomachische Ethik. Übersetzt und herausgegeben von Olof Gigon. 6. Auflage. München 1986.
Aristoteles: Politics. With an English Translation by H. Rackham. Cambridge, London 1977.
Aristoteles: The Nicomachean Ethics. With an English Translation by H. Rackham. Cambridge, London 1982.
Aristoteles: Politik. Übersetzt und herausgegeben von Olof Gigon. 8. Auflage. München 1998.
Arnim, Hans von (Hrsg.): Stoicorum veterum fragmenta Bd. 3, Leipzig 1903 [Reprint Stuttgart 1964].
Assisted Dying for the Terminally Ill Bill (HL) [2005] (http://www.publications.parliament.uk).
Augustinus: Der Gottesstaat. De civitate dei. Erster Band. Buch I–XIV. In deutscher Sprache von Carl Johann Perl. Paderborn, München, Wien, Zürich 1979.
Aziz, Philippe: Les médecins de la mort. Bd. 4: Au commencement etait la race. Genf 1975.
Bacon, Francis: Of the Proficience and Advancement of Learning Divine and Humane [1605]. In:

ders.: The Works, hrsg. von J. Spedding, R. L. Ellis und D. D. Heath. Bd. 3, London 1859, S. 259–491 [Nachdruck Stuttgart-Bad Cannstatt 1963].

Bacon, Francis: Über die Würde und den Fortgang der Wissenschaften. Verdeutscht […] von Johann Hermann Pfingsten. Pest 1783.

Bacon, Francis: De dignitate et augmentis scientiarum [1623]. In: ders.: The Works, hrsg. von J. Spedding, R. L. Ellis und D. D. Heath. Bd. 1, London 1858, S. 423–837 [Nachdruck Stuttgart-Bad Cannstatt 1963].

Baird, Robert M. und Stuart E. Rosenbaum (Hrsg.): Euthanasia. The Moral Issues. Buffalo 1989.

Becker, Peter Emil: Alexander Tille. Entwicklungsethik und wirtschaftspolitischer Sozialdarwinismus. In: ders.: Sozialdarwinismus, Rassismus, Antisemitismus und Völkischer Gedanke. Wege ins Dritte Reich. Teil II. Stuttgart, New York 1990, S. 424–497.

Becker, Peter Emil: Alfred Ploetz. Missionar der Rassenhygiene. In: ders.: Sozialdarwinismus, Rassismus, Antisemitismus und Völkischer Gedanke. Wege ins Dritte Reich. Teil I. Stuttgart, New York 1988, S. 58–136.

Beer, Max: Ein schöner Tod. Ein Wort zur Euthanasiefrage. Barmen 1914.

Benzenhöfer, Udo: Nürnberger Ärzteprozeß. Die Auswahl der Angeklagten. In: Deutsches Ärzteblatt 93 (1996), S. A–2929–2931.

Benzenhöfer, Udo: Israel. Diskussion über die passive Euthanasie. In: Deutsches Ärzteblatt 94 (1997a), S. B–1183.

Benzenhöfer, Udo: Der »gute Tod«. Zur Begriffsgeschichte der Euthanasie in der Antike. In: Münchener Medizinische Wochenschrift 139 (1997b), S. 760–763.

Benzenhöfer, Udo: »Kindereuthanasie« im Dritten Reich. Der Fall »Kind Knauer«. In: Deutsches Ärzteblatt 95 (1998a), S. B–954 f.

Benzenhöfer, Udo: Zulässigkeit von »Sterbehilfe« bei noch nicht Sterbenden. In: Niedersächsisches Ärzteblatt 71 (1998b), Heft 9, S. 2–5.

Benzenhöfer, Udo: »Das Recht auf den Tod«: Bemerkungen zu einer Schrift von Adolf Jost aus dem Jahre 1895. In: Recht & Psychiatrie 16 (1998c), S. 198–201.

Benzenhöfer, Udo: Zur juristischen Debatte um die »Euthanasie« in der NS-Zeit. In: Recht & Psychiatrie 18 (2000), S. 112–121.

Benzenhöfer, Udo: Hans Heinze: Kinder- und Jugendpsychiatrie und »Euthanasie«. In: Arbeitskreis zur Erforschung der »NS-Euthanasie« und Zwangssterilisation (Hrsg.): Beiträge zur NS-»Euthanasie«-Forschung 2002. Ulm 2003, S. 9–51.

Benzenhöfer, Udo: Zur Genese des Gesetzes zur Verhütung erbkranken Nachwuchses. Münster 2006.

Benzenhöfer, Udo: Der Arztphilosoph Viktor von Weizsäcker. Leben und Werk im Überblick. Göttingen 2007.

Benzenhöfer, Udo: Der Fall Leipzig (alias Fall »Kind Knauer«) und die Planung der NS-»Kindereuthanasie«. Münster 2008.

Benzenhöfer, Udo und Karin Finsterbusch: Moraltheologie pro »NS-Euthanasie«. Studien zu einem »Gutachten« (1940) von Prof. Joseph Mayer mit Edition des Textes. Hannover 1998.

Benzenhöfer, Udo und Gisela Hack-Molitor: Die Rolle von Luis Kutner bei der Entwicklung der Patientenverfügung. In: Hessisches Ärzteblatt 70 (2009), S. 411–413.

Benzenhöfer, Udo und Thomas Oelschläger: Methodische Bemerkungen zur empirisch-statistischen Erforschung der »NS-Kinder- und Jugendlicheneuthanasie«. In: Arbeitskreis zur Erforschung der nationalsozialistischen »Euthanasie« und Zwangssterilisation (Hrsg.): Psychiatrie im Dritten Reich – Schwerpunkt Hessen. Ulm 2002, S. 7–24.

Bernsmann, Klaus: Der Umgang mit irreversibel bewußtlosen Personen und das Strafrecht. In: Zeitschrift für Rechtspolitik 29 (1996), S. 87–92.

Berthelsen, P. G. und M. Cronqvist: The first intensive care unit in the world: Copenhagen 1953. In: Acta Anaesthesiologica Scandinavica 47 (2003), S. 1190–1195.

Binding, Karl: Rechtliche Ausführung. In: Binding, Karl, Alfred Hoche: Die Freigabe der Vernichtung lebensunwerten Lebens. Ihr Maß und ihre Form. Leipzig 1920, S. 3–41.

Björneboe, Mogens, Björn Ibsen und Steen Johnsen: Tetanus. A Case Treated with Artificial Respiration during 17 Days. In: Danish Medical Bulletin 1 (1954), S. 129–131.

Bönisch, Georg und Hans Leyendecker: Das Geschäft mit der Sterbehilfe. Göttingen 1993.

Börner, Wilhelm: Euthanasie. Eine Erwiderung. In: Das monistische Jahrhundert 2 (1913), S. 249–254.

Bosbach, Wolfgang et al.: Entwurf eines Gesetzes zur Verankerung der Patientenverfügung im Betreuungsrecht: (Fassung: 16.12.2008) (http://dip21.bundestag.de).

Bower, A. G. et al.: Investigation on the Care and Treatment of Poliomyelitis Patients. In: Annals of Western Medicine and Surgery 4 (1950), S. 561–582.

Bozi, Alfred: Euthanasie und Recht. In: Das monistische Jahrhundert 2 (1913), S. 576–580.

Braune, A.: Euthanasie und Arzt. In: Das monistische Jahrhundert 2 (1913), S. 871–873.

Bresler, Johannes: Karl Bindings »letzte Tat für die leidende Menschheit«. In: Psychiatrisch-neurologische Wochenschrift 22 (1920/21), S. 289 f.

Brovins, Joan und Thomas Oehmke: Dr. Jack Kevorkian's RX: Death. Hollywood 1993.

Bruns, Theo, Ulla Penselin und Udo Sierck (Hrsg.): Tödliche Ethik. Beiträge gegen Eugenik und »Euthanasie«. Hamburg 1990.

Bundesärztekammer: Richtlinien für die Sterbehilfe. In: Deutsches Ärzteblatt 76 (1979), S. 957–960.

Bundesärztekammer: Richtlinien für die ärztliche Sterbebegleitung. In: Deutsches Ärzteblatt 90 (1993), S. B-1791 f.

Bundesärztekammer: Grundsätze zur ärztlichen Sterbebegleitung. In: Deutsches Ärzteblatt 95 (1998), S. B-1852 f.

Bundesärztekammer: Grundsätze zur ärztlichen Sterbebegleitung. In: Deutsches Ärzteblatt 101 (2004), S. A-1298 f.

Bundesgerichtshof: Entscheidungen in Strafsachen. Bd. 32. Köln, Berlin 1984.

Bundesgerichtshof: Entscheidungen in Strafsachen. Bd. 40. Köln, Berlin 1995.

Bundesgerichtshof (XII ZB 2/03), Beschluss vom 17.3.2003 (http://www.bundesgerichtshof.de)

Bundesgerichtshof (XII ZR 177/03), Beschluss vom 8.6.2005 (http://www.bundesgerichtshof.de).

Bundesministerium der Justiz: Entwurf eines 3. Gesetzes zur Änderung des Betreuungsrechts (Stand: 1.11.2004) (http://www.gwdg.de/~ukee/bmj).

Carrick, Paul: Medical Ethics in Antiquity. Philosophical Perspectives on Abortion and Euthanasia. Dordrecht 1985.

Catel, Werner: Grenzsituationen des Lebens. Beitrag zum Problem der begrenzten Euthanasie. Nürnberg 1962.

Christliche Patientenverfügung mit Vorsorgevollmacht und Betreuungsverfügung. Handreichung und Formular der Deutschen Bischofskonferenz und des Rates der Evangelischen Kirchen in Deutschland in Verbindung mit den weiteren Mitglieds- und Gastkirchen der Arbeitsgemeinschaft Christlicher Kirchen in Deutschland. 2. Auflage. Hannover, Bonn 2003.

Cicero: Atticus-Briefe. Lateinisch – deutsch. Ed. Helmut Kasten. München 1959.

Cicero: Letters to Atticus. Edited by D. R. Shackleton Bailey. Vol. VI 44 B. C. 355–426 (Books XIV–XVI). Cambridge 1967.

Clark, Ronald W.: Charles Darwin: Biographie eines Mannes und einer Idee. Frankfurt am Main 1990.

Darwin, Charles: Die Abstammung des Menschen. Übersetzt von Heinrich Schmidt. Mit einer Einführung von Christian Vogel. 4. Auflage. Stuttgart 1982.

Cohen-Almagor, Raphael: Euthanasia in the Netherlands. The Policy and Practice of Mercy Killing. Dordrecht, Boston, New York 2004.

Davey, Monica: Kevorkian speaks after his release from prison. In: The New York Times 4.6.2007, o. S. (http://www.nytimes.com).

Deichgräber, Karl: Der Hippokratische Eid. 3. Auflage. Stuttgart 1972.

Deichmann, Marco: Vormundschaftsgerichtlich genehmigtes Töten durch Unterlassen? Monatsschrift für Deutsches Recht 49 (1995), S. 983–985.

Delden, Johannes et al.: The Remmelink Study. Two Years Later. In: Hastings Center Report 23 (1993), Heft 6, S. 24–27.
Deutsche Gesellschaft für Palliativmedizin, Homepage (http://www.dgpalliativmedizin.de).
Deutscher Bundestag, Stenographisches Protokoll über die 51. Sitzung des Rechtsausschusses am Mittwoch, dem 15. Mai 1985 (Protokoll Nr. 51, 10. Wahlperiode). Maschinenschriftlich [Bonn 1985].
Didion, Joan: The Case of Theresa Schiavo. In: The New York Review of Books 52, Nr. 10 (2005), S. 1–14 (http://www.nybooks.com).
Diogenes Laertius: Leben und Meinungen berühmter Philosophen. Buch I–X. Aus dem Griechischen übersetzt von Otto Apelt. Unter Mitarbeit von Hans Günther Zekl neu herausgegeben […] von Klaus Reich. Zwei Bände. 2. Auflage. Hamburg 1967.
Ditfurth, Hoimar von: Mord soll Mord genannt werden. Werner Catels fragwürdige Argumentation im Falle der Euthanasie. In: Die Zeit, 27.7.1962, S. 13.
Dodegge, Georg: Die Entwicklung des Betreuungsrechts bis Anfang Juni 1997. In: Neue Juristische Wochenschrift 50 (1997), S. 2425–2437.
Dörner, Klaus: Hält der BGH die »Freigabe der Vernichtung lebensunwerten Lebens« wieder für diskutabel? Überlegungen zum Urteil des BGH vom 13.9.1994. In: Zeitschrift für Rechtspolitik 29 (1996), S. 93–96.
Dowbiggin, Ian: A Merciful End. The Euthanasia Movement in Modern America. Oxford, New York 2003.
Dreßen, Willi: Mord, Totschlag, Verbotsirrtum. Zum Wandel der bundesrepublikanischen Rechtsprechung in NS-»Euthanasie«-Prozessen. In: Hamann, Matthias und Hans Asbeck (Hrsg.): Halbierte Vernunft und totale Medizin. Zu Grundlagen, Realgeschichte und Fortwirkungen der Psychiatrie im Nationalsozialismus. Berlin, Göttingen 1997, S. 179–197.
Düwell, Marcus und Liesbeth Feikema: Über die niederländische Euthanasiepolitik und -praxis. Berlin 2006.
Dyer, Clare: [News] Rheumatologist convicted of attempted murder. In: British Medical Journal 305 (1992a), S. 731.
Dyer, Clare: [News] High Court to rule on right to die case. In: British Medical Journal 305 (1992b), S. 732.
Dyer, Clare: [News] Law lords rule that Tony Bland does not create precedent. In: British Medical Journal 306 (1993), S. 413f.
Ebbinghaus, Angelika und Gerd Preissler: Die Ermordung psychisch kranker Menschen in der Sowjetunion. Dokumentation. In: Aussonderung und Tod. Die klinische Hinrichtung der Unbrauchbaren, hrsg. vom Verein zur Erforschung der nationalsozialistischen Gesundheits- und Sozialpolitik. 2. Auflage. Berlin 1987, S. 75–107.
Edelstein, Ludwig: Ancient Medicine. Selected Papers. Edited by Owsei Temkin and C. Lilian Temkin. Baltimore 1967.
Edelstein, Ludwig: Der hippokratische Eid. Zürich, Stuttgart 1969.
Edmonds, John Maxwell (Hrsg.): The Fragments of the Attic Comedy after Meineke, Bergk, and Kock. Vol. III A/B. Leiden 1961.
Eith, W.: [Mitteilung] Entscheidung OLG Karlsruhe vom 29.10.2001 (19 Wx 21/01). In: FamRZ. Zeitschrift für das gesamte Familienrecht 49 (2002), S. 488–492.
Eisenbart, Bettina: Patienten-Testament und Stellvertretung in Gesundheitsangelegenheiten. Alternativen zur Verwirklichung der Selbstbestimmung im Vorfeld des Todes. Baden-Baden 1998.
Engels, Eve-Marie: Biologische Ideen von Evolution im 19. Jahrhundert und ihre Leitfunktionen. Eine Einleitung. In: dies. (Hrsg.): Die Rezeption von Evolutionstheorien im 19. Jahrhundert. Frankfurt am Main 1995, S. 13–66.
Enquete-Kommission Ethik und Recht der modernen Medizin: Zwischenbericht. Patientenverfügungen. Bundestagsdrucksache 15/3700. Berlin 2004(http://dip21.bundestag.de).
Erklärung der Kongregation für die Glaubenslehre zur Euthanasie. 5. Mai 1980 [deutsche Fassung], hrsg. vom Sekretariat der Deutschen Bischofskonferenz. Bonn 1980.

Faulstich, Heinz: Von der Irrenfürsorge zur »Euthanasie«. Geschichte der badischen Psychiatrie bis 1945. Freiburg im Breisgau 1993.

Faulstich, Heinz: Hungersterben in der Psychiatrie 1914–1949. Mit einer Topographie der NS-Psychiatrie. Freiburg i. Br. 1998.

Fichtner, Gerhard: Die Euthanasiediskussion in der Zeit der Weimarer Republik. In: Eser, Albin (Hrsg.): Suizid und Euthanasie als human- und sozialwissenschaftliches Problem. Stuttgart 1976, S. 24–40.

Flavius Josephus: Jewish Antiquities [mit dem griechischen Text]. London 1951.

Flavius Josephus: Jüdische Altertümer. Übersetzt und mit Einleitung und Anmerkungen versehen von Heinrich Clementz. Bd. I/II [Erstausgabe um 1900]. 11. Auflage. Wiesbaden 1993.

Fletcher, Joseph: Morals and Medicine. The Moral Problems of the Patient's Right to Know the Truth, Contraception, Artificial Insemination, Sterilization, Euthanasia. Princeton/New Jersey 1954

Frankfurt, Oberlandesgericht, Beschluss vom 15.7.1998 (20 W 224/98).

Friedlander, Henry: Der Weg zum NS-Genozid. Von der Euthanasie zur Endlösung. Berlin 1997.

Fye, W. Bruce: Active Euthanasia. An Historical Survey of its Conceptual Origins and Introduction into Medical Thought. In: Bulletin of the History of Medicine 52 (1979), S. 492–502.

Generalstaatsanwaltschaft Frankfurt am Main: Anklageschrift gegen Werner Heyde u. a., Js 17/59 [1962].

Gerkan, Roland: Euthanasie. In: Das monistische Jahrhundert 2 (1913), S. 169–173.

Gilbertson, Anthony: Before intensive therapy? In: Journal of the Royal Society of Medicine 88 (1995), S. 459–463.

Gleispach, W. Graf von: Tötung. In: Gürtner, Franz (Hrsg.): Das kommende deutsche Strafrecht. Besonderer Teil. Bericht der amtlichen Strafrechtskommission. Berlin 1935, S. 254–266.

Gleispach, W. Graf von: Tötung. In: Gürtner, Franz (Hrsg.): Das kommende deutsche Strafrecht. Besonderer Teil. Bericht der amtlichen Strafrechtskommission. 2. Auflage. Berlin 1936, S. 371–388.

Gomez, Carlos F.: Regulating Death. Euthanasia and the Case of the Netherlands. New York 1991.

Gordijn, Bert: Euthanasie: strafbar und doch zugestanden? Die niederländische Duldungspolitik in Sachen Euthanasie. In: Ethik in der Medizin 10 (1998), S. 12–25.

Görgemanns, Herwig: Platon. Heidelberg 1994.

Gourevitch, Danielle: Suicide among the sick in classical antiquity. In: Bulletin of the History of Medicine 43 (1969), S. 501–518.

Graeser, Andreas: Die Philosophie der Antike 2. Sophistik und Sokratik, Plato und Aristoteles. München 1983.

Grode, Walter: Die »Sonderbehandlung 14f13« in den Konzentrationslagern des Dritten Reiches. Frankfurt am Main, Bern, New York 1987.

Grubbe, Peter: Sterbehilfe. 200 Milligramm Morphium in die Vene. In: Stern, 15.2.1973, S. 126–128.

Gruchmann, Lothar: Justiz im Dritten Reich 1933–1940. Anpassung und Unterwerfung in der Ära Gürtner. München 1988.

Grünewald, Hans Isaak: Jüdische Wertung der Euthanasie. In: Hiersche, Hans-Dieter (Hrsg.): Euthanasie. Probleme der Sterbehilfe. Eine interdisziplinäre Stellungnahme. München, Zürich 1975, S. 37–51.

Haasnoot, K. J. P.: Entwicklung und Handhabung der aktiven Sterbehilfe in den Niederlanden. In: Europa gegen Euthanasie. Dokumentation einer Initiativ-Veranstaltung am 9. Mai 1996 in Bonn. Bonn 1996, S. 7–16.

Hackethal, Julius: Humanes Leben bis zuletzt. Für ein Selbstbestimmungsrecht des Patienten. Bergisch-Gladbach 1995.

Haeckel, Ernst: Die Lebenswunder. Gemeinverständliche Studien über Biologische Philosophie. Ergänzungsband zu dem Buche über die Welträthsel. Stuttgart 1904.

Haeckel, Ernst: Natürliche Schöpfungsgeschichte. Berlin 1868.

Haeckel, Ernst: Natürliche Schöpfungsgeschichte. Zweite, verbesserte und vermehrte Auflage. Berlin 1870.

Hahne, Meo-Micaela: [Interview zur Entscheidung des BGH vom 17.3.2003]. In: Frankfurter Allgemeine Zeitung 18.7.2003, S. 4.
Haffner, Sebastian: Ein Recht auf den Tod. In: Stern, 15.2.1973, S. 128.
Hamann, Matthias: Die Morde an polnischen und sowjetischen Zwangsarbeitern in deutschen Anstalten. In: Aussonderung und Tod. Die klinische Hinrichtung der Unbrauchbaren, hrsg. vom Verein zur Erforschung der nationalsozialistischen Gesundheits- und Sozialpolitik. 2. Auflage. Berlin 1987, S. 121–187.
Hannover, Staatsanwaltschaft, 2 Js 237/56: Vorermittlungsakten gegen Werner Catel.
Hegselmann, Rainer und Reinhard Merkel (Hrsg.): Zur Debatte über Euthanasie. Beiträge und Stellungnahmen. Frankfurt am Main 1991.
Heinrich, Hans Peter: Thomas Morus. 12.–14. Tausend. Reinbek bei Hamburg 1991.
Hemleben, Johannes: Darwin. 12. Auflage. Reinbek bei Hamburg 1996.
Hendin, Herbert und Kathleen Foley: Physician-assisted Suicide in Oregon: A Medical Perspective. In: Michigan Law Review 106 (2008), S. 1613–1640.
Henle, Franz: [Erwiderung auf Börner]. In: Das monistische Jahrhundert 2 (1913), S. 309–311.
Hiersche, Hans-Dieter: [Referat]. In: Verhandlungen des 56. Deutschen Juristentages Berlin 1986. Band II: Sitzungsberichte. München 1986, S. M 7–28.
Hilschenz, Eva: Die Sterbehilfe (Euthanasie). Diss. jur. Marburg 1936.
Hippokrates: Schriften. Übersetzt und […] herausgegeben von Hans Diller. Reinbek bei Hamburg 1962.
Hoche, Alfred: Ärztliche Bemerkungen. In: Binding, Karl und Alfred Hoche: Die Freigabe der Vernichtung lebensunwerten Lebens. Ihr Maß und ihre Form. Leipzig 1920, S. 43–62.
Hoffmann, Christoph: Der Inhalt des Begriffes ›Euthanasie‹ im 19. Jahrhundert und seine Wandlung in der Zeit bis 1920. Berlin 1969.
Hossenfelder, Malte: Die Philosophie der Antike 3. Stoa, Epikureimus und Skepsis. München 1985.
Hufeland, Christoph Wilhelm: Die Verhältnisse des Arztes. In: Neues Journal der practischen Arzneikunde und Wundarzneiwissenschaft Bd. 16, 3. Stück (1806), S. 5–36.
Hufeland, Christoph Wilhelm: Makrobiotik oder die Kunst, das menschliche Leben zu verlängern. Hrsg. von Rolf Brück. Frankfurt am Main 1984.
Husebo, Stein und Eberhard Klaschik: Palliativmedizin. Berlin, Heidelberg 1998.
Ibsen, Björn: Organisation einer Intensivtherapieabteilung in Kopenhagen. Rückblick und Ausblick. In: Der Anästhesist 17 (1968), S. 272–277.
International Task Force on Euthanasia and Assisted Suicide [Homepage]: Updates (http://www.InternationalTaskForce.org).
Jakobovits, Immanuel: Jewish Medical Ethics. 2. Ausgabe. New York 1975.
Jennett, Bryan: The Vegetative State. Cambridge 2002.
Jost, Adolf.: Das Recht auf den Tod. Sociale Studie. Göttingen 1895.
Jütte, Robert: Griechenland und Rom. Bevölkerungspolitik, Hippokratischer Eid und antikes Recht. In: ders. (Hrsg.): Geschichte der Abtreibung. Von der Antike bis zur Gegenwart. München 1993, S. 27–43.
Kaiser, Jochen-Christoph, Kurt Nowak, Michael Schwartz (Hrsg.): Eugenik, Sterilisation, »Euthanasie«. Politische Biologie in Deutschland 1895–1945. Berlin 1992.
Kaminsky, Uwe: Zwangssterilisationen und »Euthanasie« im Rheinland. Köln 1995.
Kaßler, [?]: Das Recht auf Sterbehilfe (Euthanasie). In: Deutsche Juristenzeitung 20 (1915), S. 203 f.
Kayser, Godehard: Rechtsprechungsübersicht zum Betreuungsrecht. In: Praxis der Freiwilligen Gerichtsbarkeit 1 (1995), S. 173–177.
Kempten, Landgericht, Urteil vom 25.5.1995 (2 Ks 13 Js 13155/93).
Kerrl, Hanns (Hrsg.): Nationalsozialistisches Strafrecht. Denkschrift des Preußischen Justizministers. Berlin 1933.
Kingman, Sharon: [News] Lords reject legalisation of euthanasia. In: British Medical Journal 308 (1994), S. 553 f.

Kissane David W., Annette Street, Philip Nitschke: Seven Deaths in Darwin: Case Studies under the Rights of the Terminally Ill Act, Northern Territory, Australia. In: The Lancet 353 (1998), S. 1097–1102.

Klee, Ernst: »Euthanasie« im NS-Staat. Die »Vernichtung lebensunwerten Lebens«. Frankfurt am Main 1983.

Klee, Ernst: Was sie taten – Was sie wurden. Ärzte, Juristen und andere Beteiligte am Kranken- oder Judenmord. Frankfurt am Main 1986.

Klee, Ernst: Durch Zyankali erlöst. Sterbehilfe und Euthanasie heute. Frankfurt am Main 1990.

Klohss, Karl Ludwig: Die Euthanasie oder die Kunst den Tod zu erleichtern. Berlin 1835.

Koch, Gerhard: Euthanasie. Sterbehilfe. Eine dokumentierte [!] Bibliographie. 2. unveränderte Auflage. Erlangen 1990

Koch, Hans-Georg: [Landesbericht] Bundesrepublik Deutschland. In: Materialien zur Sterbehilfe. Eine internationale Dokumentation, hrsg. von Albin Eser und Hans-Georg Koch. Freiburg im Breisgau 1991, S. 31–194.

Kogon, Eugen, Hermann Langbein und Adalbert Rückerl (Hrsg.): Nationalsozialistische Massentötungen durch Giftgas. Eine Dokumentation. Frankfurt am Main 1983.

Körtner, Ulrich H. J.: Bedenken, dass wir sterben müssen. Sterben und Tod in Theologie und medizinischer Ethik. München 1996.

Koop, Everett C.: The Case of Karen Quinlan [Erstdruck: 1976]. In: Baird, Robert M. und Stuart E. Rosenbaum (Hrsg.): Euthanasia. The Moral Issues. Buffalo 1989, S. 35–43.

Krohn, Wolfgang: Francis Bacon. München 1987.

Kudlien, Fridolf: Der antike Arzt vor der Frage des Todes. In: Der Grenzbereich zwischen Leben und Tod. Vorträge, gehalten auf der Tagung der Joachim-Jungius-Gesellschaft der Wissenschaften, Hamburg, am 9. und 10. Oktober 1975. Göttingen 1976, S. 68–81.

Kuhlmann, Andreas: Sterbehilfe. Reinbek bei Hamburg 1995.

Kuhse, Helga: Die ›Heiligkeit des Lebens‹ in der Medizin. Eine philosophische Kritik. Erlangen 1994.

Küng, Hans: Menschenwürdig sterben. In: Jens, Walter und Hans Küng (Hrsg.): Menschenwürdig sterben. Ein Plädoyer für Selbstverantwortung. München 1995, S. 13–85.

Kutner, Luis: Due Process of Euthanasia: The Living Will. In: Indiana Law Journal 44 (1969), S. 539–554.

Kutzer, Klaus: Die derzeitige Rechtsprechung auf dem Prüfstand: Kann die Unterscheidung von »Normalpatient« und Suizidpatient Bestand haben? In: Wolfslast, Gabriele und Kurt W. Schmidt (Hrsg.): Suizid und Suizidversuch. Ethische und rechtliche Voraussetzungen im klinischen Alltag. München 2005, S. 181–195.

Lampe, Dirk: Die Beiträge des Arztes Ewald Meltzer (Großhennersdorf) zur Debatte um Sterilisierung und Euthanasie (ca. 1914–1939). Diss. med. Hannover 1998.

Laureys, Steven, Adrian M. Owen und Nicholas D. Schiff: Brain function in coma, vegetative state, and related disorders. In: The Lancet Neurology 3 (2004), S. 537–546.

Lecky, William Edward Hartpole: Sittengeschichte Europas von Augustus bis auf Karl den Grossen. Nach der zweiten verbesserten Auflage […] übersetzt von H. Jolowicz. Bd. 2. Leipzig und Heidelberg 1871.

Lichtenthaeler, Charles: Der Eid des Hippokrates. Ursprung und Bedeutung. XII. Hippokratische Studie. Köln 1984.

Link, Stefan: Der Kosmos Sparta. Recht und Sitte in klassischer Zeit. Darmstadt 1994.

Löbsack, Theo: »Töten Sie mich, sonst sind Sie mein Mörder«. In: Die Zeit, 16. Februar 1973, S. 57 f.

Lohmann, Thomas: Euthanasie in der Diskussion. Zu Beiträgen aus Medizin und Theologie seit 1945. Düsseldorf 1975.

Maas, Paul J. et al.: Euthanasia and other medical decisions concerning the end of life. In: The Lancet 338 (1991), S. 669–674.

Maas, Paul J. et al.: Euthanasia, Physician-Assisted Suicide, and Other Medical Practices Involving the End of Life in the Netherlands, 1990–1995. In: The New England Journal of Medicine 335 (1996), S. 1699–1705.

Mcdougall, Jennifer Fecio und Martha Gorman: Euthanasia. A Reference Handbook. Second Edition. Santa Barbara 2008.
Mansfeld, Jaap (Hrsg.): Die Vorsokratiker. Bd. I: Milesier, Pythagoreer, Xenophanes, Heraklit, Parmenides. Griechisch/deutsch. Stuttgart 1988.
Marker, Rita L: Assisted Suicide & Death with Dignity: Past, Present & Future [2005] (http://www.InternationalTaskForce.org).
Meineke, August (Hrsg.): Fragmenta Comicorum Graecorum. Vol. II: Fragmenta Poetarum Comoediae Antiquae Pars I. Berlin 1839 [Reprint Berlin 1970].
Meltzer, Ewald: Das Problem der Abkürzung »lebensunwerten« Lebens. Halle 1925.
Menander: Die Komödien und Fragmente. Eingeleitet und übertragen von Günther Goldschmidt. Zürich 1949.
Mitscherlich, Alexander und Fred Mielke (Hrsg.): Das Diktat der Menschenverachtung. Heidelberg 1947.
Möllering, Jürgen: Schutz des Lebens – Recht auf Sterben. Zur rechtlichen Problematik der Euthanasie. Stuttgart 1977.
More, Thomas: Utopia. in: ders.: The Complete Works. Bd. 4. Hrsg. von Edward Surtz und J. H. Hexter. New Haven, London 1965.
Morus, Thomas: Utopia. In: Der utopische Staat: Morus – Utopia. Campanella – Sonnenstaat. Bacon – Neu-Atlantis. Übersetzt und […] herausgegeben von Klaus J. Heinisch. 109.–111. Tausend. Reinbek bei Hamburg 1991.
Mulholland, Hélène: A matter of life and death. In: The Guardian 24.10.2005, o. S. (http://www.guardian.co.uk).
Multi-Society Task Force on PVS: Medical Aspects of the Persistent Vegetative State. Two Parts. In: New England Journal of Medicine 330 (1994), S. 1499–1508 und S. 1572–1579.
Nacimiento, Wilhelm: Apallisches Syndrom, persistent vegetative state: Wovon redet und was weiß die Medizin? In: Das sog. Wachkoma. Rechtliche, medizinische und ethische Aspekte. 2. Auflage. Berlin 2007, S. 29–48.
Nationaler Ethikrat: Patientenverfügung. Stellungnahme. Berlin 2005.
Naughton, Philippe: Lords block mercy killings Bill. In: Times Online 12.6.2006, o. S. (http://www.timesonline.co.uk).
Nietzsche, Friedrich: Die fröhliche Wissenschaft. In: ders.: Morgenröte. Idyllen aus Messina. Die fröhliche Wissenschaft. Kritische Studienausgabe, hrsg. von Giorgio Colli und Mazzino Montinari, Bd. 3. München und Berlin/New York 1988, S. 343–651.
Nietzsche, Friedrich: Also sprach Zarathustra I–IV. Kritische Studienausgabe, hrsg. von Giorgio Colli und Mazzino Montinari, Bd. 4. München und Berlin/New York 1988.
Nietzsche, Friedrich: Götzen-Dämmerung. In: ders.: Der Fall Wagner. Götzen-Dämmerung. Der Antichrist. Ecce homo. Dionysos-Dithyramben. Nietzsche contra Wagner. Kritische Studienausgabe, hrsg. von Giorgio Colli und Mazzino Montinari, Bd. 6. München und Berlin/New York 1988, S. 55–161.
Nipperdey, Thomas: Reform, Revolution, Utopie. Studien zum 16. Jahrhundert. Göttingen 1975.
Nowak, Kurt: »Euthanasie« und Sterilisierung im Dritten Reich. Göttingen 1977.
Oelschläger, Thomas: Zur Praxis der NS-Kinder-»Euthanasie« am Beispiel Österreich. In: Monatsschrift für Kinderheilkunde 151 (2003), S. 1033–1042.
Onwuteaka-Philipsen et al.: Euthanasia and other end-of-life decisions in the Netherlands in 1990, 1995, and 2001. In: The Lancet 362 (2003), S. 395–399.
Oregon Government [Homepage]: Death with Dignity Act. Annual Reports (http://www.oregon.gov).
Ostwald, Wilhelm: [Einleitung zu] Gerkan, Roland: Euthanasie. In: Das monistische Jahrhundert 2 (1913), S. 169.
Ostwald, Wilhelm: [Epilog zu] Gerkan, Roland: Euthanasie. In: Das monistische Jahrhundert 2 (1913), S. 173 f.
Ostwald, Wilhelm: Euthanasie. In: Das monistische Jahrhundert 2 (1913), S. 335–341.
Otlowski, Margaret: Voluntary Euthanasia and the Common Law. Oxford 1997.

Otto, Harro: Recht auf den eigenen Tod? Strafrecht im Spannungsverhältnis zwischen Lebenserhaltungspflicht und Selbstbestimmung. Gutachten D. In: Verhandlungen des 56. Deutschen Juristentages Berlin 1986. Band I: Gutachten. München 1986, S. D 1–109.

Paradys, Nicolaus: Rede [...] über das, was die Arzneywissenschaft vermag, den Tod leicht und schmerzlos zu machen, bey Gelegenheit seines Abschieds von dem akademischen Proectorat gehalten den 8. Februar 1794. Aus dem Lateinischen übersetzt von Johann Georg Klees. In: Neues Magazin für Aerzte Bd. 18, 6. Stück (1796), S. 560–572.

Peter, Jürgen: Der Nürnberger Ärzteprozeß im Spiegel seiner Aufarbeitung anhand der drei Dokumentensammlungen von Alexander Mitscherlich und Fred Mielke. Münster, Hamburg 1994.

Petersen, Hans-Christian, Zankel, Sönke: Werner Catel – ein Protagonist der NS-»Kindereuthanasie« und seine Nachkriegskarriere. In: Medizinhistorisches Journal 38 (2003), S. 139–173.

Petersen, Peter: Schwangerschaftsabbruch – unser Bewusstsein vom Tod im Leben. Tiefenpsychologische und anthropologische Aspekte der Verarbeitung. Stuttgart 1986.

Philo von Alexandria: Opera quae supersunt. Edidit Leopold Cohn. Vol. I. Berlin 1896.

Philo von Alexandria: Über die Geburt Abels und die Opfer, die er und sein Bruder Kain darbringen. In: ders.: Die Werke in deutscher Übersetzung, hrsg. von Leopold Cohn, Isaak Heinemann, Maximilian Adler und Willy Theiler. Bd. III. 2. Auflage. Berlin 1962 [Nachdruck der Ausgabe Breslau 1919].

Platen-Hallermund, Alice: Die Tötung Geisteskranker in Deutschland. Aus der deutschen Ärztekommission beim Amerikanischen Militärgericht. 2. Auflage. Reprint der Erstausgabe von 1948. Bonn 1993.

Platon: Werke in acht Bänden. Griechisch und deutsch, hrsg. von Gunther Eigler, Bd. 4: Politeia. Der Staat. Bearbeitet von Dietrich Kurz. Griechischer Text von Émile Chambry, deutsche Übersetzung von Friedrich Schleiermacher. Darmstadt 1971.

Platon: Werke in acht Bänden. Griechisch und deutsch, hrsg. von Gunther Eigler, Bd. 3: Phaidon. Das Gastmahl. Kratylos. Bearbeitet von Dietrich Kurz. Griechischer Text von Léon Robin und Louis Méridier, deutsche Übersetzung von Friedrich Schleiermacher. Darmstadt 1974.

Platon: Werke in acht Bänden. Griechisch und deutsch, hrsg. von Gunther Eigler, Bd. 8: Teil 2. Nomoi 7–12. Gesetze Buch 7–12. Minos. Bearbeitet von Klaus Schöpsdau. Griechischer Text von Auguste Diès und Joseph Souilhé, deutsche Übersetzung von Klaus Schöpsdau und Hieronymus Müller. Darmstadt 1977.

Platon: Der Staat (Politeia). Übersetzt und herausgegeben von Karl Vretska. Stuttgart 1991.

Ploetz, Alfred: Die Tüchtigkeit unsrer Rasse und der Schutz der Schwachen. Ein Versuch über Rassenhygiene und ihr Verhältniss zu den humanen Idealen, besonders zum Socialismus. Berlin 1895.

Plutarch: Ausgewählte Biographien. Deutsch von Eduard Eyth. Bd. 6. Berlin-Schöneberg o. J.

Polybios: Geschichte. Gesamtausgabe in zwei Bänden. Eingeleitet und übertragen von Hans Drexler. Zürich 1961, S. 452.

Polybios: Historiae. Vol. II. Libri IV–VIII. Editionem a Ludovico Dindorfio curatam retractavit Theodorus Buettner-Wobst. Leipzig 1889 [Reprint Stuttgart 1962].

Potthoff, Thomas: Euthanasie in der Antike. Diss. med. Münster 1982.

Putz, Wolfgang und Beate Steldinger: Patientenrechte am Ende des Lebens. Vorsorgevollmacht, Patientenverfügung, selbstbestimmtes Sterben. 2. Auflage München 2004.

Quirk, Patrick: Euthanasia in the Commonwealth of Australia. In: Issues in Law and Medicine 13 (1998), S. 425–446.

Rachels, James: Aktive und passive Sterbehilfe [Erstdruck: 1975]. In: Sass, Hans-Martin (Hrsg.): Medizin und Ethik. Stuttgart 1989, S. 254–264.

Rehmann-Sutter, Christoph et al. (Hrsg.): Beihilfe zum Suizid in der Schweiz. Beiträge aus Ethik, Recht und Medizin. Bern u. a. 2006.

Reichsausschußkinder. Eine Dokumentation. In: Aly, Götz (Hrsg.): Aktion T 4 1939–1945. Die »Euthanasie«-Zentrale in der Tiergartenstraße 4. Berlin 1987, S. 121–135.

Reil, Johann Christian: Entwurf einer allgemeinen Therapie. Halle 1816.

Ries, Wiebrecht: Nietzsche zur Einführung. 5. überarbeitete Neuausgabe. Hamburg 1995.

Rieß, Volker: Die Anfänge der Vernichtung »lebensunwerten Lebens« in den Reichsgauen Danzig-Westpreußen und Wartheland 1939/40. Frankfurt am Main 1995.

Roberts, Carolyn S. und Martha Gorman: Euthanasia. A Reference Handbook. Santa Barbara 1996.

Röd, Wolfgang: Die Philosophie der Antike 1. Von Thales bis Demokrit. 2. Auflage. München 1988, S. 53–80 und S. 221–225.

Rost, Karl Ludwig: Sterilisation und Euthanasie im Film des »Dritten Reiches«. Nationalsozialistische Propaganda in ihrer Beziehung zu rassenhygienischen Maßnahmen des NS-Staates. Husum: Matthiesen 1987.

Roth, Karl Heinz und Götz Aly: Das »Gesetz über die Sterbehilfe bei unheilbar Kranken«. In: Roth, Karl Heinz (Hrsg.): Erfassung zur Vernichtung. Von der Sozialhygiene zum »Gesetz über Sterbehilfe«. Berlin 1984, S. 101–179.

Saenger, H.: [Artikel] Selbstmord. In: Die Religion in Geschichte und Gegenwart. Handwörterbuch für Theologie und Religionswissenschaft. 3., völlig neu bearbeitete Auflage. Bd. 5. Tübingen 1961, Sp. 1675–1679.

Sahm, Stephan: Sterbebegleitung und Patientenverfügung. Ärztliches Handeln an den Grenzen von Ethik und Recht. Frankfurt, New York 2006.

Samuel, [?]: [Artikel] Euthanasie. In: Real-Encyclopädie der gesammten Heilkunde. Bd. 5. Wien, Leipzig 1886, S. 640 f.

Sandmann, Jürgen: Der Bruch mit der humanitären Tradition. Die Biologisierung der Ethik bei Ernst Haeckel und anderen Darwinisten seiner Zeit. Stuttgart, New York 1990.

Sandmann, Jürgen: Ernst Haeckels Entwicklungslehre als Teil seiner biologistischen Weltanschauung. In: Engels, Eve-Marie (Hrsg.): Die Rezeption von Evolutionstheorien im 19. Jahrhundert. Frankfurt am Main 1995, S. 326–346.

Schellong, Sebastian: Künstliche Beatmung. Strukturgeschichte eines ethischen Dilemmas. Stuttgart, New York 1990.

Schimmelpenning, G. W.: Alfred Erich Hoche (1865–1943). In: Nervenärzte. Biographien. Herausgegeben von Hans Schliack und Hanns Hippius. Stuttgart, New York 1998, S. 21–29.

Schlechta, Karl: Der Trend des Biologismus zur Weltanschauung im 19. Jahrhundert. In: Mann, Gunter (Hrsg.): Biologismus im 19. Jahrhundert. Stuttgart 1973, S. 1–9.

Schönke, Adolf: Strafgesetzbuch. Kommentar. 4., neubearbeitete Auflage. Freiburg i. Br. 1949.

Schmuhl, Hans-Walter: Rassenhygiene, Nationalsozialismus, Euthanasie. Von der Verhütung zur Vernichtung »lebensunwerten Lebens«, 1895–1945. 2. Auflage. Göttingen 1992.

Schotmans, Paul und Tom Meulenbergs (Hrsg.): Euthanasia and Palliative Care in the Low Countries. Löwen u. a. 2005.

Schreiber, Hermann: Das gute Ende. Wider die Abschaffung des Todes. Reinbek bei Hamburg 1997.

Schultz, Ulrich: Dichtkunst, Heilkunst, Forschung: Der Kinderarzt Werner Catel. In: Reform und Gewissen. »Euthanasie« im Dienst des Fortschritts, hrsg. vom Verein zur Erforschung der nationalsozialistischen Gesundheits- und Sozialpolitik. Berlin 1985, S. 107–124.

Schulz, Zacharias Philippus: De Euthanasia Medica, Vom Leichten Todt. Halle, Magdeburg 1735.

Schungel, Wilfried: Alexander Tille (1866–1912). Leben und Ideen eines Sozialdarwinisten. Husum 1980.

Schweizerische Akademie der Medizinischen Wissenschaften (Hrsg.): Richtlinien für die Sterbehilfe. Basel 1976.

Seneca: Trostschrift an Marcia. In: ders.: Philosophische Schriften. Lateinisch und deutsch. Bd. 1. Dialoge I–VI. Übersetzt, eingeleitet und mit Anmerkungen versehen von Manfred Rosenbach. Darmstadt 1980.

Seneca: Über die Kürze des Lebens. In: ders.: Philosophische Schriften. Lateinisch und deutsch. Bd. 2. Dialoge VII–XII. Übersetzt, eingeleitet und mit Anmerkungen versehen von Manfred Rosenbach. Darmstadt 1983.

Seneca: An Lucilius, Briefe über Ethik 70–124, [125]. In: ders.: Philosophische Schriften. Lateinisch und deutsch. Bd. 4. Übersetzt, eingeleitet und mit Anmerkungen versehen von Manfred Rosenbach. 2. durchgesehene Auflage. Darmstadt 1987.

Siegel-Itzkovich, Judy: Knesset passes euthanasia bill. In: Jerusalem Post 6.12.2005, o. S. (http://www.jpost.com).
Sigerist, Henry E.: Anfänge der Medizin. Von der primitiven und archaischen Medizin bis zum Goldenen Zeitalter in Griechenland. Zürich 1963.
Singer, Peter: Praktische Ethik. Stuttgart 1984.
Singer, Peter: Praktische Ethik. Neuausgabe 1994.
Sluis, I. van der: The Movement for Euthanasia 1875–1975. In: Janus 66 (1979), S. 131–172.
Steinberg, Avraham: The Terminally Ill – Secular and Jewish Ethical Aspects. In: Israel Journal of Medical Science 30 (1994), S. 130–135.
Steinberg, Avraham: Ein Gesetzesvorschlag in Israel zur Betreuung des Patienten am Lebensende – die Steinberg-Kommission. In: Hurwitz, Peter, Jacques Picard und Avraham Steinberg (Hrsg.): Jüdische Ethik und Sterbehilfe. Basel 2006, S. 91–108.
Steinbrook, Robert: Physician-Assisted Death – From Oregon to Washington State. In: The New England Journal of Medicine 359 (2008), S. 2513–2515.
Stemberger, Günther: Geschichte der jüdischen Literatur. Eine Einführung. München 1977.
Stemberger, Günther: Das klassische Judentum. Kultur und Geschichte der rabbinischen Zeit (70 n. Chr. bis 1040 n. Chr.). München 1979.
Stemberger, Günther: Einleitung in Talmud und Midrasch. 8. Auflage, München 1992.
Sternbuch, Josua: Medizinische Ethik im Judentum am Beispiel der Euthanasie. Diss. med. Zürich 1980.
Stolberg, Michael: Active euthanasia in pre-modern society, 1500–1800: learned debates and popular practices. In: Social History of Medicine 20 (2007), S. 205–221.
Stolberg, Michael: Two pioneers of euthanasia around 1800. In: Hastings Center Report 38 (2008), S. 19–22.
Strabo: Erdbeschreibung in siebzehn Büchern. Verdeutscht von Christoph Gottlieb Groskurd. Teil 2: Buch VIII–XIII. Berlin 1831 [Reprint: Hildesheim, Zürich, New York 1988].
Sueton: Opera Vol. I: De vita caesarum libri VIII. Recensuit Maximilianus Ihm [Reprographischer Nachdruck der Ausgabe von 1908]. Stuttgart 1978.
Stünker, Joachim et al.: Entwurf eines Dritten Gesetzes zur Änderung des Betreuungsrechts. (Fassung: 6.3.2008) (http://dip21.bundestag.de).
Sueton: Caesarenleben. Übertragen und erläutert von Max Heinemann. Mit einer Einleitung von Rudolf Till. 7. Auflage, im Rahmenteil bearbeitet von Reinhard Häussler. Stuttgart 1986.
Süssmuth, Hans: Studien zur Utopia des Thomas Morus. Ein Beitrag zur Geistesgeschichte des 16. Jahrhunderts. Münster 1967.
Surtz, Edward L.: The Praise of Wisdom. A Commentary on the Religious and Moral Problems and Backgrounds of St. Thomas More's Utopia. Chicago 1957.
Tacitus: Annalen. Lateinisch und deutsch. Herausgegeben von Erich Heller. Zürich und München 1982.
Terri Schindler Schiavo Foundation [Homepage]: Timeline (http://www.terrisfight.org).
Thielicke, Helmut: Ethische Fragen der modernen Medizin. Mit besonderer Berücksichtigung der künstlichen Lebensverlängerung und der Organtransplantation. In: Langenbecks Archiv für klinische Chirurgie 321 (1968), S. 1–34.
Thomas von Aquin: Summe der Theologie. Zusammengefaßt, eingeleitet und erläutert von Joseph Bernhart. Dritter Band: Der Mensch und das Heil. 3. durchgesehene und verbesserte Auflage. Stuttgart 1985
[Tille, Alexander]: Volksdienst. Von einem Sozialaristokraten. Berlin und Leipzig 1893.
Tille, Alexander: Von Darwin bis Nietzsche. Ein Buch Entwicklungsethik. Leipzig 1895.
Timmermann: Das Thema Sterbehilfe in Thomas Morus' »Utopia«. Bochum 1993.
Tolmein, Oliver: Tödliches Mitleid. Kritische Anmerkungen zum Urteil des Bundesgerichtshofes im »Kemptener Fall«. In: Kritische Justiz 29 (1996), S. 510–524.
Triepel, Heinrich: [Artikel] Binding, Karl. In: Neue Deutsche Biographie. Bd. 9. Berlin 1972, S. 244 f.

Tröndle, Herbert: [Referat]. In: Verhandlungen des 56. Deutschen Juristentages Berlin 1986. Band II: Sitzungsberichte. München 1986, S. M 29–53.

Verhandlungen des 56. Deutschen Juristentages Berlin 1986. Band II: Sitzungsberichte. München 1986.

Verhandlungen des Deutschen Bundestages, 7. Wahlperiode. Stenographische Berichte Bd. 89. Bonn 1974.

Verhandlungen des Deutschen Bundestages, 7. Wahlperiode. Anlage zu den stenographischen Berichten Bd. 218. Bonn 1976.

Verhandlungen des Deutschen Bundestages, 8. Wahlperiode. Stenographische Berichte Bd. 104. Bonn 1977/1978.

Verhandlungen des Deutschen Bundestages, 8. Wahlperiode. Stenographische Berichte Bd. 106. Bonn 1978.

Wal, Gerrit van der und Robert J. M. Dillmann: Euthanasia in the Netherlands. In: British Medical Journal 308 (1994), S. 1346–1349.

Wal, Gerrit van der et al.: Evaluation of the Notification Procedure for Physician-Assisted Death in the Netherlands. In: The New England Journal of Medicine 335 (1996), S. 1706–1711.

Walter, Franz: Die Euthanasie und die Heiligkeit des Lebens. Die Lebensvernichtung im Dienste der Medizin und Eugenik nach christlicher und monistischer Ethik. München 1935.

Wauschkuhn, Eugen: Die Freigabe der Vernichtung lebensunwerten Lebens. In: Psychiatrisch-neurologische Wochenschrift 24 (1922/23), S. 215–217.

Weingart, Peter, Jürgen Kroll, Kurt Bayertz: Rasse, Blut und Gene. Geschichte der Eugenik und Rassenhygiene in Deutschland. Frankfurt am Main 1992.

Weizsäcker, Viktor von: »Euthanasie« und Menschenversuche. In: ders.: Gesammelte Schriften Bd. 7. Allgemeine Medizin. Grundfragen medizinischer Anthropologie. Frankfurt am Main 1987, S. 91–134.

Whitney, Charles: Francis Bacon. Die Begründung der Moderne. Frankfurt am Main 1989.

Wissowa, Georg: [Artikel] Aurelius Fulvus Boionius Arrius Antoninus. In: Paulys Real-Encyclopädie der classischen Alterthumswissenschaft. Bd. 2. Stuttgart 1896, Sp. 2493–2510.

Wittern, Renate: Die Unterlassung ärztlicher Hilfeleistung in der griechischen Medizin der klassischen Zeit. In: Münchner medizinische Wochenschrift 121 (1979), S. 731–734.

Wolf, Ernst: Das Problem der Euthanasie im Spiegel evangelischer Ethik. In: Zeit und Geschichte. Dankesgabe an Rudolf Bultmann zum 80. Geburtstag. Tübingen 1964, S. 685–702.

Wolfsdorf, Eugen: Euthanasie und Monismus. In: Das monistische Jahrhundert 2 (1913), S. 305–309.

Woodbine, George Edwards: [Artikel] Baldwin, Simeon Eben. In: Dictionary of American Biography Bd. 1. New York 1928, S. 544–547.

Wuttke-Groneberg, Walter: Medizin im Nationalsozialismus. Ein Arbeitsbuch. Tübingen 1980.

Zimmermann, Mirjam: Geburtshilfe als Sterbehilfe. Zur Behandlungsentscheidung bei schwerstgeschädigten Neugeborenen und Frühgeborenen. Frankfurt am Main 1997.

Zimmermann-Acklin, Markus: Euthanasie. Eine theologisch-ethische Untersuchung. Freiburg, Wien 1997.

Zmarzlik, Hans-Günter: Der Sozialdarwinismus in Deutschland als geschichtliches Problem. In: Vierteljahreshefte für Zeitgeschichte 11 (1963), S. 246–273.

Zöller, Wolfgang et al.: Entwurf eines Gesetzes zur Klarstellung der Verbindlichkeit von Patientenverfügungen (Fassung: 18.12.2008) (http://dip21.bundestag.de/dip21).

Personenegister

Adkins, J. 147
Alberti, M. 62
Antoninus Pius 61
Apuleius 12
Aristoteles 28–30
Ashcroft, J. 153
Atrott, H.-H. 178–181
Atticus 16 f., 19
Augustinus 45
Augustus 17 f., 61, 64
Aziz, P. 101

Babad (Rabbi) 39
Bacon, F. 58–63, 66 f.
Baldwin, S. E. 139
Bauer, F. 120 f.
Beer, M. 88
Bender, W. 108
Bennett, V. R. 124
Berg, J. H. van den 164
Binding, K. 47 f., 84, 89–95, 122
Björneboe, M. 124
Bland, A. 137 f.
Boehm, H. 99 f.
Boeters, G. 94
Bohne, G. 120 f.
Borchardt, [?] 94
Börner, W. 87
Bosbach, W. 194
Bosscher, H. 173
Bouhler, P. 101, 103, 107–111
Bower, A. G. 124
Brack, V. 99, 101, 103, 107–109, 115, 119
Brandt, K. 99–104, 107–111, 114, 117, 119
Bresler, J. 94
Brown, B. 158
Bullar, J. 134

Catel, W. 102–105, 121 f.

Chabot, B. 173
Chananja ben Teradjon 41
Cicero 16 f., 19
Conti, L. 108–110
Cox, N. 137
Crinis, M. de 108, 117
Cruzan, N. 143 f.

Darwin, C. 70–72, 74–76
Dent, B. 157
Ditfurth, H. von 121

Eberl, I. 115
Ebermayer, L. 93
Eckert, H. 177, 179–181
Eger, S. (Rabbi) 42
Elster, A. 88
Epikur 61
Epstein, J. M. 39
Ewert, C. 133, 138

Falk, J. (Rabbi) 42
Feinstein, M. 42
Flavius Josephus 17
Forster, A. 106 f.
Frank, H. 99

Galen, C. A. von 113
Galton, F. 75
Gerkan, R. 86 f.
Gleispach, W. von 98
Globocnik, O. 115
Gonzalez, A. 153
Greiser, A. 107
Grubbe, P. 127
Gürtner, F. 98 f.

Hackethal, J. 178–181
Haeckel, E. 69 f., 72–76, 78, 80, 85 f.

Haffner, S. 128
Hartl, A. 103
Hefelmann, H. 101–104, 107 f., 111, 120 f.
Hefter, E. 108
Hegener, R. von 101, 103
Heinze, H. 104 f., 108
Hellenbach, L. von 82
Henle, F. 87
Heyde, W. 108, 110, 120 f.
Hippokrates 31–36, 64 f.
Hitler, A. 99–103, 107, 111, 113 f.
Hoche, A. 47 f., 84, 89, 92–95, 122
Hufeland, C. W. 64 f.
Humphry, D. 140
Hüppe, H. 195
Huxley, T. H. 71, 72

Ibsen, B. 124 f.
Ihmels, L. 48
Isserles (Rabbi) 40

Jäger, H. 178
Jehuda ha-Chassid 40
Jennett, B. 183
Joffe, J. 136
Johannes Paul II. 50
Josephus 18
Jost, A. 81–85, 90

Karo, J. 38 f.
Kaßler, [?] 88, 90
Kerrl, H. 97
Kevorkian, J. 147–149
Klee, K. 94
Knauer (Kind) 101–103
Koppell, G. O. 150
Kortum, C. G. T. 63
Kratinos 13, 15, 18
Küng, H. 49
Kutner, L. 142

Lammers, H. H. 109
Lecky, W. E. H. 46
Lemme, L. 49
Lenz, F. 49

Linden, H. 104, 107, 112–114, 117
Löbsack, T. 128
Luther, M. 54

Maimonides 38 f.
Malbin, I. 94
Mann, E. 94
Mayer, B. 93
Mayer, J. 49, 103
Meltzer, E. 49, 95 f.
Menandros 13 f., 18
Mero, R. 140
Mielke, F. 119
Millard, C. K. 135
Minelli, L. A. 133
Mitscherlich, A. 119
Moor, P. 128
Morell, T. 96, 111
Morus, T. 54–57, 63
Mursinna, C. L. 63

Newman, F. W. 69, 83, 134
Nietzsche, F. 74, 78–80, 82
Nitsche, P. 112, 114, 117
Nitschke, P. 157, 158
Nixdorff, C. E. 140, 141

Ostwald, W. 86, 87

Paradys, N. 63–65
Pelckmann, F. 94
Pfannmüller, H. 108
Philo von Alexandria 15, 18
Philolaos 22
Pius XII. 51, 126
Platen-Hallermund, A. 119
Platon 23–28
Ploetz, A. 69, 75–77, 80, 86
Plum, F. 183
Plutarch 12
Pollux 13
Polybios 16, 19
Poseidippos 15, 18
Postma-van Boven, G. 126, 165
Pretty, D. 138
Pythagoras 21 f., 36

Quill, T. 150 f.
Quinlan, K. A. 142

Raschi 38 f.
Reil, J. C. 65 f.
Reimann, [?] 67
Remmelink, J. 169 f.
Reno, J. 153
Richter, J. 81, 85
Röttgen, P. 127

Schallmayer, W. 75
Schiavo, T. 151–153
Schönke, A. 122
Schulz, Z. P. 62 f.
Schwede-Coburg, F. 107
Scriver, Ch. 62
Seneca 11, 30 f.
Singer, P. 158–164, 182
Sokrates 23–26
Statius Annaeus 11
Strabo 20
Stroothenke, W. 49
Stünker, J. 195
Sueton 17 f., 21, 61, 64

Tacitus 11
Thielicke, H. 126
Thomas von Aquin 45, 46

Thrändorf, K. E. 49
Tidy, C. 134
Tille, A. 69, 73–76, 80
Tillmann, F. 120 f.
Tollemache, L. T. 69, 134
Tucatzinsky (Rabbi) 38

Ulbrich, M. 47
Unger, H. 104, 107 f.

Vacco, D. C. 151
Valerius Maximus 20

Waetzoldt, G. 108
Wagner, G. 99
Waldenberg, E. 42–44
Walter, F. 47 f.
Wauschkuhn, E. 94
Weizsäcker, V. von 119 f.
Wentzler, E. 104 f.
Wessel-Tuinstra, E. 168
Williams, S. D. 69, 134
Wilutzky, [?] 81
Wittig, (Dr. med.) 174–178
Wolfsdorf, E. 87
Wright, M. St. Clair 139

Zöller, W. 195